全国高职高专护理类专业"十三五"规划教材

（供护理、中医养生保健、康复治疗技术、健康管理类等专业用）

中医养生

主　编　周少林　丁　勇

副主编　林海燕　胡大胜　张训浩　刘　杰

编　者　（以姓氏笔画为序）

丁　勇（江苏护理职业学院）

马飞翔（盐城市第三人民医院）

王　菁（北京卫生职业学院）

王　燕（江苏医药职业学院）

刘　杰（阜阳技师学院）

刘跟莉（黑龙江中医药大学）

杨国峰（西安海棠职业学院）

李　林（湖南食品药品职业学院）

吴　卓（江苏省南通卫生高等职业技术学校）

张　亮（河南应用技术职业学院）

张训浩（重庆三峡医药高等专科学校）

武　睿（毕节医学高等专科学校）

林海燕（滨州医学院）

周少林（江苏医药职业学院）

胡大胜（阜阳职业技术学院）

郭丹丹（江苏医药职业学院）

编写秘书　王　燕（江苏医药职业学院）

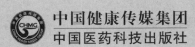

中国健康传媒集团

中国医药科技出版社

内 容 提 要

　　本教材为"全国高职高专护理类专业'十三五'规划教材"之一，系根据本套教材的编写指导思想和原则要求，结合专业培养目标和本课程的教学目标、内容与任务要求编写而成。本书主要内容包括中医养生概述、养生理论、养生方法等。本教材为书网融合教材，即纸质教材有机融合电子教材、教学配套资源（PPT、微课、视频等）、题库系统、数字化教学服务（在线教学、在线作业、在线考试）。

　　本教材主要供护理、中医养生保健、康复治疗技术、健康管理类等专业用。

图书在版编目（CIP）数据

中医养生／周少林，丁勇主编 . —北京：中国医药科技出版社，2019.7（2024.8重印）
全国高职高专护理类专业"十三五"规划教材
ISBN 978 - 7 - 5214 - 1007 - 5

Ⅰ . ①中⋯　Ⅱ . ①周⋯ ②丁⋯　Ⅲ . ①养生（中医）- 高等职业教育 - 教材　Ⅳ . ①R212

中国版本图书馆 CIP 数据核字（2019）第 112216 号

美术编辑　　陈君杞
版式设计　　南博文化

出版　　**中国健康传媒集团** ｜ 中国医药科技出版社
地址　　北京市海淀区文慧园北路甲 22 号
邮编　　100082
电话　　发行：010 - 62227427　邮购：010 - 62236938
网址　　www.cmstp.com
规格　　889 × 1194mm ¹⁄₁₆
印张　　20 ¼
字数　　456 千字
版次　　2019 年 7 月第 1 版
印次　　2024 年 8 月第 4 次印刷
印刷　　大厂回族自治县彩虹印刷有限公司
经销　　全国各地新华书店
书号　　ISBN 978 - 7 - 5214 - 1007 - 5
定价　　**52.00 元**

获取新书信息、投稿、为图书纠错，请扫码联系我们。

数字化教材编委会

主　　编　周少林　丁　勇
副主编　林海燕　胡大胜　张训浩　刘　杰
编　　者　（以姓氏笔画为序）

　　　　　丁　勇（江苏护理职业学院）
　　　　　于　勇（湖南食品药品职业学院）
　　　　　马飞翔（盐城市第三人民医院）
　　　　　王　倩（西安海棠职业学院）
　　　　　王　菁（北京卫生职业学院）
　　　　　王　燕（江苏医药职业学院）
　　　　　王文龙（江苏省南通卫生高等职业技术学校）
　　　　　邓祥敏（江苏护理职业学院）
　　　　　冉　茜（重庆三峡医药高等专科学校）
　　　　　乔时林（阜阳技师学院）
　　　　　刘　杰（阜阳技师学院）
　　　　　刘苗苗（西安海棠职业学院）
　　　　　刘跟莉（黑龙江中医药大学）
　　　　　杨国峰（西安海棠职业学院）
　　　　　李　林（湖南食品药品职业学院）
　　　　　连金玉（西安海棠职业学院）
　　　　　吴　卓（江苏省南通卫生高等职业技术学校）
　　　　　张　亮（河南应用技术职业学院）
　　　　　张训浩（重庆三峡医药高等专科学校）
　　　　　武　睿（毕节医学高等专科学校）
　　　　　林海燕（滨州医学院）
　　　　　范晓侠（阜阳技师学院）
　　　　　周少林（江苏医药职业学院）
　　　　　胡大胜（阜阳职业技术学院）
　　　　　徐勤磊（江苏护理职业学院）
　　　　　郭丹丹（江苏医药职业学院）
　　　　　郭迎春（西安海棠职业学院）
　　　　　尉冰洁（重庆三峡医药高等专科学校）
编写秘书　王　燕（江苏医药职业学院）

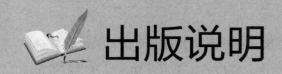

出版说明

为贯彻落实国务院办公厅《关于深化医教协同进一步推进医学教育改革与发展的意见》（〔2017〕63号）等有关文件精神，不断推动职业教育教学改革，推进信息技术与医学教育融合，加强医学人才培养，使职业教育切实对接岗位需求，教材内容与形式及呈现方式更加切合现代职业教育需求，培养具有整体护理观的护理人才，在教育部、国家卫生健康委员会、国家药品监督管理局的支持下，在本套教材建设指导委员会和评审委员会顾问、苏州卫生职业学院吕俊峰教授和主任委员、南方医科大学护理学院史瑞芬教授等专家的指导和顶层设计下，中国医药科技出版社组织全国100余所以高职高专院校及其附属医疗机构为主体的，近300名专家、教师历时近1年精心编撰了"全国高职高专护理类专业'十三五'规划教材"。

该套教材于2018年出版了包括护理类专业理论课程主干教材共计27门，主要供全国高职高专护理、助产专业教学使用。针对当前老年护理教学实际需要，我社及时组织《老年护理与保健》《中医养生》《现代老年护理技术》《老年营养与健康》四本教材的编写工作，作为该套护理类专业教材的补充品种，并即将付梓出版。

本套教材定位清晰、特色鲜明，主要体现在以下方面。

一、内容精练，专业特色鲜明

本套教材的编写，始终满足高职高专护理类专业的培养目标要求，即：公共基础课、医学基础课、临床护理课、人文社科课紧紧围绕专业培养目标要求，教材内容精练、针对性强，具有鲜明的专业特色和高职教育特色。

二、对接岗位，强化能力培养

本套教材强化以岗位需求为导向的理实教学，注重理论知识与护理岗位需求相结合，对接职业标准和岗位要求。在教材正文适当插入临床案例（如"故事点睛"或"案例导入"），起到边读边想、边读边悟、边读边练，做到理论与临床护理岗位相结合，强化培养学生临床思维能力和护理操作能力。

同时注重护士人文关怀素养的养成，构建"双技能"并重的护理专业教材内容体系；注重吸收临床护理新技术、新方法、新材料，体现教材的先进性。

三、对接护考，满足考试需求

本套教材内容和结构设计，与护士执业资格考试紧密对接，在护士执业资格考试相关课程教材中插入护士执业资格考试"考点提示"，为学生学习和参加护士执业资格考试奠定基础，提升学习效率。

四、书网融合，学习便捷轻松

全套教材为书网融合教材，即纸质教材有机融合数字教材、配套教学资源、题库系统、数字化教学服务。通过"一书一码"的强关联，为读者提供全免费增值服务。按教材封底的提示激活教材后，读者可通过 PC、手机阅读电子教材和配套课程资源（PPT、微课、视频、动画、图片、文本等），并可在线进行同步练习，实时反馈答案和解析。同时，读者也可以直接扫描书中二维码，阅读与教材内容关联的课程资源（"扫码学一学"，轻松学习 PPT 课件；"扫码看一看"，即刻浏览微课、视频等教学资源；"扫码练一练"，随时做题检测学习效果），从而丰富学习体验，使学习更便捷。教师可通过 PC 在线创建课程，与学生互动，开展在线课程内容定制、布置和批改作业、在线组织考试、讨论与答疑等教学活动，学生通过 PC、手机均可实现在线作业、在线考试，提升学习效率，使教与学更轻松。此外，平台尚有数据分析、教学诊断等功能，可为教学研究与管理提供技术和数据支撑。

编写出版本套高质量教材，得到了全国知名专家的精心指导和各有关院校领导与编者的大力支持，在此一并表示衷心感谢。出版发行本套教材，希望得到广大师生欢迎，并在教学中积极使用本套教材和提出宝贵意见，以便修订完善。让我们共同打造精品教材，为促进我国高职高专护理类专业教育教学改革和人才培养做出积极贡献。

中国医药科技出版社

2019 年 6 月

全国高职高专护理类专业"十三五"规划教材

建设指导委员会

委　　员 （以姓氏笔画为序）

丁凤云（江苏医药职业学院）

马宁生（金华职业技术学院）

王　玉（山东医学高等专科学校）

王所荣（曲靖医学高等专科学校）

邓　辉（重庆三峡医药高等专科学校）

左凤林（重庆三峡医药高等专科学校）

叶　明（红河卫生职业学院）

叶　玲（益阳医学高等专科学校）

田晓露（红河卫生职业学院）

包再梅（益阳医学高等专科学校）

刘　艳（红河卫生职业学院）

刘　婕（山东医药技师学院）

刘　毅（红河卫生职业学院）

刘亚莉（辽宁医药职业学院）

刘俊香（重庆三峡医药高等专科学校）

刘淑霞（山东医学高等专科学校）

孙志军（山东医学高等专科学校）

杨　铤（江苏护理职业学院）

杨小玉（天津医学高等专科学校）

杨朝晔（江苏医药职业学院）

李镇麟（益阳医学高等专科学校）

何曙芝（江苏医药职业学院）

宋光熠（辽宁医药职业学院）

宋思源（楚雄医药高等专科学校）

张　庆（济南护理职业学院）

张义伟（宁夏医科大学）

张亚光（河南医学高等专科学校）

张向阳（济宁医学院）

张绍异（重庆医药高等专科学校）

张春强（长沙卫生职业学院）

易淑明（益阳医学高等专科学校）

罗仕蓉（遵义医药高等专科学校）

周良燕（雅安职业技术学院）

柳韦华［山东第一医科大学（山东省医学科学院）］

贾　平（益阳医学高等专科学校）

晏廷亮（曲靖医学高等专科学校）

高国丽（辽宁医药职业学院）

郭　宏（沈阳医学院）

郭梦安（益阳医学高等专科学校）

谈永进（安庆医药高等专科学校）

常陆林（广东江门中医药职业学院）

黄　萍（四川护理职业学院）

曹　旭（长沙卫生职业学院）

蒋　莉（重庆医药高等专科学校）

韩　慧（郑州大学）

傅学红（益阳医学高等专科学校）

蔡晓红（遵义医药高等专科学校）

谭　严（重庆三峡医药高等专科学校）

谭　毅（山东医学高等专科学校）

全国高职高专护理类专业"十三五"规划教材

评审委员会

前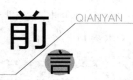

　　《中医养生》是中医药独具特色的重要内容，是中华民族的独创，具有深厚的文化底蕴和历史传承。本教材在国家大力发展健康服务业的背景下出版，对发展中医药健康服务业具有积极的推动和促进作用。

　　《中医养生》是阐述中医养生基本理论、基本知识和基本技能的一门应用型学科，是高职高专护理类专业（老年护理专业方向）的必修课程。通过本课程的学习，使学生具备中医学的基本理论和思维方式，将中国古代的人文知识、传统的中医养生理论和独特的养生方法应用于日常生活和临床实践，指导不同人群进行养生保健，将"治未病"的思想贯穿于日常行为之中，防患于未然，充分发挥中医药养生保健的优势，竭诚为人类的健康服务。

　　教材编写本着"以就业为导向，以能力为本位，以发展技能为核心"的职业教育理念，突出高等职业教育的特点，自始至终贯穿"三基五性""必需""够用"和"贴近专业、贴近生活、贴近学生"的原则，内容的选择努力做到基本理论、基本知识简明扼要，文字精练，通俗易懂；基本技能贴近日常生活，贴近临床实践。同时，与纸质教材配套的在线学习平台使教材内容更加立体化、形象化。

　　本教材的特色是在传承的基础上有所突破，融中医基础理论与中医养生方法于一体，传统养生与现代养生有机结合，一书在握，既学习中医基础理论，又掌握各类养生方法，既学习古老传统养生知识，又了解现代前沿养生理念，真正体现了理论与实践、传统与现代、继承与创新的紧密结合。

　　教材共分三部分，其中绪论主要介绍养生的概念、特点以及发展简史和学习养生的目的和意义；上篇中医养生理论主要介绍与养生相关的中医基础理论；下篇中医养生方法主要介绍丰富多彩的养生方法。每章之前设有学习目标，方便学生了解学习的重点；每章之中设有故事点睛或案例导入、知识链接、考点提示等，内容丰富多彩，不仅可以激发学生的学习热情，培养学习兴趣，还能增加知识容量，拓宽视野，提升教材的可读性、生动性、趣味性、实用性、先进性、前沿性；每章之后设有本章小结和习题，有利于学生在学习过程中自我学习、自我巩固、自我检测、自我提高，掌握重点、难点，提高学习效果。

　　教材编写采用主编负责制，分工合作的方式，绪论由周少林编写，第一章阴阳五行由武睿编写，第二章藏象由王燕编写，第三章气血津液、第六章养生原则由郭丹丹编写，第四章病因由张亮编写，第五章诊法与辨证由吴卓编写，第七章情志养生由李林编写，第八章起居养生由林海燕编写，第九章饮食养生由刘跟莉编写，第十章运动养生、第十一章房事养生由刘杰编写，第十二章药物养生由丁勇编写，第十三章体质养生由王菁编写，第十四章雅趣养生由胡大胜编写，第十五章经络腧穴养生由马飞翔编写，第十六章针灸按摩养生由张训浩编写，第十七章部位养生由杨国峰编写，全书由周少林、丁勇负责统稿并修改。

作者在编写本教材过程中，得到了各编者单位的大力支持，书中参考并引用了国内中医药学类教材的内容，在此谨致谢忱。

本教材是全体参编人员共同努力的结果，我们注重"精品意识"和"质量意识"，精心设计，认真编写，反复修改，一丝不苟，但由于水平有限、时间仓促，疏漏和不足在所难免，衷心希望得到各位专家、同仁的赐教和指导！同时也希望各院校师生和读者多提宝贵意见，以便今后进一步修改和提高，更臻完善！

编 者
2019 年 4 月

上篇　中医养生理论

下篇　中医养生方法

绪　论

扫码"学一学"

学习目标

1. **掌握**　中医养生的概念和特点。
2. **熟悉**　生命与衰老；中医养生的目的和意义。
3. **了解**　中医养生的发展简史。
4. 具备指导不同人群开展养生保健活动的能力。
5. 树立高尚的职业情感和全心全意为人民健康服务的意识。

故事点睛

旁白：庖丁解牛的故事出自《庄子·养生主》，脍炙人口。庖丁解牛，游刃有余。庖丁解释说："我刚开始解牛时，眼中看到的是整头牛，三年后我看到的已不是整头牛。现在我解牛不用眼睛看，而是用心神运用刀子，顺着牛身的纹理，把刀子引向骨节间的窍穴。我连筋骨聚集的地方都不碰，刀子自然不磨损。好的厨师一年换一把刀，普通厨师一月换一把刀。而我这把刀用了十九年，刀口依然如同新的一般。"梁惠王听后感叹道："善哉，吾闻庖丁之言，得养生焉。"

人物：由2名学生即兴表演，分别扮演庖丁和梁惠王。

请问：

1. 庖丁解牛经历了哪三个过程？用了十九年的刀为何如新的一般？
2. 为什么梁惠王感叹学到了养生之道？是何养生之道？
3. 从本故事中你得到了哪些启示？

中医养生，历史悠久，理论独特，内容丰富，成效显著，是中医学的重要组成部分，是中医学宝库中的一颗璀璨明珠，也是中华民族传统文化的瑰宝。随着我国经济的发展、人民生活水平的提高、疾病谱的变化、老龄化社会的到来以及大众健康观念的转变，人们的健康意识不断增强，社会和民众对健康服务提出了更新更高的要求，中医养生越来越显示出其强大的生命力和卓越的实用价值，在日新月异的今天，中医养生必将为我们带来健康幸福和社会祥和。

第一节　中医养生概述

中医养生是以中医理论为基础，集所有养生知识为一体，融儒、释、道及历代养生家、医学家的临床积累而形成的博大精深的养生体系，有独特的理论知识和丰富多彩的养生方法。本节主要介绍中医养生的概念和特点，以及养生对生命的认识。

一、中医养生的概念

中医养生是指以预防疾病、延缓衰老、健康长寿为目的，以自我调摄为主要手段的一系列综合性保健措施。

养生一词，最早见于《庄子·养生主》。养生又称摄生、道生、卫生、保生等。养生之养，含有保养、培养、调养、补养、护养之意；养生之生，是指生命、生存、生长之意。养生即保养人的生命。简言之，中医养生就是人类为了自身更好地生存与发展，根据生命过程的客观规律，有意识地进行一切物质和精神的身心养护活动。这种养护活动贯穿人类生、长、壮、老、已，即生命的全过程。

中医养生学是在中医理论指导下，根据人体生命活动变化规律，研究调摄身心、养护生命、却病延年的理论和方法的实用性学科。

二、中医养生的特点

中医养生学是从长期的临床实践中总结出来的科学，是人民群众集体智慧的结晶，历经数千年的实践，然后上升为理论，再回到实践中验证，如此循环往复，不断补充、丰富和发展而形成的一门独立学科。中医养生涉及现代医学中预防医学、心理医学、行为科学、保健医学、天文气象学、地理医学、社会医学等多学科领域，实际上它是多学科领域的综合，是当代生命科学中的实用科学，具有独特的东方色彩和民族风格。其特点概括如下。

（一）强调整体

中医养生理论植根于中医基础理论，中医学的基本特点整体观念和辨证论治，同样贯穿于中医养生学中。从整体出发，中医养生学以"天人相应""形神合一"为其理论核心，认识人体生命活动及其与自然、社会的关系，特别强调人与自然环境和社会环境的协调，讲究机体内气机升降，以及身心的协调统一。并用阴阳五行学说、经络学说、藏象学说结合生命发展规律来阐述人体的生老病死、防病治病及延年益寿的内在规律。尤其是将精、气、神作为人体之三宝，视为养生保健的核心。明代朱权《神隐肘后》曰："修养摄生之道……勿要损精、耗气、伤神。此三者，道家谓之全精、全气、全神是也。三者既失，真气耗散，体不坚矣。"道出了精、气、神三宝的真谛。中医养生自始至终从整体出发，强调"权衡以平""审因施养"，重视天、地、人三者对健康的影响，进而确定养生的原则，提出养生之道必须"法于阴阳，和于术数""起居有常"，便是顺应自然，保护生机，遵守自然变化规律，使饮食、起居、运动等生命活动，随着时间、空间的移易和四时气候的改变而进行调整。

（二）重视仁德

中医养生历来重视德行养生，把道德作为立身之本，养生之大事。自古以来，凡是有作为、有建树的人，一定是道德高尚的人。孔子《论语·雍也》曰："仁者寿""大德……必得其寿"，千百年来已经成为养生学的重要核心理论。仁者君子，仁是善，仁是德，仁可以使人淡泊名利，心底无私天地宽，潇潇洒洒，坦坦荡荡，不做亏心事，无忧无虑，心怀宽广，将身有节，动静相宜，喜怒有常，不害其性，内心安宁，意志不乱，气机调和，血行畅通，脏腑和谐，阴阳协调，自能健康长寿。而小人歹徒，作恶多端，心怀鬼胎，生怕坏事败露，长期背着心理包袱，自然难以长寿。孔子一生谈论最多的就是仁，且身体力行。春秋时期鲁国人平均寿命不超过 35 岁，孔子却享年 73 岁高龄。清代著名养生家石天基曰："善养生者，当以德行为主，而以调养为佐，二者并行不悖，体自健而寿命自可延长。"

（三）和谐适度

养生保健必须整体协调，保持中和，中和是一切生命整体维持平衡稳定，获得生存延续的必要条件。朱熹《四书集注·中庸》曰："中庸者，不偏不倚，无过、不及。"汉代董仲舒《春秋繁露·循天之道》曰："能以中和养其生者，其寿极命。"中医养生的最佳境界即致中和。中和的观点，就是强调整体和谐，人与人之间、人与自然之间、人与社会之间都要保持和谐，让自己在饮食、起居、情志、劳作、睡眠、运动、待人接物、为人处世诸方面，既勿太过，也勿不及，应该适度、相宜，才能维持体内阴阳平和，气血和调，守其中正，保其冲和，方得健康长寿。晋代养生家葛洪提出"养生以不伤为本"的观点，不伤的关键即在于遵循自然及生命过程的变化规律，掌握适度，注意调和。

（四）综合调摄

人体的生命活动异常复杂，影响人体健康的因素在不断变化，人的功能状态随着年龄、性别、体质的不同也在不断改变，所以健康长寿并非靠一朝一夕、一功一法的摄养就能实现，而是要针对人体错综复杂的各个方面，采取有针对性、综合性的调养方法，进行审因施养，历代养生学家都非常重视因人、因时、因地制宜，综合辨证施养。如根据年龄的不同进行分阶段养生，顺应自然变化进行四时养生，药物的内服与外用等都体现了综合调摄的特点。

养生是人一生的工程，健康长寿是长期的目标，需要持之以恒地进行杂合而养。选择合适和实用的养生方法至关重要。合适和实用，是指适合自己的和有实效性、可操作性的养生方法。尤其是可操作性，是人们持之以恒的基础。中医养生方法非常接地气，贯穿于日常生活，往往都是从衣食住行做起，如饮食起居、情志摄养、运动锻炼、腧穴按摩、针灸拔罐等，其方法简、便、效、廉，实用性强。

（五）适应面广

养生不仅是老年人的事情，还与每个人相伴一生。人生自妊娠于母体之始，直至耄耋老年，每个年龄段都有不同的养生要求和方法。如人在童年、青年、中年、老年各有其不同的养生方法；人在未病之时、患病之中、病愈之后，均需针对性养生。同时，不同性别、不同体质、不同地区的人也都有各自相适宜的养生方法。大到人与外在的社会环境和自然环境，小至自身的衣食住行和言谈举止，都蕴含着中医养生的内容。由此而言，中医养生具有广泛的适应范围。我们应将养生知识全面普及，提高全民养生的自觉性，让养生活动成为人们生活的一部分；人人养成良好的生活习惯，建立健康的生活方式，从而安养身心，增强体质，防治疾病，达到和谐的生存状态，实现延年益寿之目的。

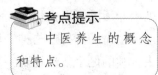

考点提示

中医养生的概念和特点。

三、中医养生对生命的认识

探索生命的规律，了解人的健康与衰老，对中医养生有着极其深远的意义。

（一）生命

生命是具有生长发育活力，并按自然规律发展变化的过程。人的一生需要经历生、长、壮、老、已的不同阶段，这是人类生命的自然规律。

1. 生命的起源 人的生命来源归根结底是由自然界的天地之气相合而成，如《素问·宝命全形论》曰："天地合气，命之曰人。"又曰："人以天地之气生，四时之法成""人以天地之气生"，是说人类生命源于天地日月，其中主要源于太阳的火和地球的水。太阳是生命能量的源泉，地球的水是生命形质的原料。所以有生命的万物必须依靠天上的太阳和地上的水才能生存。"四时之法成"是说人类还需适应四时阴阳变化的规律才能发育成长。因为人生于天地之间，自然界中的一切运动变化，均能直接或间接影响人体，而人体内环境的平衡协调和人体外环境的整体统一，是人体赖以生存的基础。这种内外环境的平衡协调维持着人体正常的生命活动。如果人的生命活动违背了自然变化规律，或者自然界的变化发生反常或剧变，人体的内外环境就会遭到破坏，阴阳平衡失调则导致发病。这充分说明"适者生存"，人类只有认识自然，才能更好地适应自然，成为自然的主人。

2. 生命的运动形式 《素问·宝命全形论》曰："不生不化，静之期也。"指出运动变化是事物的永恒规律，唯有无限期的运动变化，才能生化不息；如果运动变化停止，生命随之消亡，所以生命是一个运动变化的过程。《庄子·知北游》曰："人之生，气之聚也，聚则为生，散则是为死。"说明生命活动是气的聚散离合运动的结果，人体的生命活动就是一个运动变化着的人体。《素问·六微旨大论》进一步指出物质运动的基本形式是升降出入，曰："出入废则神机化灭，升降息则气立孤危，故非出入，则无以生长壮老已；非升降，则无以生长化收藏，是以升降出入，无器不有。"升降出入运动，是人体气化功能的基本形式，脏腑经络、阴阳气血的功能活动正是通过气的升降出入运动体现出来的。如肺的宣发肃降，脾的升清与胃的降浊，心火下降与肾水上升的心肾相交，都是通过气机升降出入实现的。气升降出入运动一旦停止，人的生命即终止。

3. 生命的维持和死亡 《素问·生气通天论》曰："生之本，本于阴阳。"指出生命的根本，就是阴阳。究其缘由，是因为"阳化气，阴成形"，人体生命过程就是一个不断化气和成形的过程。化气和成形是生命中的一对矛盾，既对立又统一，二者相互依存、相互转化，阳气化生阴精，阴精又化为阳气，阴阳协调，维持生命活动。

人体生命活动的物质基础是精、气、血、津、液。如《灵枢·经脉》曰："人始生，先成精，精成而脑髓生，骨为干，脉为营，筋为刚，肉为墙，皮肤坚而毛发长。"说明人体的形成必先从精始，由精而后生成身形五脏、皮肉筋骨脉等。人出生后犹赖阴精之充盈，精气越充盛，生命力越旺盛。《素问·金匮真言论》曰："精者，生之本也。"若阴精亏虚则生命活动减退，体弱多病，未老先衰。

生命的维持还与神密切相关。神是人体生命活动的外在表现，形是神之基，神乃形之主，神的健全，形神合一，方有正常的生命活动。《灵枢·天年》曰："失神者死，得神者生。"可见神的有无关系到生命的存亡。

总之，人的生命活动是以体内脏腑阴阳气血为依据，脏腑阴阳气血平衡，人体才会健康无恙，不易衰老，益寿延年。若脏腑阴阳气血功能失常，则直接影响人的生命活动，导致阴阳失调，变生疾病，甚至死亡。这便是《素问·生气通天论》"阴平阳秘，精神乃治，阴阳离决，精气乃绝"的理论。

（二）天年

1. 天年的概念　天年是我国古代对人的寿命提出的一个有意义的命题。天年就是天赋的年寿，是一个人在保持身体各脏腑器官都在健康状态下自然的寿命，即自然寿命。人的生命有一定期限，古代养生家认为应在百岁到百二十岁之间。《素问·上古天真论》曰："尽终其天年，度百岁乃去。"《五经正义》曰："上寿百二十岁，中寿百，下寿八十。"《养生论》曰："上寿百二十，古今所同。"就是说人的寿限可以活到120岁。这与现代医学研究的人类寿命基本一致。据《中国健康事业的发展与人权进步》白皮书统计，目前中国人均寿命为76.5岁，故要达到尽享天年，养生之道至关重要。

2. 寿夭　寿夭是指人的年龄，具有人为规定性。综观古今，中医养生学将寿夭定义为：寿指人的年龄超过80岁；夭指人的年龄不足60岁。寿夭的年龄在不同历史时期有不同的定义，有以60岁为寿、80岁为寿、100岁为寿的不同。目前结合我国平均寿命已经超过70岁，且世界卫生组织（WHO）认为90岁以上才是长寿老人的现状，因此符合我国国情的寿之标准应为80岁。关于夭的解释，夭习称夭折，指人未成年而死亡，显然不具有养生参考的意义。当今社会，人活60岁不是问题，年龄未到60岁而死亡者，多为非正常情况的暴毙猝死，与夭之短命相符。所以中医学将年龄在60岁以下定义为夭。

> **知 识 链 接**
>
> **世界卫生组织新的年龄划分**
>
> 世界卫生组织提出新的年龄分段：44岁以下为青年人，45岁至59岁为中年人，60岁至74岁为年轻老年人，75岁至89岁为老年人，90岁以上为长寿老人。这5个年龄段的划分，把人的衰老期推迟了10年，这对人们的心理健康和抗衰老意志将产生积极的影响。

（三）衰老

1. 衰老的概念　衰老是人类正常生命活动的自然规律，人体在生长发育完成之后，跨过其盛壮期，便逐渐进入衰老的过程。衰，通常指身体功能减弱或退化；老，指年龄大。衰老可分为两类，即生理性衰老和病理性衰老。生理性衰老系指随年龄的增长到成熟期以后所出现的生理性退化，即人体在体质方面的年龄变化，这是一切生物的普遍规律。病理性衰老，即由于内在或外在的原因，使人体发生病理性变化，使衰老现象提前发生，这种衰老又称为早衰。现代医学认为衰老是一个过程，不是疾病，但在这个过程的发展中伴随着疾病风险的增加，甚至衰老中伴随着疾病。

2. 衰老的原因　中医学对于衰老原因的认识，非常重视脏腑功能和精气神的作用，同时强调阴阳协调对人体健康的意义。

（1）脏腑虚损　人体的生理功能都是通过脏腑来完成的，脏腑功能的盛衰直接影响人体健康。对人体健康影响最大的脏腑是肾和脾。肾为先天之本，肾中精气是人体生命活动之本，对全身生理活动有激发和推动作用。肾中的精气可以化生肾阴、肾阳。肾阴与肾阳在人体内互为消长，保持着动态平衡，对维持人体阴阳相对平衡起着重要作用。若肾阴肾阳不足，则各脏腑功能均会衰退，从而影响人体的健康和寿命。脾胃为后天之本，气血生化之源，脾与胃同居中焦，纳运协调，升降相因，燥湿相济，共同完成饮食物的消化吸收，将水谷转化为水谷精微，并将精微物质吸收及运送到全身，营养人体以维持正常的生理活动。若脾胃虚损不能化生精气血津液，则人体所需要的营养得不到补充，便会影响人体健康，加速衰老，甚至生病，提前死亡。

（2）精气衰竭　精是构成人体和维持人体生命活动的基本物质，就其来源，可分为先天之精和后天之精。先天之精是禀受于父母的生殖之精，与生俱来；后天之精是指出生之后，由脾胃运化的水谷精气，均藏于肾中。肾中精气的盛衰，决定着人的生长壮老已的生命过程及生殖功能的成熟与衰退。人从幼年开始，由于肾的精气不断充盛，逐渐长大成人；进入青春期，随着肾中精气充盈到一定程度时，便产生了一种促进和维持生殖功能的精微物质——天癸，这时女子开始月经初潮，男子有了精液排泄的生理现象，说明性器官已经成熟，具备了生育能力；以后随着肾中精气的进一步充盛，人体也随之发育到壮年期，表现为身体壮实，筋骨强健，生殖功能也处于最旺盛时期；随着人从中年进入老年，肾中精气渐衰，天癸的生成随之而减，甚至衰竭，生殖器官逐渐萎缩以致丧失了生育能力，形体也逐渐衰老。可见精气之盛衰直接影响人体的生长发育、生殖繁衍和健康长寿。

（3）阴阳失调　阴阳协调是保证健康的基础。《黄帝内经》认为阴阳是万物生杀的根本，也是生命的根本。阴阳的平衡一旦被打破，就会严重影响人的健康，导致各种疾病的发生。如果人体长期处于不健康或疾病之中而不能及时康复，自然免疫功能低下，未老先衰，长寿和欢度晚年只能是纸上谈兵。《素问·阴阳应象大论》明确提出人的衰老与阴阳失调密切相关，曰："能知七损八益，则二者可调，不知用此，则早衰之节也。"说明阴阳失调可以导致早衰，而调节阴阳就能抗衰老。故阴阳的盛衰是决定寿命长短的关键，保持阴阳平衡状态是延年益寿的根本。

此外，外在的自然环境和社会环境对人类健康的影响也不容忽视。环境优美，空气清新，资源丰富，气候宜人，工作舒心，酬劳优裕，自然让人心情愉悦，健康长寿；反之，有害的环境，如空气水源食物污染，繁重的生活负担，日益倍增的工作压力，家庭失和，邻里紧张等因素长期作用于人体，或者超过一定限度，便会危害健康，促进衰老。同时，人类的衰老与遗传因素也是密切相关的。先天责于父母，先天禀赋强则身体强，精力充沛，不易变老；反之，先天禀赋弱则身体弱，精神萎靡，容易变老。

> **考点提示**
>
> 人体衰老的主要原因。

第二节　中医养生发展简史

中医养生的形成和发展历经漫长岁月，历代养生家、医家和广大的劳动人民通过数几千年的临床实践，不断丰富和发展了养生保健的内容，逐步形成了一套较为完整的理论体系和养生方法，为中华民族的繁衍昌盛做出了卓越贡献，并在世界范围内产生了深刻影响。中医养生的形成和发展大致经历了七个阶段，简述如下。

一、上古时期——起源阶段

中医养生的起源，可以追溯至上古时期，即原始社会至公元前 21 世纪的夏代。早在上古时期，人类为了基本生存，由最初的身处野外，风餐露宿，逐渐到筑巢而居，进而发展为穴居，逐渐学会选取在避风、避寒、干燥、位置高的洞穴居住，以避免风寒暑湿邪气对人体的侵害，客观上达到防病养生的效果。

燧人氏钻木取火的出现，在饮食方面，由最初的生吞活剥，茹毛饮血，发展为用火加工食物。从生食到熟食，使人体对食物更加容易消化吸收，也防止了一些肠道传染病的发生，表明人类的饮食卫生已经有了明显改善。

最早的文字甲骨文已经有疾病的记载，"神农尝百草"的传说生动而形象地概括了药物养生萌芽的实践过程。人们为了填饱肚子，采集各种野菜野果，不经意间解决了某种痛苦，但往往因误食一些有毒的植物，引起腹泻、呕吐、昏迷，甚至导致死亡。经过长期的实践，人类逐渐掌握了一些植物的形态和性能，初步形成了植物有毒无毒的概念。上古先民通过采集栽培和耕作的实践发明了植物药，渔猎的实践发明了动物药，采矿与冶炼的实践发明了矿物药，从最初的口耳相传到形成文字记载，这些可以说是药物的起源，也是药物养生的开始，人类养生意识的萌芽时期。

"砭石"是一种锐利的石块，据考证产生于新石器时代，是用来刺破排脓放血，刺激身体某部位消除病痛的工具，后世的金属针和刀就是从砭石发展来的。原始人在生产、生活实践中，经常会被尖石碰伤、石块击伤，但有时在碰撞或流血后，意外地发现原有的病痛减轻或消失了，于是人们逐渐注意到身体的某些部位，通过人为的刺激或使之出血，可以达到医治疾病的效果，这就是针刺养生的萌芽。

人工取火发明之后又衍生出如灸、熨、熵等简单易行的除病养生方法。人们在烘火取暖或烤制食物过程中，难免会发生皮肤灼伤的情况，但有时某个部位皮肤被灼伤，反而会减轻或消除身体的某些病痛，通过这种经验的日积月累，人们便有意识地用树枝、干草作燃料，进行身体某些部位的温热刺激来治疗疾病，这就形成了灸法养生。

在行为方式上，先民由最初的模仿禽兽动作而舞蹈，到原始社会中后期，随着生产力水平的提高和人们抽象思维能力的提升，先民开始利用大自然的有利条件，发明了拟声的鸡笛和鹿哨，跳着模拟动物的舞蹈，并有意识地运用走、跑、跳、投等多种运动来健身却病。《吕氏春秋·适音》曰："筋骨瑟缩不达，故作舞以宣导之。"此为音乐、歌舞、运动养生的发端。

上古时期，多种养生方法在先民与大自然的斗争中已经萌芽和形成，在从被动适应自然到主动改造自然的转变过程中，已经显现出顺应环境以养生和改造环境以养生两大法门。人类正在逐渐认识自然与生命的关系，尝试着运用自然规律支配它，从而逐步积累了原始的养生知识，产生了简单的养生方法，为中医养生理论体系的形成奠定了丰富的实践基础。

二、先秦时期——奠基阶段

先秦时期，是指夏代至公元前 221 年秦始皇统一中国前的历史时期。这一时期，养生知识和实践经验进一步得以积累。在个人卫生方面，夏商时期人们已经有洗脸、洗手、洗脚的卫生习惯，周代人们已经有定期沐浴的生活习惯，甲骨文上也有洗脸、洗澡的相关记载。在环境卫生方面，清洁扫除成为每个家庭的日常行为，定期打扫，处理污水，并将污水倒入下水沟，同时还注意粪便的管理。

商朝伊尹颇谙食养，他著有《汤液论》，是一部食疗专著，其中提出了许多食养的方法。周代已经有专门的食医，掌管周王与贵族阶层的饮食，负责"六饮、六膳、百馐、百酱"等饮食问题。人们对食物的养生作用已经有了细致的观察，《山海经》记载的药物中也有不少具有食疗功效。

知识链接

伊尹与中药汤液

伊尹（约公元前17世纪初），商代空桑（今河南省杞县空桑村）人，商朝辅国宰相，精通烹饪、医术和治国之道，也是商汤一代名厨，有"烹调之圣"美称，"伊尹汤液"为人传颂千年而不衰。伊尹先耕于莘野，后做厨师。他曾尝负鼎俎，以滋味（烹调术）游说于汤，商汤派使者以礼聘迎他，并拜为宰相。他辅助商汤灭夏朝，用烹饪理论治理天下，并成为政厨医领域的鼻祖。

根据古书记载，早期人们服药是直接放在嘴里咀嚼，这样既不利于吸收，还可能对口腔产生不良刺激。伊尹将烹饪原理用于药物并创制汤液，将药物加水煎煮取汁饮服，是中药汤液的始祖。伊尹根据药性理论为汤王制作药膳，后世医家所言药性，皆从伊尹之说。

导引是我国传统健身术，它将呼吸、动形和自我按摩等内容融为一体。上古时期人们作舞以宣导疗病是一种原始、无定型的动作，到了春秋战国时期，导引已经成了保健功，战国初的《行气玉佩铭》对此有完整描述，说明这种行气保健功已形成一种专门学问。

敬老养老是中华民族的美德，此阶段对老人的敬养，不仅是礼仪上的待遇，也具有养生的内容，涉及情志、起居、饮食诸方面。在婚姻制度上，有同姓不结亲，必成年而婚配等。妊娠期的保健，如刘向《列女传》曰："太任（周文王之母）有身，目不视恶色，耳不听淫声，口不出傲言。"说明当时对胎教已有认识。

随着养生经验的积累，社会生产力的提高，科学文化的进步，诸子百家总结众多养生经验，上升为理论，有许多养生保健的精辟论述。

《周易》着眼于宇宙天地，立足于人类自身，认识宇宙间的运动变化规律，探讨生命的奥秘，进而把握生命的主动权，是中医养生理论的本源。

儒家重视修身养性，强调道德行为修养。"仁"是儒家思想核心。"仁者，爱人"就是爱别人、帮助别人、体恤别人。"仁者寿"即道德崇高者可以长寿，是儒家养生思想最为集中而典型的体现。在食养方面，儒家提出许多饮食养生理念，如孔子《论语·乡党》云："食不厌精，脍不厌细，鱼馁而肉败而不食，色恶不食，臭恶不食，失饪不食，不时不食……不撤姜食，不多食。"

道家养生的根本观点是道法自然，强调人的生命活动要符合自然规律，才能长寿。道家哲学蕴涵了丰富的保身、养生理论与实践。以老子为代表的道家在其理论体系上逐步形成了"医道相通"的哲学观。主张去欲、主静、守一和调息，从而达到"天人合一""长生久视""全命保生"，以尽终其天年的目的。道家思想中的"清静无为""返璞归真""顺应自然""贵柔"等主张，对中医养生保健有很大影响和促进。

管子主张存精以养生，《管子·内业》曰："精存自生，其外安荣，内脏以为泉源。"

管子还十分重视精神调养，将"善心""定心""全心""大心"等作为最理想的心理状态，以此作为内心修养的标准。《荀子·解蔽》曰："心者，形之君也，而神明之主也。"认为人的精神活动由心来主宰，注重精神的调养。《孟子·尽心章》曰："养心莫善于寡欲。"《吕氏春秋·尽数》曰："大喜、大怒、大忧、大恐、大哀，五者接神则生害矣。"说明喜、怒、忧、恐、哀这五种情志太过，则会扰乱元神，进而对生命造成危害。

三、秦汉时期——形成阶段

秦汉包括了三国在内，通常指公元前221年至公元280年。此阶段中国开始进入封建社会，政治制度趋于完善，社会环境稳定，为人们提供了一个健康舒适的生活环境，也为中医养生的发展提供了契机。这一时期，农业得到巨大发展，在与外界的经济文化交流中，从西域引入了许多新的农作物，丰富了人们的饮食结构，其中有些食物可入药，能同时起到养生和治病的作用。

秦始皇笃信长生不老，为求长生不老丹，派人引进了很多外来草本药物，丰富了我国本草学宝库。秦设有太医令、侍医之职，首次设置麻风患者的隔离病所。后汉时期设立了专科医生，如女医、乳医、女侍医。汉朝人畜已经分离，有公共卫生设施，如公用水井，公用浴池。医疗设施的完善和医疗制度的健全，充分说明秦汉的医疗和养生已经为人们所高度重视。

秦汉时期道教已盛行，西汉之际，汉武帝"罢黜百家，独尊儒术"使儒家思想得以发挥，东汉时期，佛教传入中国，并迅速成长。道、儒、佛三教思想对当时的养生思想产生了巨大影响。

我国现存第一部中医理论及养生专著《黄帝内经》的问世，意味着中医养生理论已经形成。《黄帝内经》构建了中医养生学的理论体系，提出中医养生的基本观点、基本原则和诸多养生方法。强调养生必须重视天时、地利与人和，要调情志，慎起居，适寒温，和五味，节房事等，特别提出"治未病"以预防为主的原则，将养生与预防疾病密切结合，具有极其重要的意义。

《神农本草经》是我国现存最早的药物学专著，共收载365种药物，提出药物最早的分类方法，将药物分为上品、中品、下品三类。所载上品药120种，大多属于滋补强壮之品，如人参、地黄、杜仲、女贞子、枸杞等药物注明久服之后可达到"耐老""不老""增年""长年"之效。

《淮南子·原道训》曰："将养其神，和弱其气，平夷其形。"强调了形神气之间的联系和统一，重视养生中的形神气三者结合，此观念对后世养生产生重要影响。

东汉时期，王充提出了禀气的厚薄决定寿命长短的观点。他在《论衡·气寿篇》中云："夫禀气渥则其体强，体强则其寿命长；气薄则其体弱，体弱则命短，命短则多病寿短。"医圣张仲景在《黄帝内经》"治未病"的基础上，强调防患于未然的重要性，其内养正气，外避邪气的"养慎"学说进一步丰富和发展了中医养生理论。

著名医学家华佗，发明了麻沸散，进行外科手术，成为外科鼻祖，并对导引健身术十分重视，提出"人体欲得劳动，但不当使极尔，动摇则谷气得消，血脉流通，病不得生，譬犹户枢不朽是也"的理论，并模仿虎、鹿、熊、猿、鸟五种动物的动作姿态创立了五禽戏，方法简单，行之有效，这是最早的体育运动养生康复方法。

知识链接

"九流十家"与养生

"九流十家"是春秋战国时期诸子百家最具代表性的十家。儒家：孔子、孟子、荀子；道家：老子、庄子；墨家：墨子；法家：李悝、慎到、申不害、商鞅、韩非；名家：公孙龙、惠施、邓析子；阴阳家：邹衍；纵横家：苏秦、张仪、鬼谷子；杂家：吕不韦、淮南王；农家：许行。此"九流"再加小说家青史子，便称为"十家"。由于小说家只是道听途说，没有系统理论，故不入流，只能称为"家"。

"九流十家"养生各具特色。道家道法自然，儒家修身齐家，墨家墨守成规，法家讲究朴素辨证，名家强调因人制宜，阴阳家玩转阴阳五行，纵横家提出连天合人，杂家博采众议，农家实践药食同源，小说家青史传医。他们丰富了养生理论和方法，对医学养生有重要的促进作用。

四、晋隋唐时期——充实阶段

晋隋唐是指公元265年至公元907年。唐朝是中国封建社会的繁盛时期。医学教育有了巨大的变革，中医人才倍增，医药学理论与实践全面发展，医药著作大量问世，这些对养生理论的发展提高起着巨大的推动作用。经济的发展和对外交流的增多则为医学的发展和医药知识的交流及传播提供了条件。隋唐时期，中外经济文化交流出现了前所未有的盛况，国外的药材和医药著作传进我国，为中医的预防养生提供了物质和理论基础。

魏晋时期，服食丹石药饵风气盛行，客观上促进了药物养生及道家养生流派的兴起，大大充实了中医养生的内容。东晋医家葛洪，精研道教理论，在养生方面贡献很大。他从预防为主的思想出发，首先提出"养生以不伤本"，认为良好的生活习惯有利于长寿。葛洪对炼丹术颇有研究，他在《仙药》中论及植物药如灵芝、茯苓、地黄、麦冬、黄精、菊花等，经现代研究证实，确有抗衰防老、益寿延年之功。

南朝养生家陶弘景著《养性延命录》，为现存最早的一部养生学专著，全书共二卷，分为教诫、食诫、杂诫、服气疗病、导引按摩、御女损益等六篇。书中主要论述了顺四时、调情志、节饮食、宜小劳、慎房事、行气吐纳等养生法则和方术，内容收集了先秦及两汉时期的养生文献，此书对推动养生学发展有重要的研究价值。

魏晋南北朝时期，频繁的战争促进了南北人口的流动，也推动了民族交流、文化融合，使中医养生融合了多民族的医学养生思想。隋唐时期，佛教与道教盛行，唐代政府提出儒、释、道"三教归一"纲领，并把它作为官方的正统思想。而这"三教"著作中养生内容也被当时的医家和方士所吸纳，丰富了中医预防养生的内容。

唐代医家孙思邈，融道、儒、佛、医诸家学说于一体，广泛收集、整理、推广养生方法，不但丰富了养生术内容，也使诸家传统养生法得以流传于世，结合自己多年实践经验，著成《千金要方》及《摄养枕中方》，内容丰富，功法众多，继承发展了《黄帝内经》治未病的内容，并认为食养是养生防病的重要手段，强调房中补益，重视妇幼保健，在养生发展史上具有承前启后的作用。

五、宋金元时期——发展阶段

宋金元时期主要是指公元960年至公元1368年。此阶段科学技术蓬勃发展，为医疗保健的发展提供了便利条件。活字印刷术的发明，使大量医学著作得以传播。因此，古代的养生学说，得到了较好的继承和发展。

宋朝政府组织编著刊发了多种大型医书。北宋有官颁的三大方书，其中《太平圣惠方》是第一部政府组织编著的方书，载方 16834 首；《圣济总录》共 200 卷，载方近 20000 首；《太平惠民和剂局方》载方 788 首，是我国历史上第一部由政府编制的成药药典。这些书中不仅阐述了医药学知识，且有许多摄生保健的内容，尤其注意了药物与食物相结合的方法，记载了各种药粥和药酒等。

此时期针灸学也有了很大发展。王惟一著《铜人腧穴针灸图经》，并铸成两具针灸铜人，同时提出子午流注针法，主张依据不同时间选择不同腧穴，达到治疗保健的目的。

宋代陈直撰写《养老奉亲书》，元代邹铉在此书基础上增加三卷，更名《寿亲养老新书》，内容颇为详尽，是一部老年医学专著。书中强调老年人的精神摄养以及起居护养、顺时奉养、饮食调养、药物扶持等丰富的养生内容。

元代忽思慧的《饮膳正要》是我国现存最早的营养学专著，书中对养生避忌、妊娠食忌、高营养物的烹调、营养疗法、食物卫生、食物中毒均有论述，其中还有不少回族、蒙古族的食疗方法，是一部颇有价值的古代食谱，至今仍有较高的参考价值。

金元时期涌现出具有代表性的四大医学流派，称为"金元四大家"。在养生方面，"寒凉派"刘完素重视气、神、精、形的调养，尤其主张养生重在养气，提出养气当从调气、守气、交气三方面着手；"攻下派"张从正力倡祛邪扶正，认为邪去则正安，反对唯人参、黄芪为补的狭隘观点，他提出了"养生当用食补，治病当用药攻"的主张，其养生保健的思想核心是"君子贵流不贵滞"；"补土派"李东垣认为人的衰老与元气亏损关系密切，《脾胃论·脾胃虚损传变论》中"元气之充足，皆由脾胃之气无所伤，而后能滋养元气"，说明了调养脾胃之气、维护后天之本是防病抗衰、益寿延年的重要原则；"滋阴派"朱丹溪强调阴气保养，认为老年阴气暗耗，相火易亢，故养生大法是制约相火的亢极。金元四大家，师古而不泥古，各有其独创之处，从不同角度丰富发展了中医养生理论体系。

六、明清时期——鼎盛阶段

明清时期主要是指公元 960 年至近代现代，即中国封建社会的后期，出现了很多著名养生学家，各类中医养生保健专著的撰辑和出版使其成为养生学史的鼎盛阶段。此时期，由于中外医学交流活动日益频繁，一些养生专著被译成外文出版发行，西方医药学传到中国也是空前增多，这对世界医学和中医学及养生学的发展都有促进作用。

明代出现以赵献可、张景岳为代表的温补派，重视命门学说，认为命门真火乃人身之宝，主张无论养生或是治病均以保真火为要。

尤乘《寿世亲编》在调神、饮食、保精等方面提出了调养五脏说；高濂《遵生八笺》从气功角度提出了养五脏功法；明末汪绮石《理虚元鉴》提出"治虚有三本，肺、脾、肾是也"，重视调理肺、脾、肾三脏功能以抗衰老而保健。

明代开始药饵学说进入鼎盛时期。万密斋《养生四要》提出对老年药饵养生需注意中和平衡的制方原则，认为保健重点在于调补脾胃，并提出了老年用药禁忌。龚廷贤《寿世保元》强调对老年药饵摄生的原则，一是调补脾胃；二是提倡用血肉有情之品，补益气血，填精补髓。李时珍《本草纲目》对药饵和食养均有丰富论述，收集了许多食疗方法，主张

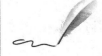

老年人应培补元气，调理脾胃，升发清阳，温补以延年。李梴认为药饵保健用药宜平和、中和、温和，补虚重在扶培、缓补、调补。曹庭栋《老老恒言》重视老人脾胃虚弱之特点，擅长以粥养胃，编制药粥配方百余首，可谓食养保健之大成。

明清时期，从医家到文人都很重视养生，综合调养促进了多种养生方法的发展，提出调养五脏、动静结合、饮食与药物结合、节欲保精等养生原则，提倡运动养生，导引、气功、按摩成为动形养生的三大支柱，各种功法与武术结合促进了太极拳的发展，起到了"内练精气神，外练筋骨皮"的保健延年之效。养生的方法不再单一，更多地强调杂合以养。

七、近代现代——弘扬阶段

近代主要指1840年鸦片战争之后，此阶段中国逐步沦为半殖民地半封建社会。中医学的发展受到限制，养生学濒于夭折，中医养生学处于自发、缓慢发展阶段。

现代是指新中国成立以后。中医学获得新生，中医养生学也随之有了较大发展。随着医学模式的改变，医学研究的重点从临床医学逐步转向预防医学和康复医学，传统养生保健出现了前所未有蓬勃向上发展和弘扬的趋势。

我国在20世纪50年代末就系统开展现代老年病学的研究，相继成立了老年病防治研究所及老年保健委员会。有了专门的中医养生研究所（室），全面研究养生保健的理论和方法，并在全国各地建立疗养院，有效指导人们健康保健活动。对气功、太极拳、饮食、药物抗衰老的机制研究，也在不断取得新进展。大量重印或校勘注释出版了历代养生名著，并在整理古代文献、总结临床经验、结合现代研究的基础上，出版了众多现代养生专著，同时翻译出版国外的养生书刊，积极开展养生学术交流活动，通过报纸、杂志、电台、电视台等途径，广泛宣传养生保健知识，让养生保健知识深入人心，使广大群众认识到健康是人生最大的财富，最好的医生是自己，学会自我保健，极大地提高了全民族的身体素质和全社会的健康水平。

同时，此时期还重视人才的培养。从1987年开始，国家教育委员会决定在中医药院校开设中医养生康复专业，并将《中医养生学》和《中医养生康复学概论》列为中医药高等学校的必修课程；自2004年开始相继出版了新世纪全国高等中医药院校护理专业本科规划教材《养生康复学》、七年制规划教材《中医养生康复学》，以及留学生用的汉英双语教材《中医养生学》和全国中医药行业高等教育"十二五"规划教材《中医养生学》。部分高校已经开设中国养生文化研究生课程，同时各社会团体、中医药学会、教育教学培训机构等，开办多种多样的养生保健培训班，通过多方面、多渠道、多层次、多形式、多方法，大力宣传培养人才，建立健全中医养生体系，从而担负起全国人民的健康保健任务。

纵观古今，中医养生学历经数千载沉淀、积累、发展，历久弥新，为中华民族的繁衍昌盛及健康保健事业做出了卓越贡献。中医养生学真正是一门古老而又充满青春活力，引导人们达到长寿境遇的学科。随着时代的发展，中医养生学的理论和方法会进一步充实、完善、提高，必将为人类的健康事业做出更大的贡献。

第三节 养生的目的和意义

《素问·宝命全形论》曰："天覆地载，万物悉备，莫贵于人。"人禀天地之气而生，沐四时之气而成，乃是世间最宝贵的。中医养生从天人相应的整体观出发，强调顾护正气，预防为主，持之以恒，运用合理的养生知识和方法调摄人体，从而提高身体素质，增强防病抗衰的能力，以达延年益寿。

一、养生的目的

健康和长寿永远是人们梦寐以求的目标，虽然每个人都无法脱离生、老、病、死的自然规律，但是通过养生可以延缓人的衰老，让健康延长，提高生命的质量。

（一）增强体质，维持健康

中医学认为，人体保持健康的一个重要因素是增强体质。一般来说，体质壮实者，气血阴阳充足，脏腑功能健全，正气充盛而身体强壮；反之，体质虚弱者，气血阴阳不足，脏腑功能低下，正气亏虚而身体羸弱。

体质的形成关系到先天和后天及环境等因素。体质一经形成便具有相对稳定性，但体质的可调性，决定了中医养生调摄的方法可以改善人的体质。如先天禀赋薄弱的人，若后天摄养有度，可使体质由弱变强，弥补先天之不足，尽其天年而得长寿。由于子女优生的关键在于父母，父母的身体素质是后代生命产生的基础，若父母平日注意养生保健，体质强盛，五脏六腑气血调畅，肾中精气充足，一旦受胎生子，后代往往体质较强；若父母平素不善摄养，五脏六腑气血虚少，肾中精气亏乏，勉强受胎，后代必然体质较弱。所以母亲受孕怀胎的全过程，都应注意饮食、起居、劳逸和心理等方面的调养将息，保证胎儿正常发育。优孕是优生的前提，中医谓之"养胎"，其具体方法大体包括适寒温、节饮食、慎起居、忌房事、心情宜愉悦、动作宜舒缓等。《诸病源候论》《千金要方》等书还提出了逐月养胎的方法。

不同体质的人，应当采用不同的养生方法。如体质较强的人，不可恃其强壮而忽视摄生，甚至肆意克伐，应重在预防疾病，因为疾病可以损伤人体，使体质下降，防病则可维护体质，同时还应加强锻炼，促使气血阴阳流通，防止邪气停着；对于体质虚弱之人，除了预防疾病以外，在日常生活和工作中，更应重视养生保健，如饮食调理适宜，起居作息有节，劳逸安排得当，并采取适当的锻炼方法，不断增强体质，维持其健康状态。

（二）抵御邪气，预防疾病

疾病对人体健康的危害是极大的，可以削弱人体功能，消耗人体精气，直接影响健康，导致疾病发生甚至缩短寿命。由于人类生存在一定的自然环境和社会环境之中，不可避免地要受到各种致病因素即邪气的侵袭，所以如何抵御邪气，有效地预防疾病的发生，也是中医养生理论中"治未病"思想的意义所在。

"治未病"一词，首见于《黄帝内经》。所谓"治未病"，主要包括未病先防和既病防变。未病先防，是指在发生疾病之前，慎于摄生，预先做好各种预防工作，以防止疾病的发生。既病防变，是指疾病一旦发生，应尽早诊断和治疗，保护未病之脏腑，防止疾病的发展和传变。当然，从养生保健的意义上说，未病先防则显得更为重要。正如朱丹溪《丹溪心法·不治已病治未病》曰："与其救疗于有疾之后，不若摄养于无疾之先。"在疾病发生之前，采取各种各样的措施，摄生保健，就能够预防疾病的发生，从而不生病，少生病，达到健康长寿的目的。

扁鹊三兄弟

据传，一天魏文王问扁鹊："你们家三兄弟都是医生，谁的医术最高明？"扁鹊答："大哥的医术高于二哥，我是三兄弟中最差的。"魏文王不解："为什么你名声最响？"扁鹊答："因为大哥能在疾病发生之前铲除病根，二哥在疾病初期为患者治疗，我是在疾病已经严重才开始治疗，所以大哥名不出户，二哥名不出村，而我名闻天下。"

扁鹊的两位哥哥医术高明，大哥在疾病未被别人察觉时就铲除了病根，名不出户；二哥在患者发病伊始便治愈了，名不出村；扁鹊则在疾病严重时才去治疗，众人皆知，名闻天下。扁鹊之言说明了治未病的重要性，大哥的医术充分体现治未病思想，二哥将疾病消灭在初始，体现早期治疗的思想。由此可见，大哥的高明在于不治已病治未病！

（三）既病防变，促进康复

重视摄生保健，不仅可以防患于未然，而且能够既病防变，促进疾病的早日痊愈康复。当人体正气与邪气交争，正不敌邪时，往往导致疾病的发生。此时，若注意正气的调养，治疗护理恰当，可以保护未病之脏腑，控制疾病的发展和传变。如张仲景《金匮要略·脏腑经络先后病脉证第一》曰："见肝之病，知肝传脾，当先实脾。"此意为肝脏有病时，知道肝病最容易影响脾的运化，故在治肝的同时，添加补脾之药，脾的功能旺盛了，则"四季脾旺不受邪"，既治了肝病又控制其不传变至脾，达到了既病防变的目的。养生的目的在于提高人体的正气，人的正气强大，抵抗力就强大，抗病能力也增强，抗病能力强便能及时驱邪外出，促进疾病的早日康复和痊愈。所以，养生保健贯穿于人体生命活动的全过程。

（四）延缓衰老，颐养天年

人的一生要经历生、长、壮、老等不同的生命过程，衰老是生命活动不可抗拒的自然规律，但衰老之迟早、寿命之长短，并非人人相同，究其原因，多与养生有关。人在不同时期采用不同的养生方法进行自我调养，便能延缓衰老，益寿延年。

引起衰老的原因，不外脏腑虚损、精气衰竭、阴阳失调三个方面。因此，针对衰老的原因，我们可以通过调补脾肾强化脾肾的功能，重视先后天之本的培育，使脏腑功能强壮，从而不易衰老。同时，补肾填精是养生的关键，因为精是人体生长发育和生殖繁衍的根本，肾精充盛，精力旺盛，人亦健康，不易衰老。年幼时，肾精可以促进孩子的生长发育；中年时，肾精能够维持人体正常生命活动；老年时，肾精能够延缓人的衰老。此外，维持阴阳的平衡协调也是人体的生理功能和健康不可缺的。一旦阴阳的平衡被打破，便会出现阴阳失调，导致疾病的发生，所以只有阴阳协调，才能维持人体的生理平衡，保证健康状态，达到颐养天年的目的。

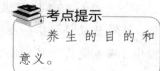

考点提示

养生的目的和意义。

二、养生的意义

养生是为了健康，健康是人类全面发展的基础，关系家庭幸福和社会和谐，关系民族昌盛和国家未来。重视养生，说明现代人对自己生命的数量和质量有更高追求，对养生的探索在很大程度上也反映了社会文明的进步程度。越是文明发达的社会，人们就越重视生存之外的精神和物质需求，当今日新月异的科技发展给了中医养生一个前所未有的崭新平台。通过平台人们可以学习掌握养生知识，具备科学、文明、健康的生活行为方式，达到健康长寿的目的。

（一）社会发展意义

人类社会文明不断发展，科学技术日新月异，工作节奏越来越快，随之而来的是越来越多的精神烦躁不宁；激烈的社会竞争成为生活的常态，巨大的工作生活压力让越来越多的人处于亚健康状态；物质生活丰富的背后，是物欲冲击下精神道德的空虚茫然。因此要维持社会健康和谐发展，需重视人们健康文明素质的提高，以健康的身心推动人类和社会的进步和发展。

中医养生恰恰可以给人们提供促进健康、提高素质的方法和途径。中医养生中的"修身养性""德全不危""仁者寿"，可以帮助人们树立崇高的人生目标，形成积极向上的道德境界，从而适应社会，正确处理纷繁复杂的日常事务，调节控制自己的情绪，使身心愉悦，与时俱进。中医养生重视和谐，包括人与自然和谐、人与社会和谐、形体与心神和谐、人际相处和谐。和谐观可以促进民主法治、公平正义、诚信友爱、安定团结，形成平安优良的社会风尚。中医养生的权衡观，保证了人体内外环境的动态平衡，使之适应自然，适应社会。人与人之间相处把握分寸，劳逸动静权衡，营养膳食权衡，让自己有健康的身心，从而推动社会文明的进步和发展。

知识链接

中医学四维健康观

《素问·上古天真论》曰："志闲而少欲，心安而不惧，形劳而不倦，气从以顺……美其食，任其服，乐其俗，高下不相慕……嗜欲不能劳其目，淫邪不能惑其心，愚智贤不肖不惧于物。"此文将中医健康观表述得十分透彻，提出人的健康包括形体、心理、社会、道德四维健康。1999年世界卫生组织提出了现代四维健康的概念，即健康不仅是没有疾病，而且包括躯体健康、心理健康、社会适应良好和道德健康，说明了中医学健康思想之伟大和先进。

四维健康：第一维度是指形体健康；第二维度是指身心健康；第三维度是身心健康和社会适应良好；第四维度是身心健康、社会适应良好和道德健康。

（二）个体生命意义

养生是为了健康，而健康的价值在于：健康是财富，是幸福，是资源，是学习力，生产力，甚至是战斗力。通过养生，人们就能拥有健康，只有拥有健康，才能幸福和谐，才能创造财富，惠及他人，才能体现人生的价值。善于养生者健康水平高，通常不易生病，生了病也易于康复，所以善于养生者多健康长寿。古往今来，有多少养生学家，因为重视养生，他们的人生都活得精彩，活得风光。他们老骥伏枥，不断攀登高峰，为人类创造财富，体现自身的人生价值。如古代医家孙思邈102岁，王冰95岁，吴有性100岁等；现代

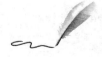

医家如国医大师多长寿，已故大师如干祖望 103 岁、朱良春 98 岁、邓铁涛 104 岁等，健在大师如李辅仁 99 岁、周仲瑛 91 岁、路志正 99 岁等。可见无论是古代还是当今，只要注重养生，均能保持机体脏腑经络功能正常，气血阴阳平衡协调，颐养天年，健康长寿。

（三）医学研究意义

激烈的社会竞争给人类健康带来的新问题是"生活方式疾病"。世界卫生组织指出，不科学的生活方式是引起文明病的主要原因，如生活节奏快，运动量减少，竞争压力增加，高热量饮食摄入，脂肪过剩，吸烟饮酒等。说明随着物质生活水平的提高及精神文明生活的丰富，人们的平均寿命不断延长，疾病谱也在发生改变。当前的疾病谱已从感染性、传染性疾病向非感染性、非传染性疾病演变，身心性、功能性疾病越来越多，慢性病比例也越来越大。医疗卫生事业也从防治传染病逐渐转向防治社会和心理疾病。

医学模式随着疾病谱的改变也从过去单纯的"生物医学模式"转为"生物－心理－社会医学模式"，此模式与中医学"环境－形神医学模式"异曲同工，基本吻合。可见积淀了几千年的中医学思想之伟大先进，经得起时间的验证。中医养生的发展符合当前医疗卫生服务重心前移的要求。人们前所未有地关心自身的健康问题，充分认识到与其病后治疗不若平时养生防病。中医养生强调的就是治未病，"正气存内，邪不可干"，注重日常养生保健，调摄精神，顺应自然，起居有常，饮食有节，适量运动，补益脾肾，养精蓄锐，形与神俱，自然能够正气强大，抵御外邪，不生病或少生病，使生命既有质量，又大大节省人力物力，降低卫生资源，有利于国家的建设、民族的兴旺、社会的繁荣，真正是国泰民安，社会祥和。我国是一个发展中国家，人口老龄化问题已经凸显，社会卫生工作和养老工作负担较重，若重视了中医养生，便能有效促进国民健康，实乃利国利民之幸事。

（四）中医教育意义

学习中医养生，其一可以加深对中国传统文化的了解，中医养生离不开传统文化的沃土和根基，中医药文化底蕴深厚，通过学习既能学到养生知识，又能接触传统文化，提升文化素质和自身修养。其二可以培养个人科学、文明、健康的生活行为方式，树立健康理念，提高身体素质，增强抗病能力，减少疾病发生，真正实现"健康七八九，百岁不是梦"，达到健康长寿的目的。其三可以广泛普及中医药学知识，全民开展养生活动，全社会普及养生知识，促进各层次、各年龄段、各种职业的人们身心健康，提高生活质量，使所有人都适应环境的变化，享受自然的健康生活，享受自然的生命，对社会和谐发展和全民素质提升具有现实意义和长远意义。期待着中医养生学的教育和实践"如地下的潜流，于无声处使大地变成绿洲"，又"若雾露之溉"，滋养着大地上鲜活的生命，早日实现健康中国的目标。

本章小结

1. 中医养生的概念和特点 中医养生就是人类为了自身更好地生存与发展，根据生命过程的客观规律，有意识地进行一切物质和精神的身心养护活动。中医养生的特点是强调整体，重视仁德，和谐适度，综合调摄，适应面广。

2. 生命与衰老 生命是具有生长发育活力，并按自然规律发展变化的过程。衰老是人类正常生命活动的自然规律，人体在生长发育完成之后，跨过其盛壮期，便逐渐进入衰老的过程。

3. 中医养生发展简史　中医养生历经数千载，经过起源、奠基、形成、充实、发展、鼎盛、弘扬等不同阶段，最终形成系统的、独特的、行之有效的养生理论和方法。

4. 养生的目的和意义　养生的目的是增强体质，维持健康；抵御邪气，预防疾病；既病防变，促进康复；延缓衰老，颐养天年。养生的意义有社会发展意义、个体生命意义、医学研究意义和中医教育意义。

习 题

一、选择题

1. 庖丁解牛的故事出自哪本著作
   A. 《黄帝内经》　　　　　B. 《史记·仓公传》　　　　C. 《庄子·养生主》
   D. 《后汉书》　　　　　　E. 《千金要方》

2. 人体的衰老与下列哪些脏腑关系最密切
   A. 心肝　　　　　　　　　B. 脾肾　　　　　　　　　C. 心肺
   D. 肝脾　　　　　　　　　E. 肺肾

3. 哪本著作问世，意味着中医养生理论已经形成
   A. 《黄帝内经》　　　　　B. 《神农本草经》　　　　C. 《伤寒杂病论》
   D. 《难经》　　　　　　　E. 《养性延命录》

4. 养生学的哲学思维方法认为"无阴则阳无以化，无阳则阴无以生"，说明了下列何种关系
   A. 阴阳对立　　　　　　　B. 阴阳互根　　　　　　　C. 阴阳消长
   D. 阴阳转化　　　　　　　E. 阴阳自和

5. 道家养生的代表人物是
   A. 孔子、孟子　　　　　　B. 吕不韦、淮南王　　　　C. 墨子
   D. 苏秦、张仪、鬼谷子　　E. 老子、庄子

6. 儒家养生的代表人物是
   A. 孔子、孟子　　　　　　B. 邹衍　　　　　　　　　C. 青史子
   D. 商鞅、韩非　　　　　　E. 老子、庄子

7. 东汉时期提出了禀气的厚薄决定寿命长短观点的医家是
   A. 王充　　　　　　　　　B. 张仲景　　　　　　　　C. 华佗
   D. 葛洪　　　　　　　　　E. 扁鹊

8. 《养性延命录》为现存最早的一部养生学专著，作者是
   A. 高濂　　　　　　　　　B. 孙思邈　　　　　　　　C. 龚廷贤
   D. 陶弘景　　　　　　　　E. 葛洪

9. 明代出现重视命门学说，强调温补养生的医家是
   A. 赵献可、张景岳　　　　B. 李时珍　　　　　　　　C. 龚廷贤

D. 李中梓   E. 曹庭栋

10. 金元时期重视补益脾胃养生的医家是
   A. 张从正   B. 李东垣   C. 朱丹溪
   D. 刘完素   E. 张景岳

11. 明代重视以粥养胃，编制药粥配方百余首，被称为食养保健之大成的著作是
   A.《老老恒言》   B.《养性延命录》   C.《寿世保元》
   D.《本草纲目》   E.《理虚元鉴》

12. 《素问·上古天真论》曰："尽终其天年，度百岁乃去。"其天年通常指
   A. 100 岁   B. 90 岁   C. 80 岁
   D. 70 岁   E. 120 岁

13. 世界卫生组织提出最新的年龄分段，将 44 岁以下的人群归为
   A. 青年人   B. 中年人   C. 年轻老年人
   D. 老年人   E. 长寿老人

14. 下列不属于养生目的的是
   A. 增强体质，维持健康   B. 抵御邪气，预防疾病
   C. 既病防变，促进康复   D. 延缓衰老，颐养天年
   E. 扶正祛邪，扶正为主

15. 食医最早形成于
   A. 周代   B. 夏代   C. 商代
   D. 战国   E. 东汉

16. 人进入青春期，随着肾中精气充盈便产生了一种促进和维持生殖功能的精微物质是
   A. 先天之精   B. 后天之精   C. 天癸
   D. 水谷之精   E. 肾气

17. 中医学将人体之三宝，视为养生保健的核心
   A. 精、气、血   B. 精、气、神   C. 气、血、津液
   D. 精、血、津液   E. 气、血、神

18. 中医养生保健主要是指在什么年龄
   A. 童年   B. 青年   C. 中年
   D. 老年   E. 人体生命全过程

19. 下列不属于养生意义的是
   A. 中医教育意义   B. 社会发展意义   C. 个体生命意义
   D. 医学研究意义   E. 治疗疾病意义

20. "与其救疗于有疾之后，不若摄养于无疾之先"是哪位医家的名言
   A. 张仲景   B. 李时珍   C. 朱丹溪
   D. 李东垣   E. 刘完素

二、思考题

1. 闫某，女，38 岁，职员。2 年来腰膝酸软，倦怠乏力，月经后期，量少，色淡。目前已经停经半年。头发稀疏脱落，牙床松动，心悸失眠，时常汗出不止。面色无华，舌淡，

脉虚弱。曾去医院就诊，医生认为是机体衰老。

　　要求：请分析患者属于何种衰老？应采用何种方法调理养生？

　　2. 朱某，女，49 岁，教师。近年来，时而面部烘热，五心烦热，脾气急躁，多汗出；时而全身怕冷，畏寒喜暖，四肢不温。月经先后不定，量时多时少。舌淡，脉弦。

　　要求：请分析患者属于何种病证？应采用何种方法调理养生？

（周少林）

扫码"练一练"

上篇　中医养生理论

扫码"学一学"

第一章　阴阳五行

学习目标

1. **掌握**　阴阳、五行的概念；阴阳学说、五行学说的基本内容。
2. **熟悉**　阴阳学说、五行学说在中医养生中的运用。
3. **了解**　阴阳学说、五行学说的形成和发展概况。
4. 能运用阴阳学说、五行学说解释人体的生理功能和病理变化。
5. 具备运用阴阳学说、五行学说指导防病治病、养生保健的能力。

故 事 点 睛

旁白：夏天天气最热、太阳光最强烈的时候，西瓜成熟了。有一天，著名中医专家郝万山教授从西瓜地经过，他想体验一下西瓜的生活，但站了不到 5 分钟，就出现了头痛、大汗等不适症状。他对大西瓜说："大西瓜呀，你怎么能在夏天太阳的直射下茁壮成长？我明白了，你就是在这样的环境下练就了自己抗热的本领，当我们人体不能抗热的时候，拿你来吃，就能清热解暑，生津止渴了。"

人物：由 1 名学生即兴扮演郝万山教授。

请问：

1. 请用阴阳学说理论说明西瓜的属性？
2. 如何用阴阳学说解释西瓜解暑的功效？

　　阴阳五行学说，是我国古代哲学理论的核心，涉及中国古代自然科学的各个领域。中医学作为自然科学的组成部分，也受到其深刻的影响。古代医家在长期医疗实践的过程中，将阴阳五行学说作为指导观和方法论，阐明人体的生理功能和病理变化，研究人与自然的关系，指导临床的诊断和治疗，是中医学理论体系的重要组成部分。

第一节　阴阳学说

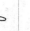

　　古代劳动人民在长期生产和生活的实践过程中，认识到世界是物质的，宇宙间的一切事物或事物内部都具有相互依存又相互对立的阴阳两个方面。由于阴阳之间对立统一的不

断运动，推动了事物的发生、发展和变化，并运用其属性和运动变化规律来探索自然规律、认识世界。如《素问·阴阳应象大论》曰："阴阳者，天地之道也，万物之纲纪，变化之父母，生杀之本使，神明之府也。"

一、阴阳的概念

阴阳是对自然界中相互关联的事物和现象对立双方属性的概括。它可以代表相互关联而性质相反的两种事物和现象，又可以代表同一事物内部存在的相互对立的两个方面。

阴阳最早的文字记载于殷商时期的甲骨文，有"阳日""晦月"等字样，所指为日与月。阴阳最初的含义是指日光的向背，《说文解字》曰："阴，暗也。水之南，山之北也。""阳，高明也"意思是朝向日光、明亮者为阳；背向日光、晦暗者为阴。《黄帝内经》则用水火来象征阴阳，如《素问·阴阳应象大论》曰："水火者，阴阳之征兆也。"水与火这一对立事物最能代表和说明阴阳的特性，水指代阴，火指代阳。阴阳对立统一的法则广泛存在于宇宙万物中，凡是既相互关联又相互对立的事物或现象，或者同一事物内部相互对立的两个方面，都可以用阴阳的属性来概括。例如天与地、升与降、温热与寒凉等。一般来说，类似火的特性的为阳，如运动的、向外的、上升的、温热的、明亮的、兴奋的都属于阳。类似水的特性的为阴，如静止的、向内的、下降的、寒凉的、晦暗的、抑制的都属于阴。将阴和阳的相对属性引入医学领域，将对人体具有推动、温煦、兴奋等作用的物质和功能，统属于阳；对人体具有凝聚、滋润、抑制等作用的物质和功能，统属于阴。就人体的功能与物质而言，功能为阳，物质属阴；气为阳，血为阴。（表1-1）

表1-1 事物和现象的阴阳属性归类

属性	空间范畴	时间范畴	温度	湿度	重量	亮度	事物运动
阳	天、上、外	白昼、春、夏	温、热	干燥	轻	明亮	升、动、兴奋
阴	地、下、内	黑夜、秋、冬	寒、凉	湿润	重	晦暗	降、静、抑制

二、阴阳学说的基本内容

阴阳学说的基本内容可概括为四方面，包括阴阳对立、阴阳互根、阴阳消长、阴阳转化。

（一）阴阳对立

阴阳对立，是指阴阳双方相互制约、相互排斥、相互斗争的关系。阴阳学说认为，自然界的一切事物或现象都存在着对立制约两个方面。对立即相反，如上与下、天与地、动与静、出与入、升与降、昼与夜、明与暗、热与寒等；制约即限制约束，指属性相反的事物处于一个统一体中，存在着相互制约的动态联系。如自然界春夏为阳，秋冬为阴。春夏气候温热，是因为春夏阳气偏盛，制约着阴气；秋冬气候寒冷，是因为秋冬阴气偏盛，制约着阳气。

阴阳对立制约的重要意义在于维持事物阴阳之间的动态平衡，使阴阳一方既无太过，也无不及，因而促进事物的发生、发展和变化。若阴阳的对立制约关系失调，阴阳双方出现"制约太过"或"制约不及"，就会使事物的平衡状态被破坏，自然界会出现气候异常、生态失衡；人体则会发生各种疾病。

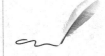

（二）阴阳互根

阴阳互根，是指阴阳双方具有互相依存，互为根本的关系，即阴阳双方都以对方的存在作为自己存在的前提和条件，阴和阳任何一方都不能脱离另一方而单独存在。如上为阳，下为阴，没有上也就无所谓下，没有下也就无所谓上；热与寒，热为阳，寒为阴，没有热也就无所谓寒，没有寒也就无所谓热。中医学把阴阳的这种相互依存的关系，称为阴阳互根。《素问·阴阳应象大论》曰："阴在内，阳之守也；阳在外，阴之使也。"如果因为某种原因，导致这种关系遭到破坏，就会导致"孤阴不生，独阳不长"，甚至"阴阳离绝，精气乃绝"而死亡。

考点提示

阴阳学说的基本内容：对立、互根、消长、转化。

（三）阴阳消长

阴阳消长，是指阴阳双方不是静止不变的，而是始终处于不断消减和增加的运动变化之中。消，即消减、衰少；长，即增加、盛多。阴阳消长的变化形式主要表现在阴阳此长彼消和阴阳同长同消两个方面。

1. 阴阳此长彼消　在阴阳双方对立制约的过程中，阴阳之间可出现一方增长而另一方消减，或一方消减而另一方增长的变化，包括阴长阳消、阳长阴消、阴消阳长、阳消阴长。例如，昼夜的交替、四季气候的变化规律都是自然界阴阳之气消长变化的结果。

2. 阴阳同长同消　在阴阳双方互根互用的过程中，阴阳之间可出现一方增长则另一方也增长，或一方消减则另一方也消减的变化，包括此长彼长和此消彼消。例如，在人体，气为阳，血为阴。在生理状态下，气能生血，血能生气；在病理状态下，气虚可以导致血虚，血虚可以引起气虚；在临床治疗中，常用补血养气、补气生血的治疗方法。此为阴长阳长。

在一定限度内阴阳消长的运动变化始终保持着动态平衡。自然界的昼夜交替、四季变化与人身的气血阴阳，无时无刻不在消长变化之中，属于正常状态。如果消长过度，超越一定的限度，则平衡被破坏，在自然界则形成灾害，如过寒、过热、水灾、旱灾之类，在人体则引起病变，如寒证、热证、虚证、实证等。

（四）阴阳转化

阴阳转化，是指事物的阴阳属性在一定条件下，可以向其相反方向转化，即阴可以转化为阳，阳也可以转化为阴。

阴阳的相互转化，既可以表现为渐变形式，如一年四季寒暑交替；也可以表现为突变的形式，如炎热夏季，突然雷电暴雨，气温骤降；急性热病高热，突然体温下降，四肢厥冷等。

在阴阳互为根本的前提条件下，阴阳双方的消长发展到"极点"，"物极必反"则事物内部阴与阳的比例出现了颠倒，导致该事物的属性即向对立面发生转化。阴阳转化是阴阳消长的结果，阴阳消长是事物的量变过程，阴阳转化是事物由量变到质变的过程。而质的转变是有条件的，一般都产生于事物发展变化的"物极"阶段。例如在中医学中，通常将这一条件称为"极"或"重"，例如"寒极生热，热极生寒""重阴必阳，重阳必阴"等，说明了盛极必衰是事物发展变化的普遍规律。但是，在某些条件下，事物的发展变化也会出现"不极而反"的特殊情况，例如初感寒邪，很快就出现发热的症状。

《素问·阴阳离合论篇》

阴阳者，数之可十，推之可百，数之可千，推之可万，万之大不可胜数，然其要一也。天覆地载，万物方生。未出地者，命曰阴处，名曰阴中之阴；则出地者，命曰阴中之阳。阳予之正，阴为之主。故生因春，长因夏，收因秋，藏因冬，失常则天地四塞。阴阳之变，其在人者，亦数之可数。

第二节　五行学说

五行学说认为宇宙间的一切事物都是由木、火、土、金、水五种物质所构成的，并运用五种物质的属性和生克制化的关系来解释自然界所有事物和现象发生、发展、变化的规律，是认识世界和探求宇宙规律的一种世界观和方法论。

一、五行的概念

"五"是指木、火、土、金、水五种物质；"行"即运动变化、运动不息之义。五行，即是木火土金水五种物质的运动变化。

关于"五行"的认识，有多种不同的说法：一是五行最原始的意义是指天上五星的运行，《管子·五行篇》曰："作立五行，以正天时。"二是五行最初的含义与"五材"有关，《左传·襄公二十七年》曰："天生五材，民并用之，废一不可。"三是"五行"一词首见于《尚书·洪范》："一曰水，二曰木，三曰火，四曰金，五曰木。水曰润下，火曰炎上，木曰曲直，金曰从革，土爰稼穑。"目前对五行的认识比较一致的是第三种。

（一）五行的特性

五行的特性是古人在长期的生活和生产实践中，将复杂的事物和现象通过五种物质的属性及其特征进行总结、归纳和概括，成为分析自然界事物和现象的基本方法。五行特性是：

1. "木曰曲直"　曲，弯曲；直，伸展。曲直是形容木本植物在生长过程中，树枝曲直向上、向外伸长舒展的特性。引申为凡具有生长、升发、条达等性质或作用的事物，均归属于木的属性。

2. "火曰炎上"　炎，炎热；上，上升。炎上是指火具有温热、上升的特性。炎上的特性，来自物质燃烧时出现的火光、热气向上蒸腾的现象。引申为具有温热、光明、向上等性质或作用的事物，均归属于火的属性。

3. "土爰稼穑"　稼，播种；穑，收获。稼穑指人类种植和收获谷物的农业活动，引申为生化、承载、受纳等性质或作用的事物，均归属于土的属性。

4. "金曰从革"　从，顺应；革，杀戮。从革是说明金是通过变革而产生的。金的质地沉重，且常制成武器用于杀戮。引申为凡具有沉降、肃杀、收敛等性质或作用的事物，均归属于金的属性。

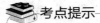考点提示

五行的概念和五行的特性。

5.“水曰润下” 润，滋润；下，向下。润下是指水滋润下行的特点。引申为凡具有寒凉、滋润、闭藏等性质或作用的事物，均归属于水的属性。

（二）事物属性的五行归类

五行学说以木、火、土、金、水五种物质的特性为依据，运用取象比类法和推演络绎法，把自然界的事物和现象以及人体脏腑组织的生理、病理现象进行广泛的联系和研究，分别归属于五行之中，借以阐述人体脏腑组织之间的复杂联系以及与自然界外在环境之间的相互关系。（表1-2）

表1-2 事物属性的五行归类

自然界							五行	人体						
五音	五味	五色	五化	五气	五方	五季		五脏	五腑	五官	五体	五志	五华	五液	五脉
角	酸	青	生	风	东	春	木	肝	胆	目	筋	怒	爪	泪	弦
徵	苦	赤	长	暑	南	夏	火	心	小肠	舌	脉	喜	面	汗	洪
宫	甘	黄	化	湿	中	长夏	土	脾	胃	口	肉	思	唇	涎	缓
商	辛	白	收	燥	西	秋	金	肺	大肠	鼻	皮	悲	毛	涕	浮
羽	咸	黑	藏	寒	北	冬	水	肾	膀胱	耳	骨	恐	发	唾	沉

取象比类法：即直接比较法。从事物的形象中找出能反映其本质的特征，与已知的五行属性相比较，通过相似或相同程度，推理和判断其事物的五行属性的方法。凡与五行中某一行抽象属性相似的，就归属于五行中的某一行。例如事物属性与木的特性相类似，则将其归属于木；与火的特性相类似，则将其归属于火。以方位配五行为例，日出于东方，与木之升发特性相类似，故东方归属于木；南方炎热，与火的特性相类似，故南方归属于火；日落于西方，与金之肃杀沉降相类似，故西方归属于金；北方寒冷，与水之寒凉特性相类似，故北方归属于水；中央地带，土地肥沃，气候适中，万物繁茂，与土的生化、承载特性相类似，故中央归属于土。

推演络绎法：即间接比较法。指根据已知的某些事物的五行属性，推演至其他相关的事物，从而得知这些事物五行属性的方法。如春季万物复苏，类似于木的生长、升发特性，故春季属木；而春季气候多风，故风也归属于木；又如肝属木，由于肝合胆、主筋、其华在爪，开窍于目，故经推演络绎而把胆、筋、爪、目归属于木。

二、五行学说的基本内容

五行之间不是孤立的、静止不变的，而是相互联系和运动着的。五行学说的基本内容包括五行的相生、相克和制化，以及相乘、相侮和母子相及。

（一）五行的相生与相克

1.五行相生 生，即资生、助长、促进之意。五行相生，是指木、火、土、金、水之间存在着依次资生、助长的关系。

五行相生的次序是：木生火，火生土，土生金，金生水，水生木。依次相生，如环无端。在五行相生的关系中，任何一行都具有"生我"和"我生"两个方面的关系。"生我"者为母，"我生"者为子。如以火为例，木能生火，"生我"者为木，则木为火之母；同时火又能生土，"我生"者为土，则土为火之子。

2.五行相克 克，即克制、抑制、制约之意。五行相克，是指木、火、土、金、水之间存在着有序克制、制约的关系。

五行相克的次序是：木克土，土克水，水克火，火克金，金克木。在五行相克的关系中，任何一行都具有"克我"和"我克"两方面的关系。《黄帝内经》称这两种关系为"所不胜"与"所胜"。"克我"者为"所不胜"，"我克"者为"所胜"。如以水为例，由于水克火，故"我克"者为火，火为水之"所胜"；由于土克水，故"克我"者为土，土为水之"所不胜"。

3. 五行制化　制，即制约、克制；化，即化生、变化。五行制化是指五行之间既相互资生，又相互制约，生中有克，克中有生，才能维持事物之间的平衡协调，推动事物的变化和发展。《类经图翼》曰："造化之机，不可无生，亦不可无制，无生则发育无由，无制则亢而为害。"也就是说没有生，就没有事物的发生和发展；没有克，就不能维持事物间的平衡与协调。五行制化，就是五行相生与相克结合的自我调节，而使五行系统整体上维持稳定与协调。例如，水生木，木生火，水又克火，从而确保火不会发生偏亢。若五行中一行亢盛时，必然随之有另一行来克制它，以防止亢而为害。如火旺克金，但金可以生水，使水旺来克火，以此来维持五行间的平衡。（图 1-1）

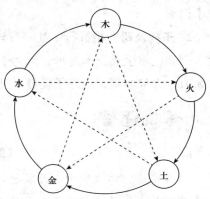

图 1-1　五行生克制化示意图

（二）五行的相乘与相侮

五行的相乘与相侮是异常情况下的相克现象，是五行内部失去协调平衡的表现。

1. 五行相乘　乘，恃强凌弱，克制太过之意。五行相乘是指五行中某一行对被克一行的过度克制。五行相乘的次序与相克相同。导致五行之间相乘的原因有"太过"和"不及"两个方面。

"太过"所致的相乘，是指五行中某一行自身过于亢盛，对被克一行进行超过正常限度的克制，导致被克一行虚弱。正常情况下，木克土，若木过于亢盛，对土克制太过，土虽在正常水平，但难以承受木的过度克制，导致土的虚弱。这种"相乘"现象，称为"木旺乘土"。

"不及"所致的相乘，是指五行中某一行自身过于虚弱，难以承受克我一行正常限度的克制，使本身更加虚弱。正常情况下，木克土，若土过于不足，木虽然处于正常水平，但土仍难以承受木的克制，因而木克土的力量相对增强，使土更加虚弱。这种"相乘"现象，称为"土虚木乘"。

2. 五行相侮　侮，欺侮，反侮之意。五行相侮是指五行中某一行对克我一行的反向克制，即反克。五行相侮的次序与相克相反。导致五行之间相侮的原因也有"太过"和"不及"两个方面。

"太过"所致的相侮，是指被克一行自身过于亢盛，失去制约，对克我一行反向欺辱。例如，正常情况下，金克木，若木过于亢盛，不仅不受金的克制，反而对金进行反克。这种逆向克制现象，称为"木亢侮金"。

"不及"所致的相侮，是指克我一行自身过于虚弱，被克一

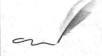
考点提示
　五行生克乘侮的规律。

行相对强大而进行反克。例如，正常情况下，金克木，若金过度虚弱时，不仅不能克制木，反而会被木进行反克。这种逆向克制现象，称为"金虚木侮"。

（三）五行的母子相及

五行的母子相及是异常情况下的相生现象，属于病理变化。及，即连累的意思。母子相及包括母病及子和子病及母两个方面。

1. 母病及子　指五行中某一行异常，必然会累及其子行，导致母子两行都发生异常变化。例如，水生木，水为母，木为子，若水不足则不能生木，导致木干枯，最终水竭木枯，母子俱衰。

2. 子病及母　指五行中某一行异常，必然会波及其母行，导致母子两行都发生异常变化。例如，木生火，木为母，火为子，若火太旺则耗木过多，导致木之不足。木不足，生火无力，火势亦衰，最终子耗母太过，母子皆不足。

知识链接

《四圣心源·五味根源》

金木者，水火所由以升降也。木直则肾水随木而左升，金从则心火随金而右降。木曲而不直，故肾水下润；金革而不从，故心火上炎。而交济水火，升降金木之权，总在于土。土者，水火金木之中气，左旋则化木火，右转则化金水，实四象之父母也。不苦、不咸、不酸、不辛，是以味甘。己土不升，则水木下陷，而作酸咸；戊土不降，则火金上逆，而作苦辛。缘土主五味，四象之酸苦辛咸，皆土气之中郁也。

第三节　阴阳五行学说在养生中的应用

阴阳五行学说是中医学理论体系的核心，贯穿于中医学的各个方面，以科学的思维方式来阐明人体的组织结构、生理功能、病理变化，指导临床诊断、预防治疗及养生保健。

一、阴阳学说在养生中的应用

中医学将阴阳的基本特性，即对立统一、互为根本、消长转化的关系贯穿到人与自然等一切事物中，用来说明人体生理活动、病理变化的规律，指导诊断治疗及预防养生。

（一）说明人体的组织结构

人体是一个有机整体，人体的组织结构可以按照所在部位、功能划分为阴阳对立的两个方面。《素问·宝命全形论》曰："人生有形，不离阴阳。"就人体部位而言，在上属阳，在下属阴；背部属阳，腹部属阴；体表属阳，体内属阴。就脏腑功能而言，六腑属阳，五脏属阴。具体到各个脏腑，又有阴阳之分。

（二）说明人体的生理功能

人体正常的生命活动，是阴阳动态平衡的结果。脏腑功能是人体生命活动的核心，脏腑功能又有阴阳之分。阴气主滋润、宁静、抑制的功能，阳气主温煦、推动、兴奋的功能。脏腑阴阳的协调平衡是生理功能正常的保证；精、气、血、津液是构成人体和维持生命活动的重要物质。气属阳，精、血、津液属阴。阴气主内，是阳气固守于外的物质基础；阳

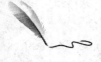

气主外，是精、血、津液生成和输布的动力。阴阳双方协调平衡，脏腑功能正常，气血运行有序，人体则保持健康。故《素问·阴阳应象大论》曰："阴平阳秘，精神乃治。"

（三）说明人体的病理变化

阴阳失调是疾病发生、发展、变化的机制，主要是正邪相争的结果。正气，指人体的功能活动及其对病邪的抵抗能力，对外界环境的适应能力和对损伤组织的修复能力等。邪气，指各种致病因素。正气分阴阳，包括阴气与阳气；邪气也分阴阳，有阴邪与阳邪。疾病的过程，即邪正斗争的过程，其结果是引起机体的阴阳偏胜（盛）或偏衰。

1. 阴阳偏盛　阴阳偏盛，指阴或阳任何一方高于正常水平的病理状态，包括阴偏盛和阳偏盛两种情况。"邪气盛则实"，若阴邪侵犯人体致病，则阴邪亢盛，导致"阴胜则寒"，临床表现为面白、形寒肢冷、脉沉紧的实寒证；若阳邪侵犯人体致病，则阳邪亢盛，导致"阳胜则热"，临床表现为面赤、高热烦躁、脉数的实热证。

2. 阴阳偏衰　阴阳偏衰，指阴或阳任何一方低于正常水平的病理状态，包括阴偏衰和阳偏衰两种情况。"精气夺则虚"，若人体阴液不足，阴不制阳，则阳相对偏盛，导致"阴虚则热"，临床表现为潮热盗汗、五心烦热、口干舌燥、脉细数的虚热证；若人体阳气不足，阳不制阴，则阴相对偏盛，导致"阳虚则寒"，临床表现为面色苍白、畏寒肢冷、神疲蜷卧、自汗、脉微的虚寒证。

> **考点提示**
>
> 中医学病理大纲：
> 阴胜则寒，阳胜则热；
> 阴虚则热，阳虚则寒。

（四）指导疾病的诊断

疾病发生、发展和变化的根本原因是阴阳失调。尽管临床表现错综复杂，诊断疾病时，只要分清阴阳，做到执简驭繁，就能抓住疾病的本质。故《素问·阴阳应象大论》曰："善诊者，察色按脉，先别阴阳。"例如，望色时，以色黄、赤为阳，青、白、黑为阴；闻诊时，以语声高亢洪亮为阳，低微无力为阴；问诊时，以口渴喜冷者为阳，口渴喜热者为阴；脉诊时，以浮数洪脉为阳，沉迟细脉为阴等。

（五）指导疾病的治疗

阴阳失调是疾病发生、发展的根本原因。因此，调整阴阳，促使阴阳恢复相对平衡，就是治疗疾病的基本原则。

1. 确定治疗原则　阴阳偏盛的治疗原则为"损其有余"，即"实则泻之"；阴阳偏衰的治疗原则为"补其不足"，即"虚则补之"。

2. 归纳药物性能　中药的性能，是指药物具有四气、五味、升降浮沉的特性，这些也可用阴阳来归纳说明。四气包括寒、热、温、凉四种药性，其中寒凉属阴，温热属阳。五味包括酸、苦、甘、辛、咸五种药的滋味，其中辛、甘属阳，酸、苦、咸属阴。升降浮沉是药物对人体作用的不同趋向性，其中升、浮属阳，沉、降属阴。治疗疾病，就是根据病情的阴阳偏盛偏衰确定治疗原则，再结合药物的阴阳属性和作用选择相应的药物，从而达到治疗目的。

（六）指导防病养生

1. 确定养生原则　人与自然是统一的整体，自然界发生变化时，可直接或间接影响人的生命活动，人类只有顺应自然变化才能维持自身内外环境的平衡，身体才能得以健康。《素问·四时调神大论》曰："阴阳四时者，万物之始终也，死生之本也。逆之则灾害生，从之则苛疾不起。"指出了养生防病的根本原则是"天人相应，法于阴阳"。人若不能顺应自然，自身内外环境就会失衡，导致各个脏腑的生理功能出现紊乱，人体的健康则会受到威胁。

2. 归纳养生方法 包括调和人体自身阴阳平衡以及调和人与自然四时阴阳平衡。

（1）调和人体自身阴阳平衡 《素问·至真要大论》曰："谨察阴阳所在而调之，以平为期。"人体阴阳的偏盛偏衰可以通过饮食来调整，使之处于动态平衡中。遵循"补其不足"的原则，如阳虚畏寒者，宜食韭菜、羊肉等温补壮阳的食物；阴虚火旺者，宜食木耳、甲鱼等滋阴润燥的食物。遵循"泻其有余"的原则，如阳热偏盛者，可食寒性食物清热泻火；阴寒偏盛者，可食温性食物温阳散寒。此外，在饮食的搭配中还需注意"和于阴阳"，如食用虾、蟹等寒性食物时，常搭配姜、葱、酒等温阳之物，以维持人体阴阳的相对平衡。

（2）调和人与自然四时阴阳平衡 《灵枢·本神》曰："故智者之养生也，顺四时而适寒暑。"人与四时阴阳的平衡可以通过着装、饮食、起居、情志调节等方面调整。如着装方面，春夏则衣薄，秋冬则衣厚；饮食方面，春夏多清凉，秋冬多温热；起居方面，春夏宜晚卧早起，秋冬宜早卧晚起；情志方面，春夏要外向、热情，秋冬要内敛、含蓄。

二、五行学说在养生中的应用

中医学以五行的特性来说明人体脏腑、经络等组织器官的五行属性和生理功能；以五行生克制化乘侮的规律来分析脏腑之间在生理上的相互联系，在病理上的相互影响，从而指导疾病的诊断治疗及预防养生。

（一）说明五脏生理特点

根据五行的特性，将人体的五脏分别归属于五行，并说明其生理功能。木有升发、舒畅、条达的特性，肝性喜条达而恶抑郁，有疏通气血、调畅情志的功能，故以肝属木。火有温热上炎的特性，心阳有温煦之功，故以心属火。土有生化万物的特性，脾主运化水谷、化生精微以营养脏腑形体，为气血生化之源，故以脾属土。金性清肃、收敛，肺具有清肃之性，以肃降为顺，故以肺属金。水具有滋润、下行、闭藏的特性，肾有藏精、主水的功能，故以肾属水。

五行学说不但用以说明五脏的生理功能，还以五脏为中心推演络绎整个人体的各种组织结构与功能，同时又将自然界的五方、五时、五气、五色、五味等与人体的五脏、五腑、五体、五官、五志、五脉等联系起来，将人体内外环境联结成一个整体，体现了天人相应的整体观念。

（二）说明五脏生理联系

五脏功能虽各有所司，但五脏的功能活动是相互联系的。中医学运用五行的生克制化来阐明脏腑生理功能的内在联系。

1. 五脏的相生关系 如木生火，即肝生心，肝藏血、主疏泄，可助心行血、主神明；火生土，即心生脾，心阳温助脾土，可提高脾主运化的功能；土生金，即脾生肺，脾化生精微充养肺气；金生水，即肺生肾，肺主通调水道，可布津滋养肾阴；水生木，即肾生肝，肾精化血以养肝阴。因五脏间存在相互资生的关系，才能维持人体正常的生理功能。

2. 五脏的相克关系 如水克火，即肾克心，肾主水上济于心，以防心火过于亢盛；火克金，即心克肺，心阳温肺，以防肺气肃清太过；金克木，即肺克肝，肺气肃降，以防肝气升发太过；木克土，即肝克脾，肝主疏泄，调畅气机，以防脾气壅滞；土克水，即脾克肾，脾主运化水湿，以防肾水泛滥。因五脏间存在相互克制的关系，才能维持生理功能的协调状态。

3. 五脏的制化关系 如金克木，即肺克肝，肺气肃降，以防肝气升发太过，但水生木，即肾生肝，肾精可化生为血，保持肝之阴血充足，并防止肺克制太过。五脏之间存在着生克制化的关系，使每一脏在功能上都有他脏的资助而不至于虚损，又因有他脏的制约而不至于亢盛，从而维持五脏之间生理功能的协调平衡。

（三）说明病理变化

五行的相生相克关系还可以说明在病理情况下脏腑间的相互影响。相生关系的传变，包括母病及子和子病及母两个方面；相克关系的传变，包括相乘和相侮两个方面。

1. 相生关系传变

（1）母病及子 疾病从母脏传及子脏的病理变化。例如肾属水，肝属木，肾为母脏，肝为子脏。若肾精不足不能滋养肝血，则肝肾精血亏虚，阴不制阳，从而导致肝阳上亢之证。

（2）子病及母 疾病从子脏传及母脏的病理变化。例如肝属木，心属火，肝为母脏，心为子脏。若心血不足累及肝血亏虚，则导致心肝血虚证。

2. 相克关系传变

（1）相乘传变 相克太过产生的病理变化。例如"见肝之病，知肝传脾"，肝气郁结影响脾胃的运化功能，出现胸胁胀痛的同时又见脘腹胀满、食少纳呆、大便溏泄等症状，称为"木旺乘土"。

（2）相侮传变 反克为害产生的病理变化。例如金克木，肺属金，肝属木。若情绪暴怒使肝火亢盛，肺金不仅不能克制肝木，反受肝木的反向制约，临床见烦躁易怒、胸胁胀痛、面红目赤等肝火亢盛证，又见气逆咳嗽甚则咯血等肺失清肃证，称为"木火刑金"。

（四）指导疾病诊断

《灵枢·本脏篇》曰："视其外应，以知其内脏，则知所病矣。"说明人体是一个有机整体，内脏有病时可以反映到体表，出现色泽、形态、声音、脉象等异常变化。五行学说是以事物五行的归属和生克乘侮规律来分析四诊资料，指导临床诊断。如面青、喜酸、脉弦，可诊断为肝病；面赤、口味苦、脉洪数，可诊断为心火亢盛；脾虚患者，面见青色，为木来乘土；心脏患者，面见黑色，为水来乘火。

（五）指导疾病治疗

临床上根据五脏与五色、五味在五行分类归属上的联系，来指导用药。药物有五色，分为青、赤、黄、白、黑；有五味分为酸、苦、甘、辛、咸。青色、酸味的药入肝，赤色、苦味的药入心，黄色、甘味的药入脾，白色、辛味的药入肺，黑色、咸味的药入肾。在治疗方面，根据五行生克乘侮的规律，确定相应的治疗原则。运用相生规律来治疗疾病的原则包括补母泻子，常用方法有滋水涵木法、培土生金法、金水相生法、益火补土法等。运用相克规律来治疗疾病的原则有抑强和扶弱，常用方法有抑木扶土法、培土制水法、泻南补北法、佐金平木法等。此外在疾病过程中常见一脏受病，波及他脏的现象，因此，在治疗时，除对所病本脏进行治疗外，还应考虑到与其相关的脏腑。根据五行的生克乘侮规律，来调整其太过与不及，以控制其进一步传变，从而使其恢复正常的功能活动。

（六）指导养生保健

五行学说在养生中的应用，主要是运用五行取象比类的推理逻辑和生克乘侮的规律，阐明人体本身以及人与自然界之间的关系，指导人们养生保健应根据四季变化、五行生克制化的规律调养脏腑，达到增强体质、防止疾病、延年益寿的目的。

1. 顺应季节养生　五脏与季节之间存在着有机的联系，人类的生存应当建立在与自然界的规律协调一致的基本原则之上。如春季属木，为一年之始，生机勃发，阳气始生，而肝主疏泄，喜条达，故肝与春气相通应，春季养生应注重肝的疏泄，饮食上应"食味宜减酸，增甘以养脾"；夏季属火，以炎热为主，心为火脏而阳气最盛，故心与夏气相通，夏季养生应注重心的阳气，饮食上应"食味宜减苦，增辛以养肺"；长夏属土，气候炎热，雨水偏多，湿为热蒸，酝酿生化，脾主运化，化生气血津液，故脾与长夏相通，长夏养生应注重脾的运化；秋季属金，草木凋零，肺主清肃下行，故肺与秋季相通，秋季养生应注重肺的清肃，饮食上应"食味宜减辛，增酸以养肝"；冬季属水，气候寒冷，万物静谧闭藏，肾为水脏，以封藏为特性，故肾与冬气相通，冬季养生应注重肾的闭藏，饮食上应"食味宜减咸，增苦以养心"。

2. 情志制约养生　《素问·阴阳应象大论》曰："人有五脏化五气，以生喜怒悲忧恐。"说明人的精神情志与五脏精气有关，而五脏分别归属于五行，具有生克制化的规律，故情志之间也具有相互克制和制约的关系。肺在志为悲，属金；肝在志为怒，属木。金能克木，故悲能胜怒。肾在志为恐，属水；心在志为喜，属火。水能克火，故恐能胜喜。肝在志为怒，属木；脾在志为思，属土。木能克土，故怒能胜思。心在志为喜，属火；肺在志为忧，属金。火能克金，故喜能胜忧。脾在志为思，属土；肾在志为恐，属水。土能克水，故思能胜恐。

在运用情志制约养生法时，要注意情志刺激的强度及时间，以免损失其他脏腑，造成新的疾病。

本章小结

1. 阴阳的概念和阴阳学说的基本内容　阴阳是对自然界中相互关联着的事物和现象对立双方属性的概括。阴阳学说的基本内容包括阴阳对立、阴阳互根、阴阳消长、阴阳转化。

2. 阴阳失调的类型　阴阳偏盛包括阳胜则热和阴胜则寒；阴阳偏衰包括阳虚则寒和阴虚则热。

3. 阴阳学说在养生中的应用　指导养生："法于阴阳""春夏养阳，秋冬养阴"。

4. 五行的概念和特性　木、火、土、金、水五种物质的运动变化。五行的特性：木曰曲直，火曰炎上，土爱稼穑，金曰从革，水曰润下。

5. 五行生克次序　五行相生的次序是木生火，火生土，土生金，金生水，水生木；五行相克的次序是木克土，土克水，水克火，火克金，金克木。

6. 五行学说在养生中的应用　运用五行取象比类的推理逻辑和生克乘侮的规律，结合自身与自然指导养生保健。

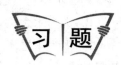

一、选择题

1. 中医理论中，阴阳的属性是
   A. 绝对的   B. 不变的   C. 相对的
   D. 量变的   E. 质变的

2. 阴阳的最初的含义是
   A. 日月   B. 动静   C. 日光向背
   D. 上下   E. 水火

3. 不属于阴的功能是
   A. 晦暗   B. 抑制   C. 寒冷
   D. 向上   E. 向下

4. 属于阳中之阴的时间段是
   A. 上午   B. 下午   C. 中午
   D. 前半夜   E. 后半夜

5. 五行"金"的特性是
   A. 曲直   B. 炎上   C. 润下
   D. 从革   E. 稼穑

6. 下列哪项不属于五行之"木"
   A. 肝   B. 胆   C. 皮毛
   D. 愤怒   E. 目

7. 下列属于母子关系的是
   A. 火和金   B. 木和土   C. 水和火
   D. 金和水   E. 木和金

8. "肝火犯肺"属于
   A. 相乘   B. 相侮   C. 相克
   D. 子病犯母   E. 母病及子

9. "重阴必阳，重阳必阴"说明了阴阳之间的哪种关系
   A. 相互交感   B. 对立制约   C. 互根互用
   D. 消长平衡   E. 相互转化

10. "人生有形，不离阴阳"就人体部位而言，下列不属于阳的是
    A. 手掌   B. 手背   C. 上半身
    D. 头部   E. 背部

11. "见肝之病，知肝传脾"的病机传变属于
    A. 木克土   B. 木乘土   C. 土侮木
    D. 母病及子   E. 子病犯母

12. 五行之间存在着相生的关系，下列哪项不符合五行的相生规律
    A. 木为水之子　　　　　　B. 水为木之母　　　　　C. 火为土之母
    D. 土为金之子　　　　　　E. 火为木之子

13. 下列各项，可用阴阳消长来解释的是
    A. 阳虚则寒　　　　　　　B. 阴虚则热　　　　　　C. 寒者热之
    D. 热者寒之　　　　　　　E. 冬去春来

14. 阴阳偏衰形成的是
    A. 实证　　　　　　　　　B. 虚证　　　　　　　　C. 热证
    D. 寒证　　　　　　　　　E. 表证

15. 五行之中，火的"所胜"是
    A. 木　　　　　　　　　　B. 火　　　　　　　　　C. 土
    D. 金　　　　　　　　　　E. 水

16. 患者，男，35岁。症见面青，喜食酸味，脉见弦象，可以诊断为
    A. 心病　　　　　　　　　B. 肝病　　　　　　　　C. 脾病
    D. 肺病　　　　　　　　　E. 肾病

17. 患者，男，40岁。症见高热气粗，面红目赤，后突然面白肢冷，脉微欲绝，属于
    A. 重阳必阴　　　　　　　B. 重阴必阳　　　　　　C. 阴阳两虚
    D. 阳消阴长　　　　　　　E. 阳损及阴

18. 患者，男，36岁。平素性情急躁，经常头目胀痛，近来咳嗽、气喘，咯痰黄稠，舌红，苔黄，脉弦数。辨证为肝火犯肺证。此属于
    A. 金克木　　　　　　　　B. 木克金　　　　　　　C. 木侮金
    D. 火克金　　　　　　　　E. 木乘土

19. 患者，女，62岁。症见头晕，健忘，腰酸膝软，情绪急躁易怒，失眠多梦，目赤胀痛。辨证为（肾）阴虚（肝）阳亢。治疗应采取
    A. 培土生金法　　　　　　B. 滋水涵木法　　　　　C. 泻南补北法
    D. 佐金平木法　　　　　　E. 培土制水法

20. 患者，女，53岁。症见潮热盗汗，面色潮红，烦躁口干，喜冷饮，手足心热，眠差梦多，舌瘦红，苔少干，脉细数。此为
    A. 阳胜则热　　　　　　　B. 阳虚则寒　　　　　　C. 阴胜则寒
    D. 阴胜则阳病　　　　　　E. 阴虚则热

二、思考题

1. 徐某，女，40岁。2天前因气温骤降，出现恶寒，无汗，头身疼痛，鼻流清涕，痰色白质清稀，脉迟有力等症。
   要求：试用阴阳学说分析患者属于阴证还是阳证？应如何调养？

2. 周某，男，56岁。3天前因与人争吵后，出现胸胁胀痛，头晕，目赤红肿等症状。今日起胸胁胀痛加剧，并伴有不思饮食、腹胀腹泻等临床表现。
   要求：试用五行学说分析此患者的病理传变？应如何调养？

扫码"练一练"

（武　睿）

第二章 藏　象

扫码"学一学"

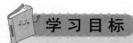
学习目标

1. **掌握** 藏象的概念；五脏、六腑的生理功能。
2. **熟悉** 藏象学说在中医养生中的应用。
3. **了解** 奇恒之腑的生理功能。
4. 具备运用藏象理论指导大众进行养生防病活动的能力。

故事点睛

旁白：诸葛亮（公元 181～234 年），三国时期蜀国丞相，杰出的政治家、军事家。为了蜀国利益，鞠躬尽瘁，死而后已。刘备去世后，诸葛亮为实现其遗愿，带兵讨伐曹操，驻扎于渭水南岸五丈原，双方对峙百余日。军营中诸葛亮日理万机，事必躬亲，寝食不安。司马懿得知说："孔明食少事烦，岂能久乎?"正如司马懿所料，诸葛亮积劳成疾，不久病逝，享年 53 岁。

人物：由 2 名学生即兴表演，分别扮演诸葛亮和司马懿。

请问：

1. 为什么说"孔明食少事烦，岂能久乎"？
2. 从本故事中你得到了何种养生启示？

藏，是指藏于体内的内脏；象，征象、现象，指内脏的生理活动和病理变化反映于外的征象。藏象学说，是研究人体脏腑的生理功能、病理变化及其相互关系的学说。

根据功能特点的不同，脏腑可分五脏、六腑及奇恒之腑三类。五脏为心、肺、脾、肝、肾，多为实体性器官，其生理功能主化生和贮藏精气，生理特性为"藏而不泻"；六腑为胆、胃、小肠、大肠、膀胱、三焦，为空腔性器官，其生理功能主受盛和传化水谷，生理特性为"泻而不藏"；奇恒之腑为脑、髓、骨、脉、胆、女子胞，形态结构中空似腑，功能主藏精气类脏，故称"奇恒之腑"。

脏腑与形体、官窍关系密切。形体，广义指机体的形态结构，狭义指皮、肉、筋、骨、脉，合称五体。官，指具有特定功能的器官，如耳、目、鼻、口、舌，又称五官；窍，指孔穴，是人体与外界相连通的窗口，有七窍和九窍之分。七窍指头面部 7 个孔穴，即眼、耳、鼻、口；九窍指七窍加前阴、后阴。

藏象学说的形成，源于古代的解剖知识，以及对人体生理病理现象"以表知里"的长期观察研究和反复的医疗实践。藏象学说以五脏为中心的整体观，主要体现在以五脏为中心的人体自身的整体性及五脏与自然环境的统一性两个方面。因此不

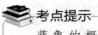
考点提示

藏象的概念、分类及五脏的生理功能。

能将藏象学说中的脏腑与现代解剖学概念简单等同。藏象学说中一个脏器的生理功能，可包含现代解剖生理学中几个脏器的生理功能；而现代解剖生理学中一个脏器的生理功能，又可分散在藏象学说的几个脏器的生理功能之中。这是中医学的一个极其重要的思维模式。

第一节 五 脏

五脏是心、肺、脾、肝、肾的合称，生理功能是"藏精气"，即化生和贮藏精气，同时又各有所司，且与形体官窍等有着特殊联系，形成了以五脏为中心的五大系统。

一、心

心位于胸中，其外有心包护卫。主要生理功能是主血脉，主神志。

（一）心的生理功能

1. 主血脉　心主血脉是指心具有推动血液在脉管中运行，以营养全身的功能。心主血脉包括主血和主脉两个方面。血即血液；脉即脉管，又称经脉，是血液运行的通道。心推动血液在脉管中运行，周流不息，如环无端，维持全身各脏腑的生理功能。心、血、脉三者构成血循环系统。心气旺盛、心血充盈、脉道通利是血液运行最基本的三个前提条件，而心起主导作用。心主血脉的功能正常与否，可反映在面色、脉搏、心动等方面。心气旺盛，心血充盈，脉道通利，血液正常输布全身，则面色红润，脉搏均匀、和缓有力；心气不足，血脉不盈，脉道不利，血液运行障碍，则面色无华，脉搏细弱无力，甚则面唇青紫、心胸憋闷疼痛、脉涩结代等。

2. 主神志　又称心主神明，或心藏神。神的含义有广义和狭义之分。广义的神是指人体生命活动的外在表现。狭义的神是指人的精神、意识、思维、情志活动。心主神志是指心具有统帅全身脏腑经络形体官窍的生理活动和主司精神意识思维情志等心理活动的功能。心为五脏六腑之大主与心藏神的功能密切相关。心藏神功能正常，则精力充沛、神志清晰、思维敏捷、反应灵敏。若心神不宁或心神被扰，可表现为精神、意识和思维方面的异常，可出现心烦、失眠、健忘、多梦、反应迟钝、精神萎靡，甚或谵狂、昏迷等。

心藏神与心主血脉两者关系密切。血是神的物质基础，神是血的功能体现。心主血脉的功能失常以及血液的多种病证，如血虚证、血热证等，均可出现神志的改变，表现为心悸、失眠、神昏等。

（二）心的生理联系

心的生理联系包括心合小肠，在体合脉，其华在面，开窍于舌，在志为喜，在液为汗，与夏气相通应。心与小肠通过经络相互络属，构成表里关系。心主血脉，面部血脉丰富，心的光彩体现在面部。心的经脉上连于舌，故心开窍于舌，舌为心之苗。汗为津液所化，津液是血液的组成部分，有"汗血同源"之说，心主血脉，因此说"汗为心之液"。五脏应五季，心与夏同属火。夏季以炎热为主，在人体则心为火脏而阳气最盛，故夏季与心相通。

知识链接

心　包

　　心包又称心包络，是心脏外面的包膜，有保护心脏，代心受邪的作用。所以，邪气犯心，首先是心包受病。如外感热病中出现神昏、谵语等症状，常说是"热入心包"；痰浊引起的精神错乱称为"痰浊蒙蔽心包"。所以心包的功能和病变与心脏相一致。

二、肺

　　肺位于胸腔之内，左右各一，上通喉咙。肺的生理功能是主气司呼吸，主宣发肃降，主通调水道，朝百脉、主治节。

（一）肺的生理功能

　　1. 主气司呼吸　气是维持生命活动的重要物质。肺主气指肺有主持和调节脏腑经络之气的功能，包括主呼吸之气和主一身之气两个方面。

　　主呼吸之气：肺具有主持人体呼吸的作用。肺是体内外气体交换的场所，通过肺的呼吸运动，呼出体内的浊气，吸入自然之清气，吐故纳新，完成体内外气体的交换，以维持人体的生命活动。肺司呼吸的功能正常，则气道通畅，呼吸调匀。若病邪犯肺，影响呼吸，则会出现胸闷、咳喘、呼吸不利等症状。

　　主一身之气：是指肺有主持、调节全身各脏腑之气的作用。肺主一身之气主要体现在两个方面。一是宗气的生成。宗气是由肺吸入的自然界清气与脾运化的水谷精气结合在胸中而成，其作用是走息道而司呼吸，贯心脉以行气血。二是全身气机的调节作用。气机指气的升、降、出、入运动。肺通过节律的呼吸运动，带动全身之气的升、降、出、入，从而对全身气机起着重要的调节作用，所以说肺主一身之气。若肺主一身之气的功能失常，直接影响宗气的生成和全身气机的升降出入运动，出现咳喘无力、自汗、气短、心胸憋闷等症状。

　　2. 主宣发肃降　宣发，即宣通、布散，是指肺气向上升宣和向外布散的作用。肃降，即通降、洁净，是指肺气的向内向下通降和保持呼吸道洁净的作用。肺气宣发的生理作用主要体现在三个方面：一是呼出体内浊气；二是向上向体表宣散水谷精微和津液；三是宣发卫气于体表，调节腠理开合，抵御外邪，维持人体正常的体温。肺气肃降的生理作用也体现在三个方面：一是吸入自然界之清气；二是向下向体内输布水谷精微和津液；三是肃清呼吸道的异物，保持呼吸道的洁净。

　　肺的宣发与肃降，在生理上相反相成，在病理上相互影响。若宣发肃降正常，则气道通畅，呼吸调匀，体内外气体正常交换，水谷精微输布全身。若肺失宣降，可见咳喘、胸闷、痰饮、水肿，或卫外不固而致自汗、容易感冒等。

　　3. 主通调水道　是指肺通过宣发肃降对人体水液代谢的疏通和调节作用。一方面通过肺的宣发作用，将津液向上向外输布于体表皮毛和机体，发挥其滋润作用，同时将一部分机体代谢后的水液，通过呼吸、排汗的形式排出体外。另一方面通过肺的肃降，将津液向下输布，经肾的气化作用形成尿液，贮存于膀胱，排出体外。此外，肺气肃降，推动大肠排便也带走一部分水液。

肺为华盖，居于人体上部，通过宣发肃降推动和调节水液代谢，故有"肺为水之上源""肺主行水"之说。若肺失宣发肃降，水道不利，可见尿少、面目周身浮肿等症。

4. 朝百脉、主治节　肺朝百脉，是指全身的血液通过百脉流经于肺。其一是通过肺的呼吸，呼出浊气，吸入清气，并将富含清气的血液输布全身；其二是助心行血，心气是血液循行的基本动力，但也有赖于肺气的协助。肺主一身之气，贯心脉以行气血，协助心推动血液的运行。如肺气虚，不能助心行血，可导致心血瘀阻，出现心胸憋闷疼痛、唇舌青紫等症状。

治节，即治理、调节。肺主治节是指肺气对全身气血津液的治理和调节作用。如《素问·灵兰秘典论》曰："肺者，相傅之官，治节出焉。"肺的治节作用主要体现在四个方面：一是肺司呼吸，治理调节呼吸功能，维持体内外气体交换；二是肺主一身之气，调节全身气机；三是肺朝百脉，助心行血，促进血液的运行；四是宣发肃降，通调水道，治理调节人体水液的输布和排泄。因此，肺主治节是对肺生理功能的高度概括。

（二）肺的生理联系

肺合大肠，外合皮毛，开窍于鼻，在志为忧，在液为涕，与秋气相通应。肺与大肠通过经络相互络属，构成表里关系。肺宣发卫气，输布精微温养润泽皮毛，在体合皮，其华在毛。肺宣发津液至鼻腔泌出为涕，具有滋润鼻窍的作用，涕为肺之液。肺与鼻、喉相通连，鼻为肺之窍，喉为肺之门户。秋季草木凋零，肺主清肃下行，与秋气相通。

三、脾

脾居膈下，位于中焦。脾的生理功能是主运化，主升清，主统血。

（一）脾的生理功能

1. 主运化　运，即运输、运送；化，即消化、吸收。脾主运化是指脾具有把饮食物转化为水谷精微和津液，并将其吸收、转输到全身各脏腑的生理功能。脾主运化包括运化水谷和运化水液。

水谷泛指各种饮食物，运化水谷是指脾气促进食物的消化和吸收并转输其精微的功能。食物的消化吸收在胃和小肠进行，但必须依赖脾的运化作用才能完成。脾主运化的过程分为三个阶段：一是消化，即帮助胃"腐熟"，帮助小肠"化物"，将饮食物化为精微和糟粕；二是吸收，即帮助胃肠道吸收水谷精微；三是转运输布，将水谷精微上输，通过肺的宣发和肃降而输布全身，以营养周身，食物残渣糟粕则转运大肠排出体外。由于人体正常生命活动所必需的水谷精微都有赖脾的运化，而饮食水谷是人出生以后主要的营养来源，也是生成气血的物质基础，所以称"脾为后天之本""脾为气血生化之源"。若脾的运化水谷功能失常，可出现食欲不振、腹胀便溏、面色无华、形体消瘦等症状。

运化水液，是指脾对水液的吸收、转输和布散，防止其停滞体内的作用。脾居中焦，为水液升降输布之枢纽。脾在运化水谷的同时，还将水液吸收并向上转输给肺，再经肺的宣降输送至全身各脏腑组织器官，以起到滋润和营养的作用。同时，又将被机体利用后多余的水液及时转输于肺肾，通过肺的宣降与肾的气化，化为汗液、尿液等排出体外。若脾失健运，水液就会潴留于体内，可形成水湿、痰饮等病理产物，甚至出现水肿。故有"脾为生痰之源"和"诸湿肿满，皆属于脾"之说。

2. 主升清　升，即上升；清，指水谷精微。脾主升清，是指脾气上升，将水谷精微物质上输于心肺，通过心肺的布散作用，以营养全身。"升清"是脾气的运化特点，以上升为主，故曰"脾气主升"。若脾升清功能失常，气血生化乏源，水谷精微不达头面四肢，则见腹胀便溏、神疲乏力、头昏眩晕等。此外，脾气主升，还具有升举内脏，维持内脏位置相对恒定的作用。若脾气不能升举，中气下陷，则可见胃下垂、脱肛等内脏下垂症状。

3. 主统血　统，即统摄、控制。脾主统血，是指脾有统摄血液在脉管内运行，防止其溢于脉外的功能。脾主统血，是脾气固摄作用的体现。脾气健运，气生有源，气旺则摄血，血液循脉运行不致溢出脉外。若脾不健运，气虚乏力，统摄无权，则血失制约而溢出脉外，可见月经过多、崩漏、便血、皮下出血等脾不统血的症状。

（二）脾的生理联系

脾合胃，主肌肉四肢，开窍于口，其华在唇，在志为思，在液为涎，与长夏之气相通应。脾与胃以经络相互络属，构成表里关系。脾运化水谷精微充养肌肉四肢，在体合肉，主四肢。口唇为肌肉组织，可以反映人体气血盛衰的情况。脾气通于口，人的食欲口味与脾运化功能密切相关。涎是由脾阴化生并转输上布的，所以说涎为脾液。长夏为夏秋之交，气候炎热，雨水偏多，湿热交蒸，脾病好发于长夏，故脾与长夏相通应。

四、肝

肝位于腹部，横膈之下，右胁之内。肝的生理功能是主疏泄，主藏血。

（一）肝的生理功能

1. 主疏泄　疏，即疏通、畅达；泄，即宣泄、升发。肝主疏泄是指肝具有疏通、宣泄、条达、升发的特性，从而调畅人体全身气机，并对气血运行、津液代谢及相关脏腑功能起促进作用。肝主疏泄的生理功能主要体现在以下几个方面。

（1）调畅气血津液　气的升降出入运动的协调平衡，称为"气机调畅"。肝的生理特点是主升、主动，对于气机的疏通、畅达和升发有重要的促进作用。若肝的疏泄功能正常，则气机调畅，继而血液、津液运行通利。若肝的疏泄失常，则可导致气机失调，或是疏泄太过，肝气上逆，血随气逆，气血上涌，致面红目赤、吐血、咯血、猝然昏倒、不省人事；或是疏泄不及，气机郁结，致胸胁乳房胀痛、善太息；或气滞血瘀，致积聚、肿块、妇女经行不畅、痛经、闭经；或气滞水停，水湿停滞，致痰饮、痰核、腹水。

（2）促进消化吸收　肝促进消化吸收主要表现在两个方面。一是肝的疏泄对脾胃纳运升降运动有促进作用。肝气疏泄正常，气机调畅，脾胃才能升清降浊有序，饮食物消化吸收和输布正常。肝失疏泄，影响脾的运化、升清，见胸闷胁胀、郁郁寡欢、纳呆、腹胀、腹泻等，称为"肝脾不和"；影响胃的受纳、腐熟，见纳呆、嗳气、呃逆、呕吐、腹痛、便秘等，称为"肝胃不和"。二是肝的疏泄可以促使分泌排泄胆汁，以助消化。若肝气郁结，胆汁的分泌和排泄障碍，则胁痛、口苦、纳呆，甚可出现黄疸。

（3）调节精神情志　人的情志活动以气血为物质基础。肝主疏泄，调畅气机，调节气血运行，从而起到调节精神情志的作用。肝的疏泄正常，气机调畅，气血和调，则精神愉快，心情舒畅，理智开朗，既不抑郁又不亢奋。肝疏泄功能失常，若疏泄不及，肝气郁结，则精神抑郁、孤独寡欢、多愁善感、叹息、嗳气等；若肝疏泄太过，肝阳上亢，则烦躁易怒、头胀、头痛，甚或晕厥等。

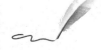

（4）调理冲任二脉　肝主疏泄与女子月经、孕育胎儿以及男子生殖功能密切相关。冲脉为血海，其血量依靠肝的疏泄调节；任脉为阴脉之海，主胞胎，与肝经脉相通。肝的疏泄直接影响冲任二脉的通利协调。肝的疏泄功能正常，任脉通利，冲脉充盈，月经应时，孕育正常。肝失疏泄，冲任失调，气血不和，则经行不畅，引发痛经、闭经、不孕等，故有"女子以肝为先天"之说。肝的疏泄对男子的生殖功能也有影响，疏泄正常，精液排泄有度；疏泄失常，则排精不畅或紊乱，直接影响生育功能。

2. 主藏血　指肝具有贮藏血液和调节血量的功能。血液生化于脾，藏于肝。肝内贮存一定量的血液，可以濡养自身，制约肝之阳气升腾勿使过亢，从而维持肝的疏泄功能，并能防止血随气逆而出血。人体的血液，会随不同生理情况改变血量分布。当人体剧烈活动或情绪激动时，脏腑组织的血液需要量增加，肝脏内的血液向外周输布，以供人体活动的需要；当人体安静休息睡眠时，血液需要量减少，血液便归藏于肝脏。王冰注释《素问·五脏生成篇》曰："肝藏血，心行之，人动则血运于诸经，人静则血归于肝脏。"因为肝有贮藏血液和调节血量的作用，所以肝被称为"血海"。肝藏血功能失常可以表现为藏血不足，血液亏虚，致视物模糊、肢体麻木、月经量少、闭经等；或藏血失职，血液妄行，出现各种急性出血病证，如吐血、衄血、月经过多、崩漏等。

（二）肝的生理联系

肝合胆，主筋，其华在爪，开窍于目，在志为怒，在液为泪，与自然界的春气相通应。肝与胆以经络相互络属，构成表里关系。筋，即筋膜，包括肌腱和韧带，附着于骨而聚于关节，是连接关节、肌肉的组织，主司关节运动。筋的功能依赖于肝血的濡养。爪甲乃筋之延续，同样依赖肝血濡养，有"爪为筋之余"之说。因此，肝在体合筋，其华在爪。肝的经脉上系于目，肝血上输濡养目窍，目才能发挥视觉功能，因此，肝开窍于目，泪为肝之液。春季为一年之始，生机勃发，阳气始生，而肝主疏泄，喜条达，故肝与春气相通应。

五、肾

肾有两枚，位于腰部，脊柱两侧，左右各一，故称"腰为肾之府"。肾的生理功能是主藏精，主水，主纳气。

（一）肾的生理功能

1. 主藏精、主生长发育与生殖　肾藏精是指肾对人体精气具有贮存、闭藏作用。精，精华、精微，是构成人体、维持人体生命活动和生殖繁衍的基本物质。因此说，肾藏精，主生长发育与生殖。

肾所藏的精，按其来源可分为"先天之精"和"后天之精"。先天指人体受胎时的胎元，是生命的初始。先天之精又称"生殖之精"，禀受于父母的生殖之精，是构成胚胎的原始物质，为生身之本。肾封藏先天之精，因此说"肾为先天之本"。后天之精又称"水谷之精""五脏六腑之精"，指人出生以后从饮食物中获取，由脾胃化生的水谷之精，并灌溉五脏六腑。先天之精和后天之精虽然来源不同，但同闭藏于肾，二者相互依存，相互为用。先天之精为后天之精准备了物质基础，后天之精不断资助充养先天之精，称为"先天生后天，后天养先天"。

肾所藏的精即为肾精，精能化气，所化之气即为肾气，肾精与肾气常合称为肾中精气。肾中精气对人体的生长发育和生殖繁衍都起着决定性的作用。在人体的生命过程中，每一

扫码"看一看"

阶段机体的生长发育或衰退情况，都取决于肾中精气的盛衰。从幼年开始，由于肾中精气逐渐充盛，齿更发长。青春期，肾中精气进一步充盛，产生天癸，促进性功能成熟，男子开始排泄精液，女子有了月经来潮，从而具备了生殖能力。进入中年，肾中精气渐弱，"天癸"变少，性功能和生殖能力减退直到消失，形体不再壮实。老年之后，"天癸"耗竭，性功能丧失，形体衰老。故《素问·上古天真论》曰："女子七岁，肾气盛，齿更发长；二七而天癸至，任脉通，太冲脉盛，月事以时下，故有子；三七肾气平均，故真牙生而长极；四七筋骨坚，发长极，身体盛壮；五七阳明脉衰，面始焦，发始堕；六七三阳脉衰于上，面皆焦，发始白；七七任脉虚，太冲脉衰少，天癸竭，地道不通，故形坏而无子也。丈夫八岁，肾气实，发长齿更；二八肾气盛，天癸至，精气溢泻，阴阳和，故能有子；三八肾气平均，筋骨劲强，故真牙生而长极；四八筋骨隆盛，肌肉满壮；五八肾气衰，发堕齿槁；六八阳气衰竭于上，面焦，发鬓斑白；七八肝气衰，筋不能动，天癸竭，精少，肾脏衰，形体皆极；八八，则齿发去。"

肾中精气可以化生肾阴肾阳两部分。肾阴，又称元阴、真阴、真水，对全身脏腑组织起着滋润濡养作用，是一身阴精的根本；肾阳，又称元阳、真阳、真火，对全身脏腑组织起着温煦激发推动作用，是一身阳气的根本。肾阴和肾阳相互依存，相互制约，平衡协调，共同维持人体正常生理活动。当肾阴肾阳的平衡协调关系遭到破坏，就会出现肾阴虚、肾阳虚或肾阴阳两虚的病理变化。

2. 主水　肾主水指肾脏具有主持和调节全身水液输布和排泄的功能，故肾又称为"水脏"。肾主水的功能主要通过肾的气化作用实现。在正常生理情况下，水饮经脾胃纳运之后，转输于心肺，由肺的宣发和肃降，以三焦为通道，布达全身。经过脏腑组织利用后的水液下行至肾，经肾的蒸腾气化作用，清者再经三焦上升至心肺，浊者化为尿液，下输膀胱，排出体外。肾的气化作用还调节膀胱开阖，肾的气化功能正常，则膀胱开阖有度，才能正常贮尿排尿。

3. 主纳气　纳，即固摄、摄纳。纳气即吸气。肾主纳气，是指肾具有摄纳肺吸入之清气，调节呼吸功能的作用。肺吸入之气，必须下达于肾，才能保持呼吸运动的平稳和深沉，以防止呼吸表浅。正常的呼吸运动是肺肾两脏相互协调作用的结果，故有"肺为气之主，肾为气之根"之说。肾气充足，摄纳正常，才能使肺的气道通畅，呼吸调匀。肾气不足，摄纳无权，吸入之气不能归纳于肾，可见呼吸表浅、呼多吸少、动则气喘等，称"肾不纳气"。

（二）肾的生理联系

肾合膀胱，主骨，藏精生髓充脑，其华在发，开窍于耳和二阴，在志为恐，在液为唾，与自然界的冬气相通应。肾与膀胱以经络相互络属，构成表里关系。肾藏精，精生髓，髓分骨髓、脊髓、脑髓。骨髓居骨中，滋养骨骼，齿为骨之余，肾精充盛则牙齿坚固有光泽。脊髓通于脑，脑为髓海。肾藏精，精化血，血养发，精足则血旺，血旺则毛发黑而润泽，故有"发为血之余""发为肾之外候"之说。肾的精气通于耳，肾精充盈，髓海得养，耳能闻五音。二阴指前阴、后阴，前阴主排尿、生殖；后阴主排泄粪便。唾液为肾精所化生，并沿肾脉上注于舌，肾在液为唾。冬季寒冷，万物静谧闭藏，肾为水脏，以封藏为特性，故肾与冬气相通。

知识链接

命 门

命门一词，首见于《内经》，《灵枢》指目。自《难经》提出命门与肾的关系后，为后世医家所重视。历代医家对命门所在部位争论甚多，如有右肾命门说、两肾总号命门说、两肾之间为命门说、命门为肾间动气说等。命门的生理功能主要有以下几种说法：命门为原气之所系，是生命的原动力；命门藏精舍神，与生殖密切相关；命门为人体阳气的根本；命门为水火之宅等。概括起来，命门是强调肾阴肾阳重要性的一种称谓，一般认为命门之火即指肾阳，命门之水即指肾阴，肾阳是一身阳气的根本，肾阴是一身阴精的根本。古代医家之所以反复论述命门，无非是强调肾阳、肾阴的重要性。

第二节 六 腑

六腑包括胆、胃、小肠、大肠、膀胱、三焦，生理功能是"传化物"，即受盛和传化水谷。六腑必须适时排空，保持通畅，向下通降，故"六腑以通为用，以降为顺"。

一、胆

胆既是六腑，又为奇恒之腑。胆附于肝，位于右胁下。胆是中空的囊状体，内藏胆汁。胆汁又称精汁，一种清净、味苦、黄绿色的液体，有助消化的作用，所以胆有"中精之腑""中清之腑"和"清净之腑"之称。胆的生理功能是贮藏排泄胆汁和主决断。

考点提示

六腑的生理功能。

1. 贮存和排泄胆汁 胆汁由肝之余气所化生，贮存在胆，在肝气疏泄作用下排泄入肠中，以促进饮食物的消化。若肝胆的功能失常，胆汁分泌排泄障碍，就会影响脾胃纳运功能，可出现胸胁胀满、食欲不振、腹泻便溏等；若湿热蕴结肝胆，肝失疏泄，胆汁外溢，浸渍肌肤，则可发为黄疸。

2. 主决断 胆主决断，是指胆在精神意识思维活动中，具有判断事物，做出决定的能力。胆对于防御和消除精神刺激的不良影响，维持和控制气血的正常运行，确保脏腑间的协调关系有着重要的作用。《素问·灵兰秘典论》曰："胆者，中正之官，决断出焉。"

二、胃

胃位于中焦膈下，上接食道，下通小肠。胃又称胃脘，分为上、中、下三部，分别称上脘、中脘、下脘。胃的生理功能是主受纳腐熟水谷和主通降。

1. 受纳腐熟水谷 受纳，指接受和容纳。受纳腐熟水谷，是指胃气具有接受和容纳饮食水谷的作用。水谷入口，经食管容纳于胃，故称胃为"太仓""水谷之海"。胃主受纳，是主腐熟的前提，胃主受纳功能的强弱，取决于胃气的盛衰，可通过食欲和食量反映出来。腐熟，是指饮食物经过胃的初步消化变为食糜的过程。胃所受纳的水谷经过腐熟，形成食糜，下传小肠，精微物质被消化吸收，在脾气的转输作用下，营养全身。

2. 主通降 是指胃气宜保持通畅、下降的运动趋势。饮食物入于胃，经胃气的受纳腐熟，形成食糜，下传至小肠，经小肠分清别浊，其浊者下移大肠，然后化为粪便排出体外，这是由胃气的通降作用完成的，所以胃气贵在通降，以下行为顺。

人以胃气为本

胃气是胃的受纳、腐熟水谷功能和主通降特性的概括，同时也是对脾胃运化功能的概括。《脾胃论》强调："人以胃气为本。"人体气血津液的化生，均源于胃受纳的水谷。脏腑的盛衰，亦取决于胃气的强弱。胃气强则五脏俱盛，胃气弱则五脏俱衰。胃气直接关系到人体生命活动和生死存亡。历代医家都非常重视调养保护胃气，自古认为"有一分胃气，便有一分生机"。临床治疗疾病时，常根据胃气的有无来判断疾病的预后和转归，所以称"有胃气则生，无胃气则死"。

三、小肠

小肠位于腹部，上接幽门与胃相通，下连阑门与大肠相通。小肠的生理功能是主受盛化物和泌别清浊。

1. 受盛化物 受盛，即接受盛放；化物，即变化、消化、化生。受盛化物是指小肠具有接受盛放经胃下降的食糜，并进一步消化，将饮食物化为水谷精微，以营养全身。

2. 分清别浊 清，指水谷精微，即营养物质；浊，指食物残渣和多余的水液。分清别浊，是指小肠在消化吸收胃所下降的食糜的过程中，将饮食物中的营养物质和食物残渣分开，营养物质由脾转输至心肺继而布散全身，食物的残渣下输大肠，多余的水液通过肾的气化渗入膀胱。小肠分清别浊功能正常，则营养物质、水液和糟粕各行其道，二便正常。若清浊不分，则可见小便短少、大便溏泄。因此，临床治疗泄泻时常用"利小便实大便"之法。因小肠与水液代谢有关，故有"小肠主液"之说。

四、大肠

大肠位于腹中，上接阑门与小肠相连，下通肛门。大肠的生理功能是传化糟粕与主津。

传化，即传导变化。大肠接受小肠下移的食物残渣，吸收其中的水液，将糟粕变化为粪便，并向下传导，经肛门排出体外，故大肠有"传导之官"之称。大肠在传导食物残渣的过程中，再吸收其中部分水分，参与人体水液代谢，有"大肠主津"之说。

五、膀胱

膀胱位于小腹，上有输尿管与肾相通，下有尿道开口于前阴。膀胱的生理功能是贮存和排泄尿液。

在人体津液代谢过程中，被人体利用后的水液，下归于肾，经肾的气化作用，升清降浊，清者回升体内，浊者变为尿液，下输于膀胱贮存，故有"津液之余者，入胞脬则为小便""小便者，水液之余也"之说。尿液贮存于膀胱，达到一定的量时，经肾的气化作用，膀胱开阖适度，尿液排出体外。膀胱功能失调，主要表现为尿液排泄异常。

六、三焦

三焦的概念有二：一是指六腑之一，分布于胸腹腔的一个大腑，包容了整个胸腹腔及其所有脏腑，为脏腑中最大的腑，无脏腑能与其匹配，亦称"孤府"；二是对人体胸腹腔部位的划分，横膈以上为上焦，包括心肺，横膈以下肚脐以上为中焦，包括脾胃和肝胆，肚脐以下为下焦，包括肾、大小肠、膀胱、女子胞等。由于肝肾同源，生理和病理上关系密切，故又常将肝肾一并归于下焦。三焦的生理功能是通行元气，运行水液。

1. 通行元气　元气通过三焦输布全身，发挥推动人体生长发育，激发脏腑组织功能的作用。三焦通行元气的功能关系到人体气化功能，故称三焦"主持诸气，总司人体的气化活动"。

2. 运行水液　三焦具有疏通水道、运行水液的功能，为人体水液的生成输布、升降出入的道路。全身水液代谢由各脏腑协同完成，但必须依赖三焦的通利，才能正常升降出入。若三焦水道不利，则会发生水液代谢障碍。

作为部位概念的三焦，其功能特性各有不同。上焦如雾：雾，形容水谷精微轻清弥漫的状态。是指上焦（心肺）宣发卫气，敷布水谷精微，如雾露之溉将营养物质布散全身，发挥营养滋润的作用。中焦如沤：沤，浸泡、发酵之意，形容水谷腐熟成为食糜的状态。是指中焦（脾胃）运化水谷，化生气血的作用。下焦如渎：渎，水道、沟渠之意，形容水浊不断向下、向外排泄的状态。是指下焦（肾、膀胱、大小肠等）分别清浊，排泄废物的作用。

> **知识链接**
>
> ### 藏象十二官
>
> 《素问·灵兰秘典论》曰："心者，君主之官也，神明出焉。肺者，相傅之官，治节出焉。肝者，将军之官，谋虑出焉。胆者，中正之官，决断出焉。膻中者，臣使之官，喜乐出焉。脾胃者，仓廪之官，五味出焉。大肠者，传导之官，变化出焉。小肠者，受盛之官，化物出焉。肾者，作强之官，伎巧出焉。三焦者，决渎之官，水道出焉。膀胱者，州都之官，津液藏焉，气化则能出矣。"

第三节　奇恒之腑

奇恒之腑包括脑、髓、骨、脉、胆、女子胞，其中脉、髓、骨、胆前已论述，故此处仅介绍脑与女子胞。

一、脑

脑位于颅内，与脊髓相通，由髓汇集而成，故称"脑为髓海"。脑的生理功能为主精神意识思维活动和感觉运动。

1. 主精神意识思维活动　脑为元神之府，具有主精神、意识、思维的功能。脑的功能正常，则精神饱满、意识清楚、思维敏捷、记忆力强、语言清晰、情志正常。若脑有病变，则精神意识思维活动异常，可见精神萎靡、意识不清、思维迟钝、记忆力差、情志异常等。

2. 主感觉运动　眼、耳、口、鼻、舌为五脏外窍，位于头面，与脑相通。脑主感觉的功能正常，则视物清明、听力聪颖、嗅觉灵敏、感觉正常；若脑主感觉功能失常，则视物不明、听觉失聪、嗅觉不灵、感觉异常。

二、女子胞

女子胞亦称胞宫、子脏、子宫，位于小腹，下口（即胞门，又称子门）与阴道相连，为女性的内生殖器官。女子胞的生理功能是主持月经和孕育胎儿。

1. 主持月经　女子胞是女性生殖功能发育成熟后产生月经的主要器官。女子二七（14岁左右），肾中精气旺盛，产生天癸，任脉通，冲脉气血充盛，女子胞发育成熟，月经按时来潮；七七（49岁左右），肾中精气渐衰，天癸渐竭，冲任二脉的气血逐渐衰少，月经渐乱，终至绝经。因此，女子胞主持月经的功能与肾、天癸、冲任二脉关系密切，并受其制约和调节。

2. 孕育胎儿　女子胞是女性孕育胎儿的器官。月经正常来潮，女性就具备了孕育和生殖胎儿的能力。受孕以后，脏腑经络气血下注于冲任，聚于胞宫以养育胎儿。

第四节　藏象学说在养生中的应用

藏象学说阐述了五脏六腑的生理功能，脏腑之间的生理联系以及脏腑与形体官窍、情志、五季的联系，是中医学基础理论的核心。藏象学说对于阐明人体的生命活动、病理变化，指导中医养生和防治疾病具有重要的意义。

一、脏腑的生理功能与养生

人体复杂的生命活动都源于内脏的功能，脏腑功能正常是健康长寿不可或缺的条件。而脏腑之中，尤以五脏最为核心。

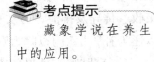

考点提示
藏象学说在养生中的应用。

心推动血液运行周身，为五脏六腑之大主，荣养脏腑和神志。心的生理功能正常，人体面色红润有光泽，精力充沛，神志清晰，思维敏捷；反之心气血不足，行血无力或瘀滞，则会面色苍白或唇舌青紫，并伴随神志障碍。

肺主气、司呼吸，调节全身气机并生成宗气。肺朝百脉，助心行血。肺宣发肃降，输布卫气、水谷精微和津液，调节全身水液代谢。因此肺对全身气、血、津、液有治理和调节作用。肺的生理功能正常，人体气道通畅、气息调匀、皮毛得养、卫外力强、水液输布排泄正常。肺气虚弱则气短、乏力、自汗、容易感冒，或见尿少浮肿等。

脾把饮食物转化为水谷精微和津液，并化生气血营养周身，为后天之本。脾的功能正常，人体气血充足、精神饱满、肌肉充实、面色红润。若脾失健运，则见气血不足、精神疲惫、面色萎黄、肌肉瘦削、体弱多病。若脾不运化水湿，则易生痰饮，出现水肿、肥胖等疾患。

肝主疏泄，调畅气机，调节精神情志。肝主疏泄功能正常，人体心情舒畅、皮肤光润平滑。肝失疏泄，则见精神抑郁、善太息或急躁易怒。肝主疏泄还能促进气血运行和津液代谢，因此肝气郁结易致血液瘀滞，而见面色青黄、目眶发黑、易生褐斑。故中医常通过疏肝理气以延年益寿，保持青春和美丽。

肾藏精，主人体的生长发育与生殖，为先天之本。肾中精气充盛，人体精血充足，则人精力充沛、耳聪目明、骨骼强劲、牙齿坚固，并能延缓衰老、益寿延年。若肾中精气不足，则会头发早白、耳鸣耳聋、牙齿松动、骨骼脆弱及过早衰老。

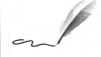

由上述可知，人体内脏功能正常，则气血调和、阴阳平衡、不易患病，能健康长寿；若是内脏功能紊乱，则气血失调、阴阳失衡、卫外不固，甚至影响寿命。因此，调养脏腑，尤其增强五脏的生理功能，是中医养生的根本。

二、脏腑的生理联系与养生

人体以五脏为中心，通过经络的沟通联络，与六腑构成阴阳表里关系，与形体官窍及精神情志活动相关联，形成人体五大系统。因此，养生不仅要重视五脏生理功能的调养，还要重视脏腑之间的生理联系以及脏腑与外界环境诸要素之间的联系。

（一）脏腑之间的生理联系与养生

1. 脏与脏的联系　五脏之中的任一脏与其他四脏都存在协同或促进作用。如肝主疏泄，调畅气机，协调脾升胃降，可促进脾胃纳运；肝主疏泄，疏利胆汁，排于肠道，可促进饮食物的消化。因此，从养生与防治疾病角度来看，肝气疏泄正常是脾胃纳运的重要保障。正如《金匮要略》曰："见肝之病，知肝传脾，当先实脾。"

2. 脏与腑的联系　脏属阴，腑属阳，脏腑通过经络相互联络，构成表里络属关系。如肺与大肠通过经络互为络属构成表里关系。生理上肺气宣降正常，气机调畅，津液得以布散，促进大肠传导。若肺有热，可下移大肠致大便秘结，在临床上可以用通便泻腑的方法来治疗调理。

3. 腑与腑的联系　腑与腑的联系主要体现在饮食物的消化、吸收及代谢物排泄过程中的相互协作，密切配合。在饮食物的消化吸收和排泄过程中，六腑需要不断地受盛、消化、吸收、传导及排泄，虚实更替，宜通宜降而不宜滞。故养生中有"六腑以通为用""六腑以通为补""六腑以降为顺"之说。

（二）脏腑与外界环境的联系与养生

五脏系统与外界环境诸要素之间也存在着有机的联系，从而保持着人与自然环境的统一性，这对养生也有重要的指导意义。如五脏与五季，春季为一年之始，生机勃发，阳气始生，而肝主疏泄，喜条达，故肝与春气相通应，春季养生应注重肝的疏泄；夏季以炎热为主，心为火脏而阳气最盛，故心与夏气相通，夏季养生应注重心的阳气；长夏气候炎热，雨水偏多，湿为热蒸，酝酿生化，脾主运化，化生气血津液，故脾与长夏相通，长夏养生应注重脾的运化；秋季草木凋零，肺主清肃下行，故肺与秋季相通，秋季养生应注重肺的清肃；冬季寒冷，万物静谧闭藏，肾为水脏，以封藏为特性，故肾与冬气相通，冬季养生应注重肾的闭藏。故不同的季节有不同的养生方法。同样，脏腑的生理变化与五方、五气、五化等因素也密切相关。因此，在养生与防治疾病的过程中须注重人与外界环境协调统一。

本章小结

1. 藏象　藏象是人体脏腑的生理功能、病理变化反映于外的征象。根据脏腑的功能特点，可分五脏、六腑及奇恒之腑三类。

2. 五脏　五脏生理功能主化生和贮藏精气，生理特性为"藏而不泻"，同时五脏又各有所司。心主血脉，主神志；肺主气司呼吸，主宣发肃降，主通调水道，朝百脉、主治节；脾主运化，主升清，主统血；肝主疏泄，主藏血；肾主藏精，主水，主纳气。

3. 六腑 六腑生理功能主受盛和传化水谷，生理特性为"泻而不藏"。胆贮存排泄胆汁和主决断；胃受纳腐熟水谷和主通降；小肠受盛化物和泌别清浊；大肠传化糟粕与主津；膀胱贮存和排泄尿液；三焦通行元气，运行水液。

4. 藏象学说在养生中的应用 藏象理论是中医学基础理论的核心，对于阐明人体的生命活动、病理变化，指导中医养生和防治疾病具有重要的意义。调养脏腑，尤其增强五脏的生理功能，是中医养生的根本。其次，脏腑之间的生理联系以及脏腑与外界环境诸要素之间的联系对中医养生也有重要的指导意义。

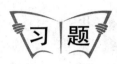

习 题

一、选择题

1. 与心存在表里关系的是
    A. 胆　　　　　　　B. 小肠　　　　　　C. 大肠
    D. 膀胱　　　　　　E. 三焦

2. 能协调脾胃气机从而促进脾胃运化功能的是
    A. 心藏神　　　　　B. 肺主气　　　　　C. 肺宣发肃降
    D. 肝主疏泄　　　　E. 肾藏精

3. 五脏阴阳的根本是
    A. 心阴与心阳　　　B. 脾阴与脾阳　　　C. 肝阴与肝阳
    D. 肺阴与肺阳　　　E. 肾阴与肾阳

4. 肺主一身之气体的作用表现在
    A. 吸入清气　　　　B. 宣发卫气
    C. 生成宗气和调节气机　　D. 助心行血
    E. 呼出浊气

5. 与人体呼吸功能相关的脏是
    A. 肺、肝　　　　　B. 脾、肺　　　　　C. 肺、肾
    D. 肺、心　　　　　E. 肾、脾

6. 肝其华在
    A. 爪　　　　　　　B. 面　　　　　　　C. 目
    D. 皮　　　　　　　E. 发

7. 脾在志为
    A. 喜　　　　　　　B. 怒　　　　　　　C. 忧
    D. 思　　　　　　　E. 悲

8. 五脏中，被称为"血海"的是
    A. 肝　　　　　　　B. 心　　　　　　　C. 脾
    D. 肺　　　　　　　E. 肾

9. 既属奇恒之腑又属五体的是
    A. 脑、髓　　　　　B. 骨、肉　　　　　C. 骨、脉

D. 胆、骨   E. 筋、皮

10. "主津"的腑是

A. 胆   B. 胃   C. 小肠

D. 大肠   E. 膀胱

11. "气之根"指的是

A. 肝   B. 心   C. 脾

D. 肺   E. 肾

12. 脾其华在

A. 发   B. 唇   C. 毛

D. 面   E. 爪

13. 开窍于耳的是

A. 肾   B. 心   C. 脾

D. 肺   E. 肝

14. 与血的运行关系不大的脏腑是

A. 肝   B. 脾   C. 肺

D. 肾   E. 心

15. 从养生角度看，春季应利于

A. 肝的疏泄   B. 心的阳气   C. 脾的运化

D. 肺的清肃   E. 肾的闭藏

16. 患者，女，45岁。2年来月经量逐渐变少，周期延长，时常感觉两目干涩，视物不清，偶感肢体麻木，舌淡苔白脉弦细。属于

A. 心血不足   B. 肺阴虚   C. 肝血不足

D. 肾精亏损   E. 脾不统血

17. 患者，女，31岁。产后半年来时常感觉心悸、头晕、记忆力差，夜间睡眠浅且多梦，白日精神委顿，查体头发稀疏枯黄，面色萎黄，舌淡苔白，脉细。证属

A. 心血不足   B. 肾阳虚   C. 肝血不足

D. 肾阴不足   E. 脾失键运

18. 患者，女，40岁。面色偏黄，体型偏瘦，平时胃口不佳，长夏季节更甚，舌质淡，脉细。患者哪个脏腑的功能偏弱

A. 肺   B. 脾   C. 心

D. 肝   E. 肾

19. 患者，男，67岁。半年来大便不成形，动辄泄泻，泻下清水或完谷不化，纳差，畏寒，腹痛喜温，小便清长，舌苔淡白，脉沉迟。证属

A. 脾虚湿盛证   B. 脾气下陷证   C. 肝郁气滞证

D. 肾气不固证   E. 脾阳虚衰证

20. 患者，女，52岁。自2年前闭经后时常腰酸背痛，头晕耳鸣，晚上入睡困难，睡后出汗，夜里口干喜凉饮，手足心热，便秘，舌红苔少而干，脉细而数。证属

A. 津液不足证   B. 肝血虚证   C. 津枯血燥证

D. 肺阴虚证   E. 肾阴虚证

二、思考题

1. 李某，女，39岁，职员。患者近1年来工作压力较大，时感情绪低落压抑，近2个月来又添胸胁乳房胀闷胀痛，伴嗳气反酸，不欲饮食。查体：血人绒毛膜促性腺激素（HCG）正常，苔薄白，脉弦。

要求：请运用中医藏象理论说明该病与何脏相关？如何进行养生保健？

2. 王某，女，50岁，退休工人。患者于半年前开始出现耳鸣症状，并逐渐加重，最近时常腰酸，头晕目眩，心烦心悸，夜间失眠多梦，五心烦热，咽干口燥，舌红苔少，脉细数。

要求：请运用中医藏象理论说明该病与何脏相关？如何进行养生保健？

（王 燕）

扫码"练一练"

第三章 气血津液

学习目标

1. **掌握** 气血津液的概念、生成、运行和功能。
2. **熟悉** 气血津液学说在养生中的应用。
3. **了解** 气血津液常见病理变化。
4. 具备运用气血津液理论，开展养生活动的能力。

故事点睛

旁白：清代名医徐大椿，自幼习儒，旁及百家，聪明过人。当时京城皇太后连日胸闷腹胀，不思饮食，太医们顾及太后体弱，不忘滋补，百般医治无效，于是召徐大椿进宫，徐详察病情后判断其胸闷腹胀，不思饮食乃气滞于中，食滞不化，不宜滋补，随即开处方一剂：莱菔子（萝卜籽）三钱煎服。皇太后服后不久，随即一阵腹泻，须臾胸腹平和，周身顺畅，疾病渐愈。乾隆皇帝见状龙颜大悦，当即赐命徐大椿为江南布政使。

人物：由 3 名学生即兴表演，分别扮演徐大椿、太后和乾隆。

请问：

1. 为什么皇太后的病太医们百般医治无效？
2. "三钱萝卜籽"治愈皇太后疾病的原理是什么？
3. 根据故事展开分析行气在养生中的作用。

气血津液是构成人体和维持人体生命活动的基本物质。气血津液的生成、运行、输布，依赖脏腑经络等组织器官的功能作用，而脏腑经络的生理活动，又依靠气血津液的推动、温煦、濡养。气血津液既是人体生命活动的产物，又是人体生命活动的物质基础。因此，无论是在生理或病理方面，气血津液和脏腑经络组织器官之间都存在着互为因果的密切关系。气血津液之间也存在着密切联系。

第一节　气

气，是活力很强、不断运动变化着的构成人体和维持人体生命活动的极精微物质。气的运行不息，推动和调控人体的新陈代谢，维系着人体的生命进程，气的运动停止，生命也就终止。

中医学所说的"气"，可概括为两个方面：一是指构成人体和维持人体生命活动的精微物质，如呼吸之气、水谷之气等；二是指脏腑组织的生理功能，如经络之气、脏腑之气等。

两者是相互联系的，前者是后者的物质基础和动力，后者是前者的功能表现。

一、气的生成

气的来源主要有三个方面：一是先天之精气，来源于父母生殖之精，闭藏于肾，是构成胚胎的原始物质；二是水谷之精气，源于水谷，经脾胃的运化而生成；三是经肺吸入的自然界清气。此三者结合起来，便构成了人体之气。肾中所藏的精气、脾胃运化的水谷精气和肺吸入的自然界清气供应充足，人体气的生成才能充沛。由此可知，气的生成除与先天禀赋、后天饮食营养，以及自然环境等状况有关外，与人体肾、脾、胃、肺等脏腑的生理功能密切相关。

二、气的运动

气的运动，称作"气机"。人体的气处于不断的运动中，它运行于全身各脏腑经络等组织中，无处不在，时刻推动和激发着人体的各种生命活动。气的运动形式可归纳为升、降、出、入四种。升是指气自下而上的运动；降是指气自上而下的运动；出是指气由内向外的运动；入是指气由外向内的运动。气的升降出入运动，是人体生命活动的根本。气运动的场所是人体脏腑经络、形体官窍等组织。气的运动只有在脏腑经络等组织的生理活动中才能具体体现出来。

一般来说，五脏藏精气宜升，六腑传化物宜降。就五脏而言，心肺在上宜降；肝肾在下宜升；脾胃居中通连上下，为气机升降的枢纽。虽然各脏腑体现的运动形式各有侧重，但整体气的升降出入始终处于相互协调的平衡状态，以维持人体正常的生理活动，称为"气机调畅"。一旦升降出入失于协调平衡，称为"气机失调"。如气运行阻滞不通，称作"气滞"；气上升太过或下降不及，称作"气逆"；气上升不及或下降太过，称作"气陷"；气不能外达而结聚于内，称作"气郁"或"气结"等。气不能内守而外逸时，称作"气脱"；气不能外达而郁闭于内时，称作"气闭"。气的升降出入一旦停止，也就意味着生命活动的终止。所以中医学的治疗强调调理气机，其意义也在于此。

三、气的功能

气的生理功能很多，概括起来可以归纳为五大作用。

（一）推动作用

推动作用是指气能激发和促进人体的生殖、生长发育及各脏腑的生理功能，推动血液、津液的生成和运行等。如推动作用减弱，影响人体的生殖、生长发育，脏腑经络的生理功能，出现不孕不育、生长发育迟缓，脏腑功能减退，血液和津液的生成不足、运行减慢等。

（二）温煦作用

《难经·二十二难》曰："气主煦之。"指气对机体具有熏蒸、温暖的作用。气属阳，是人体热量的来源。人体正常体温的维持，各脏腑、经络等组织器官的生理活动，血和津液在周身的正常环流等，都有赖于气的温煦作用。若阳气不足，温煦作用减退，常表现为体温偏低、畏寒肢冷、四肢不温、脏腑功能衰退、血和津液运行迟缓等寒象。

（三）防御作用

防御作用是指气具有护卫肌表、抵御邪气等作用。具体表现为：一是护卫肌表，抵御外邪入侵；二是邪正交争，正气驱邪外出；三是自我修复，恢复正常生理功能。如防御作用减弱，则外邪易于侵入人体而患病，患病后亦不易康复等。所以气的防御功能与疾病的

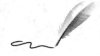

发生、发展与预后都有着密切的关系。

（四）固摄作用

固摄作用是指气对血液、津液、精液等液体物质的统摄，以防止其无故流失，以及固摄内脏不使其下陷的作用。具体表现为气能摄血，使血液循行于脉中，而不至于溢出脉外；气能摄津，约束汗液、尿液、精液等，防止其异常丢失；气能固摄内脏不致下垂。如固摄作用减退，可见出血、自汗、多尿、遗精、滑胎、内脏下垂等。

气的固摄作用与推动作用相反相成，相互协调，调节和控制着体内液态物质的正常生成、运行和排泄。

（五）气化作用

气化作用是指气的运动产生的各种变化。具体表现为精、气、血、津、液等不同物质的新陈代谢及其相互转化。人体的生命活动全赖气化作用，气化是生命活动的本质所在。如气化作用失常，则影响整个物质代谢过程，影响饮食物的消化吸收，影响气、血、津、液的生成、输布，影响汗液、二便的排泄等。

气的推动、温煦、防御、固摄、气化等作用，虽然不尽相同，但密不可分，在生命活动中相互促进，相互配合，共同维系着人体的生命活动。

四、气的分类

根据气的生成、分布部位、功能的不同，人体之气可以分为元气、宗气、营气、卫气四类。

（一）元气

元气是人体最原始的、源于先天而根于肾的气，是人体生命活动的原动力，又名"原气"。

1. 生成 根于肾，由先天之精化生，并赖后天之精充养。

2. 分布 由肾通过三焦，内至五脏六腑，外达肌肤、五官九窍，遍布周身。

3. 功能 激发和推动人体的生殖和生长发育，温煦和推动各脏腑经络等组织器官的功能活动，是人体生命活动的原动力。如元气不足可见小儿生长发育迟缓、成年人未老先衰、脏腑组织功能低下等。

（二）宗气

宗气积聚于胸中，胸中又称作"气海"或"膻中"。

1. 生成 由水谷之精气和自然界清气结合生成。饮食物经过脾胃化生为水谷精气，水谷精气赖脾之升清转输于肺，与肺从自然界吸入的清气结合化生为宗气。

2. 分布 积聚于胸中，贯注于心肺之脉。

3. 功能 一是走息道以行呼吸。宗气上走息道，推动肺的呼吸，凡言语、声音和呼吸的强弱均与宗气的盛衰有关。二是贯心脉以行气血。宗气贯注心脉之中，助心推动血液循行，即"助心行血"，故气血的运行与宗气盛衰有关。如宗气不足可见语声低微、呼吸微弱、四肢不温、血液停滞等。

（三）营气

营气是血脉中的具有营养的气，故称"营气"。由于营气行于脉中，又能化生血液，故"营血"并称。营气与卫气相对而言，属阴，故又称"营阴"。营气具有丰富的营养，有"荣气"之称。

1. 生成 由脾胃运化的水谷精气化生，是水谷精气中"精纯柔和"的部分。

2. 分布 行于脉中，营运于全身。

3. 功能 化生血液和营养全身。营气经肺注入脉中，成为血液的组成成分之一；营气循脉运行全身，为脏腑经络等全身组织的生理活动提供营养。

（四）卫气

卫气是行于脉外的具有保卫人体作用的气，故称"卫气"。卫气与营气相对而言，属阳，故又称"卫阳"。

1. 生成 由脾胃运化的水谷精气化生，是水谷精气中"慓疾滑利"的部分。

2. 分布 因其"慓疾滑利"，故不受脉管约束，行于脉外。

3. 功能 一是护卫肌表，防御外邪；如卫气不足，肌表失于固护，防御低下，则易被外邪侵袭而发病。二是卫气"慓疾滑利"，不受脉管的约束，在内温养脏腑，在体表可滋润肌肤皮毛等全身组织；如卫气不足，机体失于温煦，可见畏寒。三是调节、控制腠理的开合，以维持体温的相对恒定；如卫气不足，腠理开合失度，可见自汗、多汗或无汗，或体温失常等。

> **考点提示**
> 气血津液的概念、生成、运行和功能。

第二节　血

血即血液，是循行于脉中富有营养的红色液体物质，是构成和维持人体生命活动的基本物质之一。脉是血液循行的管道，又称"血府"，血液不能在脉内循行而溢出脉外时，称为"出血"或"离经之血"。

一、血的生成

1. 水谷精微化血 血主要由营气和津液组成，故《灵枢·邪客》曰："营气者，泌其津液，注之于脉，化以为血。"营气和津液都源于脾胃化生的水谷精微，故脾胃功能强弱，直接影响着血液的化生。

2. 肾精化血 肾藏精，精生髓，精髓也是化生血液的基本物质，精和血之间相互滋生、相互转化。

二、血的运行

心主血脉，为血液循行的原动力，脉是血液循行的通道，血在心的推动下循行于脉管之中。肺朝百脉，主气司呼吸，辅助心脏，推动和调节血液的运行。肝主藏血，根据人体动静的不同状况，调节脉中的血流量，使脉中血液维持在一定水平，以满足机体的需要。肝主疏泄，能调畅气机，一方面保障肝的藏血，另一方面对血液通畅循行也起着一定的作用。脾主统血，能够统摄血液在脉管中运行而不溢出脉外。综上所述，血液循行是在心、肺、肝、脾等相互配合下进行的，故其中任何一个脏腑功能失调，都会引起血行失常。

三、血的功能

1. 濡养滋润全身 血对全身各脏腑组织起着营养和滋润作用，《难经·二十二难》概括为"血主濡之"。全身各部无处不是在血的濡养作用下而发挥功能的，如鼻能嗅、目能视、耳能听、手能摄物等都离不开血的濡养作用。

2. 神志活动的物质基础 血液充盛，神得所养，则精力充沛，思维敏捷。如血液亏虚，神失所养，可见失眠、多梦、昏迷等。

第三节 津 液

津液是人体内一切正常水液的总称，包括各脏腑组织内的正常体液和正常的分泌物，如汗液、胃液、肠液、关节液等。其中质地清稀，流动性大，分布于皮肤、肌肉和孔窍等部位，起滋润作用者，称为津；质地稠厚，流动性小，灌注于骨节、脏腑、脑、髓等组织，起濡养作用者，称为液。津和液之间可相互转化，故津和液常同时并称。

一、津液的生成、输布和排泄

1. 津液的生成 津液来源于饮食水谷，主要通过脾胃、大小肠等脏腑的功能活动而生成。津液的生成取决于两个方面因素：一是充足的水饮类食物摄入；二是脾胃、大小肠的消化功能正常。

2. 津液的输布 津液的输布主要依靠脾、肺、肾三脏功能的密切配合及肝、三焦等脏腑的参与完成的。通过肺气的宣降作用将津液输布全身，并下达于肾。肾为主水之脏，肾中阳气的蒸腾气化作用，一方面对整个津液代谢起着主宰和调节作用；另一方面直接参与津液的输布，对津液进行升清降浊，将津液之清者蒸腾，复归于脾肺，重新参与体内环流循行，多余之浊者则化为尿液，注于膀胱。

3. 津液的排泄 津液的排泄主要通过汗、尿和呼气、粪便等途径排出体外。津液代谢产物的排泄，主要依赖于肺与大肠、肾和膀胱等脏腑功能的协调配合完成。

二、津液的功能

1. 滋润与濡养脏腑组织 津液广泛地布散于机体脏腑经络、形体官窍等组织器官之中。因此，对全身起着滋润和濡养作用。

2. 参与血液的生成 津液渗入脉管中，既参与血液的化生，又滑利脉道，维持和调节血液的稀稠度，使之环流不息。

3. 维持机体阴阳平衡 津液性质属阴，是人体阴精的一部分，对维持人体阴阳平衡起着重要的作用。

4. 促进废物排泄 津液在其自身的代谢过程中，可以将脏腑代谢后的产物或废物，通过汗、尿等方式及时地清除、排出体外。

第四节 气血津液学说在养生中的应用

气血津液是构成人体和维持生命活动的基本物质，也是中医养生的物质基础。气血津液在中医养生方面要发挥其重要的作用，不仅在于气血津液的充沛，而其正常运行尤其重要。如《灵枢·天年》中关于气血津液的论述即有"气以度行""血脉和调""津液布扬，各如其常，故能长久"的记载。说明气机通畅、血脉和调与津液布扬是身体健康长寿的基本条件。反之，气机逆乱、血瘀脉阻、津停水贮等则是人体疾病及

考点提示

气血津液学说在养生中的应用。

衰老的主要病理改变。

一、气在养生中的应用

1. 培补元气，益寿延年　气是构成人体和维持人体生命活动的最基本物质，对于中医而言有着特别重要的意义，对于中医养生亦是。《难经·八难》曰："气者，人之根本也。"说明气是人体生生不息的根本所在，故养生的主旨就是养气。《素问·举痛论》亦曰："百病生于气也。"说明人体之所以生病是由于气的功能失调，再次强调了养气在养生中的重要性。

中医学认为，元气可以激发和推动人体的生殖和生长发育，是人体生命活动的原动力，对人的生命活动起着至关重要的作用。《庄子·知北游》中提及元气的重要性，曰："人之生，气之聚也，聚则为生，散则为死。"人体脏腑生理功能的有序进行，都源于元气的充盈。若元气亏耗，气化活动不足，则脏腑、经络功能失调，生命力减弱。故培补元气就成了养生保健中的首要任务，元气由肾中先天之精所化，故培补元气的重点在于要谨慎起居、节制房事以固肾气。对于元气不足者，养生时只有培补元气，使其充沛，才能达到延年益寿的目的。

2. 重视后天，强身健体　气在养生保健中除了有先天元气可以促进人体生长发育，还有后天之气，包括宗气、营气和卫气，可以强身健体。《素问遗篇·刺法论》曰："正气存内，邪不可干。"指人体正气充沛，有抵御外邪的能力，外界致病邪气便无从入侵机体。《素问·评热病论》曰："邪之所凑，其气必虚。"亦指出正气不足，人体抗病能力下降，是导致疾病产生的主要因素。所以在中医养生活动中，扶正是十分重要的基本养生原则之一。扶正，指扶助正气、增强体质、提高机体的抗邪与康复能力，即顾护机体的正气，使皮肤腠理致密，邪气无可乘之机。后天之气由水谷精微所化，水谷精微有赖于脾胃的吸收运化，因此对后天脾胃功能的调理是顾护正气、强身健体的立足点。

知识链接

养生七诀

宋代养生大家陈直曾在《寿亲养老新书》中总结出一套与"气"相关的"养生七诀"，即"一者少言语养真气；二者戒色欲养精气；三者薄滋味养血气；四者咽津液养脏气；五者莫嗔怒养肝气；六者美饮食养胃气；七者少思虑养心气"，突出了养气在养生中的重要性。

二、血在养生中的应用

1. 补血以营养人体　血中含有营气，对全身各脏腑组织起营养和滋润的作用，直接关系着经脉的运行、脏腑组织的功能协调、筋骨的强弱和关节的活动等。故《灵枢·本脏》曰："血和则经脉流行，营复阴阳，筋骨劲强，关节清利矣。"明代医家徐彦纯《玉机微义》曰："血盛则形盛，血弱则形衰。"正由于血液对人体的濡养作用直接关系到脏腑经脉等组织的形体盛衰，因此血液对人体体质的强弱起着重要作用，甚至可以影响人寿命的长短，正如《灵枢·天年》曰："血气虚，脉不通，真邪相攻，乱而相引，故中寿而尽也。"另外，血液是神志活动的物质基础，神是人体生命活动的主宰，即人的精神情志活动对脏腑器官的功能起主宰作用，故精神情志活动正常，亦是人的脏腑功能及其相关功能活动维持正常的因素之一。由此可见，养血在养生活动中不仅可以濡养形体，使形体充盛，面色红润，亦可以滋养神志，使人精神饱满，充满活力。所以历代医家在养生活动中都十分注重对血的调养。《灵枢·决气》中关于血的来源有"中焦受气取汁，变化而赤，是谓血"的论述，即血主要由中焦脾胃运化生成，故养血多通过调养脾胃来实行。

2. 调血以通络延年 中医养生学中对血液的调养除了补血生血，还包括和调血脉，防止血瘀。血瘀即血液运行不畅，瘀滞于脉中或脏腑之内。通过中医证候流行病学调查发现，随着年龄的增长，人体血瘀证也不断增加。临床上常见的老年病如动脉硬化、冠状动脉粥样硬化性心脏病（简称冠心病）、高血压、中风、皮肤色素沉着等，多为血瘀证，故血瘀也是导致衰老的原因之一。古人对此也有类似的认识，如王清任在《医林改错》中所述："血府，血之根本，瘀则殒命。"亦有医家针对血瘀证采取相应的养生措施，通过药物、针灸推拿、功法等养生保健手段来行气活血化瘀。如华佗认为运动能使人"血脉流通，病不得生"，于是创五禽戏来活动筋骨，疏通血脉，以养生延年。

三、津液在养生中的应用

1. 养津增液，滋润脏腑 津液能外润皮肤，内滋脏腑，亦可渗入脉管中参与血液的化生。《灵枢·五癃津液别》曰："营气者，泌其津液，注之于脉，化而为血。"津液不足，皮肤脏腑失去濡养，血液化生乏源，阴阳失调，从而削弱机体抵抗疾病的能力。如《景岳全书·咳嗽》曰："水涸金枯，肺苦于燥，肺燥则痒，痒则咳不能已也。"故在养生保健活动中，亦应重视对津液的调节。津液可依据其质地分为津与液，津质地清稀，分布于肌表，应以补肺为主，因为肺合皮毛，故能输津于皮毛；液质地黏稠，主灌骨髓、利关节，应以补肾为主，因为肾主骨生髓，职司封藏而主内。由此在中医养生活动中对津液的培补有补肺生津和填精补液两法。

2. 利水渗湿，排泄废物 津液除了滋润脏腑皮肤，还可以运输各种代谢产物和排泄废物。若津液不能正常输布和排泄，则会导致津液停滞，水湿内生，生饮酿痰。内生水湿是引发诸多亚健康状态的病理因素，如痰湿体质者多体型肥胖，或有倦怠、胸闷、眩晕、痰多等症状，易发生胸痹、中风等病证，严重影响人体的健康，故可针对不同的病证采取利水渗湿，清除体内的痰饮水湿，杜绝他疾发生。水液代谢障碍的形成原因多为肺失宣发和肃降功能，脾的运化和转输功能减退，或肾的气化功能失常等，故在养生保健时应注重对肺、脾、肾三脏的调养，恢复机体水液代谢的能力，达到养生保健之目的。

四、气血津液在养生中的应用

1. 气与血在养生中的应用 气与血之间，有"气为血之帅，血为之气母"的说法，临床上气血的病证往往是虚则俱虚、滞则同滞，中医养生时也常常是气血同治。如气能生血、行血、摄血，故对于血虚的补养，常配合补气，使气旺血生；对血瘀证的调养，常配合理气行气，使气行则血行；对于气不摄血之出血，常用补气摄血的养生方法以达到止血的目的。

2. 气与津液在养生中的应用 气能生津、行津、摄津，如气虚则脏腑化生津液能力减弱，气滞则致津液停滞，可形成水湿、痰饮、水肿等。津能载气，如暑病伤津耗液，不仅口渴喜饮，且见少气懒言、肢倦乏力等气虚表现；大吐、大泻使津液大量丢失，则气随之外脱形成气随津脱之重症，故《金匮要略心典·痰饮》曰："吐下之余，定无完气。"因此，对于气虚或津液不足者制定养生方案时，应对两者给予同等重视。

3. 津液与血在养生中的应用 血和津液的关系是相互渗透、相互转化的关系，行于脉中的血液，渗于脉外便化为津液；津液不断地渗入脉中，成为血液的成分，故称"津血同源"。津液亏损可致血虚，失血、脱血亦可致津液损伤，因此《灵枢·营卫生会》曰："夺血者无汗，夺汗者无血。"《金匮要略·惊悸吐衄下血胸满瘀血病脉证治第十六》亦有"衄家不可汗"及"亡血不可发其表"的治疗禁忌。由于血与津液在病理上常常相互影响，故在养生时也应注意兼顾。

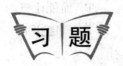

本章小结

1. 气血津液的概念 气血津液是构成人体和维持人体生命活动的基本物质，也是养生的物质基础。

2. 气的来源、生成、功能和分类 气来源于先天之精、水谷之精、自然界清气，通过肾、脾胃、肺的生理作用结合而生成。气有推动、温煦、防御、固摄、气化等功能。气分为元气、宗气、营气、卫气四类。

3. 血液的生成、运行和功能 血源来源于水谷精微和肾精，其生成离不开脏腑的生理功能。血液的运行与心、肺、肝、脾四脏关系密切。血液具有营养滋润作用，也是神志活动的物质基础。

4. 津液的生成、输布和排泄 津液的生成、输布和排泄是多个脏腑共同参与的复杂过程，以肺、脾、肾三脏的功能尤为重要。

5. 气血津液在养生中的应用 培补元气，益寿延年；重视后天，强身健体；补血以营养人体，调血以通络延年；养津增液，滋润脏腑；利水渗湿，排泄废物。

习 题

一、选择题

1. 元气根源于
    A. 肾   B. 胸中   C. 脉中
    D. 脉外   E. 脾

2. 下列不属于津液的是
    A. 唾液   B. 汗液   C. 肠液
    D. 泪液   E. 血液

3. 行于脉中具有营养作用之气，称为
    A. 元气   B. 宗气   C. 营气
    D. 卫气   E. 中气

4. 与血液运行关系不大的是
　　A. 心　　　　　　　　　　B. 肺　　　　　　　　　　C. 肝
　　D. 肾　　　　　　　　　　E. 脾

5. 化生血液的主要物质基础是
　　A. 宗气　　　　　　　　　B. 元气　　　　　　　　　C. 脏腑之精
　　D. 水谷之精　　　　　　　E. 生殖之精

6. 大出血时往往导致气脱，其生理基础是
　　A. 气能生血　　　　　　　B. 气能行血　　　　　　　C. 气能摄血
　　D. 血能载气　　　　　　　E. 血能养气

7. 气外出太过而不能内守，称之为
　　A. 气滞　　　　　　　　　B. 气逆　　　　　　　　　C. 气陷
　　D. 气闭　　　　　　　　　E. 气脱

8. 积于胸中，出咽喉助肺行呼吸，贯心脉助心行气血的气是
　　A. 元气　　　　　　　　　B. 宗气　　　　　　　　　C. 营气
　　D. 卫气　　　　　　　　　E. 肺气

9. 激发推动各脏腑经络组织器官功能活动是气的
　　A. 温煦作用　　　　　　　B. 推动作用　　　　　　　C. 防御作用
　　D. 固摄作用　　　　　　　E. 营养作用

10. 具有温煦脏腑、润泽皮毛、控制汗孔开合等功能的气是
　　A. 元气　　　　　　　　　B. 宗气　　　　　　　　　C. 营气
　　D. 卫气　　　　　　　　　E. 肺气

11. 对水液代谢失常者，养生保健时最应注重的脏是
　　A. 心、肺、脾　　　　　　B. 心、肝、肾　　　　　　C. 心、肝、脾
　　D. 肝、脾、肾　　　　　　E. 肺、脾、肾

12. 血虚证在中医养生时，常配合补气，其根据是
　　A. 气能生血　　　　　　　B. 血能生气　　　　　　　C. 血能载气
　　D. 气能行血　　　　　　　E. 气能摄血

13. 养生保健中的首要任务是培补
　　A. 元气　　　　　　　　　B. 宗气　　　　　　　　　C. 营气
　　D. 卫气　　　　　　　　　E. 肺气

14. "夺血者无汗，夺汗者无血"说明养生时应注意同时兼顾
　　A. 气与血　　　　　　　　B. 气与津液　　　　　　　C. 血与津液
　　D. 气、血、津液　　　　　E. 精与血

15. "吐下之余，定无完气"是因为
　　A. 气能生津　　　　　　　B. 津能生气　　　　　　　C. 津能载气
　　D. 气能行津　　　　　　　E. 气能摄津

16. 患儿，女，3岁。囟门未闭，身材矮小，骨骼萎软，行走无力。主要与哪种气的功能减弱有关
　　A. 宗气　　　　　　　　　B. 营气　　　　　　　　　C. 卫气

D. 元气 E. 肺气

17. 患者，女，30岁。产后大出血，继则冷汗淋漓，甚则晕厥。其病证属于

　　A. 气滞血瘀 B. 气不摄血 C. 气随血脱

　　D. 气血两虚 E. 气血失和

18. 患者，男，76岁。平素经常感冒，气喘频繁发作，稍有不慎，鼻塞流涕，喷嚏连连。属于气的什么功能不足

　　A. 防御作用 B. 推动作用 C. 固摄作用

　　D. 气化作用 E. 温煦作用

19. 患者，男，38岁。肝病日久，两胁胀满疼痛，并见舌质瘀斑、瘀点，脉弦涩。其病证属于

　　A. 气滞血瘀 B. 气不摄血 C. 气随血脱

　　D. 气血两虚 E. 气血失和

20. 患者，女，23岁。近2年来每于经前7天左右出现右乳房、小腹胀痛，月经后期量少，伴心烦易怒。舌质暗，脉弦。其病证属于

　　A. 气脱 B. 气郁 C. 气虚

　　D. 气闭 E. 气逆

二、思考题

肖某，女，28岁，职业记者。于酷暑难耐时多次外出工作后，大量出汗，出现口渴喜饮、少气懒言、体倦乏力等症状。舌淡有齿痕，苔薄白，脉细。

要求：请分析患者辨证属于何证？为何出现以上症状？养生时应注意什么？

扫码"练一练"

（郭丹丹）

第四章 病 因

扫码"学一学"

学习目标

1. **掌握** 六淫、七情的概念及其致病特点。
2. **熟悉** 疠气、饮食失宜、劳逸失度、痰饮、瘀血的致病特点。
3. **了解** 病因学说在养生中的应用。
4. 学会分析病因，具备指导大众分析病因的能力。
5. 能将病因学说应用在养生中，树立"治未病"理念，增强养生意识。

故事点睛

旁白： 华佗是我国东汉名医。一次，府吏倪寻和李延都头疼发热，一同去请华佗诊治，华佗经过仔细诊察，开出两副不同的处方，给倪寻开的是泻药，给李延开的是解表发散药。二人不解："我俩患的同一症状，为何开的药方不同？"华佗解释道："倪寻的病是由于饮食过多引起，病在内，当服泻药。李延的病是外感风寒引起，病在外，当服解表药。你俩病症虽相似，但病因各异，所以治之宜殊。"二人回家后各自服药，很快病愈。

人物： 由 3 名学生即兴表演，分别扮演华佗、倪寻、李延。

请问：

1. 为什么两人都患头疼发热，而华佗开的药却不同？
2. 请大家结合日常生活谈谈你所了解引起疾病的原因有哪些？

病因，即致病因素，又称病邪、邪气，泛指一切导致人体阴阳失去平衡状态而发病的因素，包括外感病因（六淫和疠气）、内伤病因（七情、饮食失宜和劳逸失度）、病理产物性病因（痰饮、瘀血）和其他病因（寄生虫、外伤）等。

第一节 外感病因

外感病因，是指来源于自然界，多从肌表、口鼻侵入人体而引起疾病发生的病因。主要包括六淫和疠气两大类。

一、六淫

六淫是风、寒、暑、湿、燥、火六种外感病邪的总称。淫，有太过和浸淫之意，引申为不正、异常。六淫是致病邪气，所以又称之为"六邪"。

在正常情况下，风、寒、暑、湿、燥、火（热）称为"六气"，是自然界六种不同的气候变化，是万物生长化收藏和人类赖以生存的必要条件，对人体是无害的。但当气候变化异常，如六气太过或六气不及，或非其时而有其气，或气候变化过于急骤（骤冷、骤热等），这些气候变化一旦超过了人体的适应能力，或人体自身的正气不足，抵御外邪能力下降，六气则成为病因，使人生病。在这种情况下，"六气"便称为"六淫"。

（一）六淫致病的共同特点

1. 外感性 六淫致病，其途径多侵犯肌表，或从口鼻而入，故又有"外感六淫"之称。故外感六淫致病初期阶段往往有恶寒发热、舌苔薄白、脉浮等临床特征，常称为外感表证。

2. 季节性 六淫为病有相对的季节性。如春多风病、夏多暑病、长夏多湿病、秋多燥病、冬多寒病等。但是气候变化是复杂的，而不同人群体质各异，对气候变化的感受各不一样，所以同一季节也可以有不同性质的外感病发生。

3. 地域性 六淫致病常与生活、工作的环境相关。西北高原地区，地势高而天气寒凉，故多寒病、燥病。东南沿海地区，地势低下而气温偏高，湿度偏大，故多湿病和热病。久居湿地或水上作业之人易患湿病，高温作业之人易燥热为病。

4. 相兼性 六淫既可单独使人致病，又可两种以上同时侵犯人体而致病。如风寒感冒、湿热泄泻、风寒湿痹等。

5. 转化性 六淫发病在一定条件下互相转化。如寒邪入里可以化热，暑湿日久可以化燥等。转化并非六淫中的一种邪气变成了另一种邪气，而是指六淫所致证候的性质发生转化。

（二）六淫的性质和致病特点

1. 风邪的性质和致病特点

（1）风为阳邪，其性开泄，易袭阳位 风性轻扬，善动不居，故为阳邪，具有向上、向外、升发等特点。风邪易致腠理汗孔开泄，常见汗出。风邪侵犯人体多侵袭属阳的部位，主要为上部，如头面和肺部、阳经（如太阳经）和肌表，出现恶风、汗出、头痛、颈项强痛、咳嗽、鼻塞、流涕等。

> **考点提示**
> 六淫的性质和致病特点。

（2）风性善行而数变 善行是指风邪致病具有病位游走、行无定所的特征。如风痹，可见痛无定处（游走性关节疼痛）；风疹，可见疹无定处、痒无定处。数变是指风邪致病具有发病迅速、病情变幻无常的特征。如风疹，可见皮疹骤发、此起彼伏；风中经络的面瘫，可见突然口眼㖞斜。

（3）风性主动 动，即动摇不定。是指风邪致病具有动摇不定的特征。如创伤之后，风邪由创口侵入而引起的破伤风，表现为角弓反张、牙关紧闭、四肢抽搐等。

（4）风为百病之长 长，即始也，首也。风为百病之长是指风邪致病的机会最多，常为其他邪气致病的先导。寒、湿、燥、热等邪多依附风邪而侵袭人体，如风寒、风湿、风热、风寒湿等。由于风邪致病的部位和途径不同，常有风邪袭表、风邪犯肺、破伤风、风疹等。

2. 寒邪的性质和致病特点

（1）寒为阴邪，易伤阳气 寒邪伤于肌表者，称为"伤寒"；寒邪直中于脏腑者，称为"中寒"。寒为阴邪，易损伤人体阳气而呈现寒象。如恶寒喜暖、四肢不温、面色苍白、

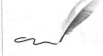

痰涎涕清稀、小便清长、大便稀溏、舌淡苔白、脉迟或紧。

（2）寒性凝滞，主痛　凝滞，是指凝结和阻滞不通。寒邪侵犯人体，使人体经脉气血凝结、阻滞而产生疼痛的症状，即"不通则痛"。如寒邪犯肌表，可见头痛身痛；寒客关节（寒痹），可见关节冷痛；寒邪中脾胃，可见脘腹冷痛。其痛得温则减，遇寒加剧。

（3）寒主收引　收引，即收缩牵引。寒邪侵犯人体常会使人体气机收敛，汗孔闭塞，经络、筋脉收缩挛急。如寒邪袭肌表，腠理闭塞，可见恶寒、发热、无汗、脉紧；寒邪客于经络关节，筋脉收引，可见肢体屈伸不利、麻木不仁。

3. 暑邪的性质和致病特点

（1）暑为阳邪，其性炎热　暑邪致病有严格的季节性。暑为夏季火热之气所化，其性炎热，故为阳邪；暑邪伤人，临床表现多为热象。如夏季中暑，可见壮热、心烦、面赤、汗出口渴、脉象洪大等。

（2）暑性升散，易伤津耗气　暑为阳邪，阳性升散，所以暑邪侵入人体，易致毛孔开张，津液外泄，而见大量汗出、烦渴、尿短赤等症状。津能载气，在损伤津液的同时，气亦随津液外泄而耗散。所以中暑者，除出现津液耗伤的表现外，还可见气短乏力，甚至突然昏倒、不省人事。

（3）暑多夹湿　夏季气候炎热，又多雨潮湿，暑邪伤人，常兼湿邪，所以在发热口渴的同时，常见头身困重、胸闷痞满、恶心呕吐、四肢倦怠、大便溏泻等症，这是暑湿致病的表现。

4. 湿邪的性质和致病特点

（1）湿为阴邪，易伤阳气，阻滞气机　湿与水同类而异名，水属阴，故湿为阴邪。湿邪侵犯人体可损伤阳气，尤其易使脾阳不振，运化无力，水湿停聚，常见腹泻、水肿和不思饮食等。在六淫中唯湿邪有形，且其易弥漫，所以易阻滞三焦气机，是湿邪致病的显著特征。中焦为气机运行之枢纽，湿邪为病又最易阻滞中焦气机，常见脘腹胀满、不思饮食、便溏不爽等。

（2）湿性黏滞　黏即黏腻，滞即停滞、阻滞。主要表现为两方面：一是症状的黏滞性。湿邪侵犯人体，常产生以"阻滞""黏滞"为特征的症状，如湿阻上焦，可见胸闷不舒；湿阻中焦，可见脘腹胀满、恶心呕吐；湿阻下焦，可见小便不利、大便不爽等。二是病程的缠绵性。湿邪"黏附"于人体，常使湿病缠绵难愈，病程较长，往往反复发作或缠绵难愈，如湿癣、湿痹、湿温等。

（3）湿性重浊　重即沉重，是指湿邪致病常出现以"沉重"为特征的症状，如头重如裹、四肢沉重酸懒、周身困重等。浊，浊即秽浊垢腻，常可出现以"秽浊"为特征的症状，如面垢眵多、大便溏泻、下痢赤白、小便混浊、妇女白带多、疮疡流脓、湿疹流水等。

（4）湿性趋下，易伤阴位　湿性类水趋下，易伤及人体腰以下的部位（阴位）。湿邪为病多起于下部，或以人体下部症状为突出，如下肢水肿、妇女带下、泄泻、下痢、阴部湿疹、淋浊等。然湿邪侵袭，上下内外无处不到，并非仅侵袭人体下部。

5. 燥邪的性质和致病特点

（1）燥性干涩，易伤津液　燥为水分缺乏，故燥性干涩。燥邪侵犯人体最易耗伤津液，造成津液亏乏的病变，如口鼻干燥、咽干口渴、皮肤干燥或皲裂、小便短少、大便干结等。

（2）燥易伤肺　肺为娇脏，喜润而恶干燥，且肺开窍于鼻，与外界大气相通。所以燥邪易从口鼻侵犯肺脏，耗伤肺津而出现干咳少痰或无痰，或痰液黏稠难以咯出，或痰中带血、气喘胸痛等。

6. 火（热）邪的性质和致病特点

（1）火为阳邪，其性炎上　火性炎上是指火邪为病具有炎热和向上的特征。主要体现在两个方面：一是火邪为病会产生以"炎热"为特征的症状，如高热、烦躁、口渴、汗出、舌红苔黄、脉象洪大等。二是火热之邪有燔灼向上的特性。火邪"向上"常伤及人体的头面部，出现头痛、面赤、目赤、口疮、牙痛等症状；而心位居上焦，与火同气相应，故火易上扰心神，出现心烦、失眠、狂躁妄动、神昏谵语等。

（2）火易伤津耗气　火邪煎熬蒸腾津液，会迫津液外出而汗出，出现津液损伤的表现，如口渴喜冷饮、咽干口渴、小便短赤、大便干结等症状。火邪直接可以耗伤人体正气，又因为气依附于津液而存于体内，所以津液损伤后，气也随之耗损，出现神疲乏力、少气懒言等。

（3）火易生风动血　火热炽盛，灼伤肝经，使筋脉失养而引起肝风内动。热极生风的临床表现为高热、神昏、谵语，与四肢抽搐、颈项强直、角弓反张等同时并见。火邪侵犯人体，一方面会灼伤脉络，另一方面会使血流加快，血液冲出损伤的脉络，就会引起各种出血，如吐血、衄血、尿血、便血、皮肤发斑，妇女月经过多、崩漏等。

（4）火易致肿疡　火邪侵犯人体血分，可聚集于局部，腐蚀血肉致血败肉腐成为疮疡。如外疡轻者初起可见局部红、肿、热、痛，继之则溃烂、流脓；严重者可伴有壮热、烦渴、大便秘结、小便短赤、舌红苔黄、脉数等全身性反应。

二、疠气

疠气，是一类具有强烈传染性的外感致病因素，又名戾气、疫疠之气、毒气、异气、杂气、乖戾之气等。疠气经过口、鼻等途径，和空气接触传染，由外入内，故属于外感病因。疠气与六淫不同，不是由气候变化所形成的致病因素，而是一种人们感官不能直接观察到的微小物质（病原微生物），即"毒"邪。由疠气导致的具有剧烈流行性传染性的疾病，称之为疫气、疫疠、瘟疫（或温疫）等。

（一）疠气的发生与流行因素

1. 气候反常变化　自然界气候的反常变化，如久旱、酷热、湿雾瘴气等，均可滋生疠气而导致疫病的发生。

2. 环境食物污染　环境卫生不好，如空气、水源的污染等也会滋生疫病。同样，食物的污染以及饮食的不当也可引起疫病的发生，如疫痢是由于饮食不洁疠气直接进入人体而发病的。

3. 预防隔离不当　疠气具有强烈的传染性和流行性，无论老少强弱，触之者即病，故没有及时做好预防隔离工作，往往也会使疫病发生较大范围流行。

4. 社会因素影响　疫病的流行，与社会的经济、文化状况有关。一般来说，经济、文化较落后的国家和地区，疫病较易流行；经济、文化发达的国家和地区，疫病较少流行。

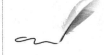

我国近年来两大传染病事件

2003年初，我国广东省首先发生传染性非典型肺炎流行。随后，广西、山西、北京等省（自治区、直辖市）也陆续发生非典疫情，全球有32个国家和地区陆续发生。严重威胁了人民群众的身体健康和生命安全。2009年10月，全国爆发了病毒性流感，许多学校也因此停课。中医中药在防治这两次传染病中均发挥了巨大的作用。

（二）疠气的致病特点

1. 传染性强，易于流行　疠气具有强烈的传染性和流行性，可通过空气、食物等多种途径在人群中传播。疫疠之气致病可散在发生，也可以大面积流行。因此，疠气具有传染性强、流行广泛、死亡率高的特点。《瘟疫论》曰："此气之来，无论老少强弱，触之者即病。"

2. 发病急骤，病情危笃　由于疠气多属热毒之邪，其性疾速，而且常挟毒雾、瘴气等秽浊之邪侵犯人体，故其发病急骤，来势凶猛，变化多端，病情险恶。一般来说六淫致病比内伤杂病发病急，但是疠气发病比六淫发病更急。

3. 一气一病，症状相似　疠气作用于脏腑组织器官，发为何病，具有一定的特异性，而且其临床表现也基本相似。疠气种类不同，所致之病各异。每一种疠气所致之疫病，均有各自的临床特征和传变规律，所谓"一气一病"。

第二节　内伤病因

内伤病因，泛指因人的情志或行为不循常度，超出了人体的调节范围，直接伤及脏腑而发病的致病因素。内伤病因主要包括七情、饮食失宜和劳逸失度。

一、七情

七情是指人的喜、怒、忧、思、悲、恐、惊七种情志活动，属于内伤病因之一，又称"内伤七情"。一般情况下，情志活动是人体正常的生理表现，不会导致或诱发疾病。但当人受到突然强烈或长期持久的精神刺激，超过了人体正常的承受和调节能力，导致脏腑功能紊乱，气血阴阳失调，疾病遂生。七情致病特点有以下几个方面。

1. 直接伤及内脏　七情分属于五脏，情志活动太过或不及会直接损伤相应的内脏，即喜伤心，怒伤肝，悲忧伤肺，思伤脾，恐伤肾。但人是一个整体，心是五脏六腑之大主，七情致病均可作用于心神，并可影响到其他脏腑。七情致病可一种情志损伤数脏，如思伤脾，也可伤心；惊可伤心，也可伤肾。或者几种情志同伤一脏，如七情均能伤心，思、悲、忧均能伤脾等。由于心主血藏神，肝藏血主疏泄，脾主运化为气血生化之源，所以七情致病以心、肝、脾三脏最为多见。

2. 影响脏腑气机　七情影响脏腑气机的一般规律是喜则气缓，怒则气上，忧则气郁，思则气结，悲则气消，恐则气下，惊则气乱。

（1）喜则气缓　指过喜伤心，导致心气涣散，神不守舍，出现乏力、心神不宁，甚至失神、狂乱等。

（2）怒则气上 指过怒伤肝，导致肝气上逆，血随气逆而上，出现面红目赤、头晕头痛、呕血或昏厥等。

（3）忧则气郁 指过度悲忧伤肺，导致肺失宣降，气机郁滞，出现胸满咳嗽、声低息微、情绪抑郁等。

（4）思则气结 指过度思虑伤脾，导致脾失健运，出现纳呆、腹胀、便溏，甚至形体消瘦等。同时，思发于脾而成于心，故有"思虑伤心脾"之说，思虑过度，还可以影响心神，出现失眠多梦。

（5）悲则气消 指过度悲伤伤肺，导致肺气虚弱，肺失宣降，出现胸闷、气短、意志消沉、情绪抑郁等。

（6）恐则气下 指过度惊恐伤心肾，导致心气紊乱，肾气不固，气陷于下，出现大小便失禁、遗精等。

（7）惊则气乱 指突然受惊，导致心气紊乱，肾气不固，出现惊悸不安、心烦失眠等精神状况。

3. 影响病情变化 在许多疾病演变、发展过程中，由于情志的波动，使疾病加重或急剧恶化，甚至死亡是不争的事实。如心脉痹阻之真心痛，过喜使心气涣散，突发心前区剧烈疼痛；肝气犯胃之胃脘痛，每因情志不遂而加重；肝阳上亢之高血压，大怒可使肝阳暴涨而发生中风。反之精神乐观积极与疾病抗争者，病情常可减轻，甚至可以促进疾病痊愈。

> **考点提示**
> 七情的概念和致病特点。

二、饮食、劳逸

饮食和劳逸，是人类赖以生存和保持健康的必要条件，但饮食要有节制，劳动和休息需要合理安排，否则也会影响人体的生理活动，导致抵抗力下降，从而成为致病因素。

1. 饮食失宜 包括饮食不节、不洁、偏嗜。

（1）饮食不节 节，即节制，有定量、定时之意。饮食以适量为宜，过饥过饱或饥饱无常，均可影响健康，导致疾病的发生。过饥，则摄食不足，气血生化乏源，气血不足，正气虚弱，又易继发其他病证，可见面色不华、心悸气短、全身乏力等。过饱，超过脾胃的运化能力，导致脾胃损伤，脾失健运，可见脘腹胀满、纳呆厌食、嗳腐吞酸、呕吐腹泻等。

（2）饮食不洁 进食不洁净的食物导致疾病的发生，以胃肠病为主。进食腐败变质食物，胃肠功能紊乱，出现腹痛、吐泻、痢疾等。进食生冷不洁的食物，可引起寄生虫病，如蛔虫病、蛲虫病等。进食被疫毒污染的食物，可致某些传染性疾病。进食或误食有毒食物，可致食物中毒，出现腹痛吐泻，严重者可造成昏迷甚至死亡。

（3）饮食偏嗜 包括五味、寒热偏嗜。五味偏嗜，如《素问·五脏生成》曰："多食咸，则脉凝泣而变色；多食苦，则皮槁而毛拔；多食辛，则筋急而爪枯；多食酸，则肉胝皱而唇揭；多食甘，则骨痛而发落。"寒热偏嗜，即过食过分偏寒或偏热食物，亦可导致人体阴阳失调而发病。如过食生冷寒凉之品，损伤脾胃阳气，内生寒湿，可见腹痛、腹泻等症；若偏嗜辛温燥热之品，胃肠积热，可见口臭、口渴、腹胀痛、便秘或酿成痔疮等。

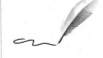

2. 劳逸失度　包括过劳和过逸。

（1）过劳　包括劳力过度、劳神过度和房劳过度。劳力过度，指持久地从事繁重或超负荷的体力劳动，积劳成疾。"劳则气耗"，可见倦怠乏力、气短懒言、精神疲惫、形体消瘦、内脏下垂等症。劳神过度，指长期用脑太过，损伤心脾，可见心悸、失眠、多梦、健忘、纳呆、腹胀、便溏等心脾两伤的表现。房劳过度，指性生活不节，如房事过度、早婚多育、手淫等，耗伤肾精，可见腰膝酸软、精神萎靡、眩晕耳鸣，或男性遗精、早泄、阳痿，或女性月经不调，不孕不育等。

（2）过逸　指过度安逸。体力过逸，如安闲少动或卧床过久，使人体气血运行不畅，可见筋骨柔脆、食少乏力、虚胖臃肿、动则气喘、汗出等，还可继发眩晕、中风、胸痹等病。脑力过逸，长期用脑过少，可见精神萎靡、健忘、反应迟钝，甚至痴呆。

第三节　病理产物性病因

病理产物性病因又称为继发性病因。疾病过程中，在已有病因作用下，导致人体气血津液代谢失调等病理变化，形成病理产物，病理产物一旦形成，又可成为新病发生的病因。病理产物性病因常见痰饮、瘀血两大类。

一、痰饮

痰饮是人体水液代谢障碍形成的病理产物。就形质而言，稠浊者为痰，清稀者为饮。由于痰饮均为津液在体内停滞而成，因此很难截然分开，故常统称痰饮。

痰可分为有形之痰和无形之痰。凡是视之可见、触之可及、闻之有声的痰都是有形之痰，如肺中咳出之痰等。而只见临床征象，不见具体形质，但临床以化痰、祛痰的方法有效，通过辨证求因来确定病因的痰为无形之痰，如眩晕、癫狂、痴呆等病的病因多归为无形之痰。

（一）痰饮的形成

痰饮是水液代谢障碍的产物。通常与肺、脾、肾、三焦等功能失常有关。肺为水之上源，脾主运化水液，肾为"水脏"，三焦总司气化和运行水液。因为外感六淫、内伤七情、饮食失宜、劳逸失度等病因导致上述脏腑气化功能失常，水液代谢障碍，以致水津停滞而成痰饮。

痰饮一旦形成，会随着气血的运行而周流全身并停积为患，成为新的病证的致病因素。其中，痰多随气的升降运行，内至脏腑，外至筋骨皮肉而致病；饮多留滞于肠胃、胸腹腔和肌肤而致病。

> ### 知识链接
>
> #### 张仲景谈"四饮"
>
> 痰饮一词，首见于《金匮要略·痰饮咳嗽病脉证并治第十二》。张仲景根据痰饮停留部位和临床表现的特点，分为痰饮、悬饮、溢饮、支饮，即"其人素盛今瘦，水走肠间，沥沥有声，谓之痰饮；饮后水流在胁下，咳唾引痛，谓之悬饮；饮水流行，归于四肢，当汗出而不汗出，身体疼重，谓之溢饮；咳逆倚息，短气不得卧，其形如肿，谓之支饮"。

（二）痰饮的致病特点

1. 阻碍气血运行 痰饮可留滞于脏腑经络，阻滞气机，影响脏腑气血的运行。如痰饮阻肺，肺失宣降，会出现胸闷、咳嗽、喘促上气等症；痰饮停胃，会出现脘腹胀满、恶心、呕吐等症；痰浊留滞于经络，会出现肢体麻木、屈伸不利、半身不遂等症；痰饮结聚于局部，会形成痰核、瘰疬，或阴疽流注等。

2. 影响水液代谢 痰饮是肺、脾、肾等脏腑水液代谢障碍的产物，形成之后又会反作用于肺、脾、肾等脏腑，进而影响水液代谢。如寒痰阻肺，肺失宣降，会出现咳嗽、咯痰等；痰湿困脾，脾失健运，水湿不化，会出现腹胀腹泻或肢体水肿等；痰饮阻于下焦，肾不气化，水液停积膀胱，会出现尿急、尿痛、尿潴留等。

3. 病证种类复杂 痰饮可随气升降，内至五脏六腑，外至筋骨皮肉，无所不至，致病种类多，症状复杂，且病证易变化，所以有"百病皆因痰作祟"的说法。又如梅核气之咽中异物吞之不下、吐之不出，中医亦归责于痰饮，所以有"怪病多痰"的说法。

4. 病程缠绵难愈 痰饮为体内水湿积聚而成，湿邪具有重浊黏滞之性，因此，痰饮致病病程较长，容易反复发作，缠绵难愈，治疗困难。如痰饮所致哮喘、癫痫、中风等病证，易反复发作，病程较长，常被称为"顽痰"。

5. 容易蒙蔽心神 痰随气上逆，易于蒙蔽清窍，扰乱心神，出现头晕目眩、精神萎靡，甚至神昏、谵妄、痴呆、癫、狂、痫等一系列神志失常的病证。

6. 苔滑腻、脉弦滑 痰饮为体内水湿积聚，其致病在舌象、脉象上有湿邪为患的共同特点。痰饮为病，舌苔常见腻苔和滑苔，脉象常见滑脉和弦脉。

二、瘀血

瘀血，又称为恶血、败血、蓄血、衃血，是指血液运行障碍，凝聚、停滞而形成的病理产物。瘀血包括脉中运行不畅的血液和未能及时消散的离经之血。瘀血既是在疾病过程中形成的病理产物，又是继发性致病因素。

（一）瘀血的形成

瘀血的形成，是由于外感六淫、疫疠、七情、饮食失宜、劳逸失度等原因作用于人体，导致气虚、气滞、血寒、血热引起血液运行不畅而凝滞形成瘀血。瘀血形成后会进一步影响人体气血功能的正常发挥。气为血之帅，血为气之母。停滞在脉中或溢出脉外的瘀血，失去了血液原有的滋养和濡润的作用，不但会影响气血的正常运行，而且会妨碍气血的进一步生化，影响新血生成，从而演变为新的致病因素。

（二）瘀血的致病特点

瘀血形成后，不仅失去正常血液的濡养作用，而且反过来又会阻碍气血运行，影响新血生成。瘀血的病证繁多，总结起来有以下共同特点。

1. 疼痛 疼痛多为刺痛，拒按，痛处固定不移，多夜间痛甚。

2. 肿块 肿块固定不移，在体表为局部青紫肿胀，在体内多为癥块，质硬，位置固定不移。

3. 出血 血色紫暗或夹有瘀块；大便出血则色黑如漆。

4. 望诊 面部、口唇、爪甲青紫；舌质紫暗，或有瘀斑、瘀点，或舌下静脉曲张；久瘀可见面色黧黑、肌肤甲错等。

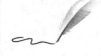

考点提示

痰饮、瘀血的概念和致病特点。

5. 脉诊　常见脉沉弦、细涩或结代等。

第四节　病因学说在养生中的应用

人在健康时处于阴阳协调平衡的状态，若因某种致病因素侵犯人体，打破人体正常的阴阳平衡，就会导致疾病的发生。所以了解病因，预防病邪的入侵，在养生保健中亦是意义重大。

一、慎避外邪

四时不正之气对人体危害颇大，即使是身体强壮者，有时也难幸免，所以对于外感的六淫邪气尤其要注意"避之有时"。所谓"虚邪贼风"，是指自然界各种有害人体的因素，因其从外侵袭人体，故统称为外邪，包括严寒、酷暑等四时不正之气、疫疬之气等有害因素。规避六淫邪气，是指躲避自然界有害人体健康的因素，使之不能影响人体的功能稳定，保护人体对外邪的抵抗力，从而达到强身防病、健康长寿的一种养生方法。

（一）避风邪

一年中春季风邪最盛，立春之后的气温刚刚开始回升，正所谓春风料峭，乍暖还寒。此时天地之间阳气渐生，而阴寒未尽，往往冷热变化幅度较大，昼夜温差明显，最易感受外邪，再加上风邪本身清扬开泄的特性，使此时风邪的致病性大大增加。中医强调春季要注意防寒保暖，特别是小孩、老人和体弱多病的人更要注意保暖，民间逐渐形成了重视"春捂"的春季养生之道。

除了防范外风之外，我们还要注意防止内风的产生。根据天人相应的理论，自然界的风邪是由于天地间阴阳转化剧烈所致，故人体内的风邪也当是由于阴阳失衡所致。因此，预防内风的关键在于顺调阴阳，恢复其自身的动态平衡。

（二）避寒邪

寒邪是以寒冷、凝结为特性的外邪，多见于冬季，所以冬季防寒最为重要。但一年中其他时间也可出现气温偏低的现象，同样需要注意防寒。

多穿衣物是防寒邪最简单有效的方法。身体的保暖首先是胸腹部和后背，可穿背心，有护背护心之意；其次是双脚，民间有"寒从脚上起"的说法，保护双脚对人体阳气保护作用显而易见；第三是头部，头是人体阳气最充足和最耐寒的部位，但也是人体热量散失最多的地方，保护好头部，能大大降低人体热量的散失。

适当的运动也是祛除寒邪的有效方法。"动则升阳"，适度运动可以促进气血运行，激发人体阳气。运动应在环境气温相对温和的情况下进行，遵循规律、适度、循序渐进的原则，对中老年人来说，最好的运动方式就是步行和打太极拳。步行时可遵循"三五七"原则，即"三"指一天走3000米，走30分钟以上，大约每10分钟走1000步；"五"指每周活动5次；"七"指达到中等运动量，简言之就是适量出汗，但要避免剧烈运动，可以用年龄加心跳的数字来衡量，心率低于170次/每分钟。

体内的寒，以养护脾肾之阳最为重要。可通过进食药物或食物来温补脾肾，祛除寒邪，如谷类中的高粱、糯米及其制品；蔬菜中的铁棍山药、芡实、薏苡仁、扁豆、芥菜、香菜、辣椒、韭菜、南瓜、蒜苗、大蒜、大葱、生姜等；动物性食物中的羊肉、狗肉、黄鳝、河虾、海虾、鸽肉等都具有温阳健脾补肾、补气养血的作用，可以帮助脾胃虚寒者防寒。睡前还可用热水泡脚，既有助于防寒，也有助于睡眠。平时也可以经常按摩肾俞、命门、神阙、气海、关元等腧穴以增加机体热能。

（三）避暑邪

暑邪有明显的季节性，具有炎热、升散的特性，仅见于夏季。因此夏季防暑是最为重要的。

心与夏季相应，暑邪易扰乱心神，使人心神不安，所以夏季要保持神清气爽，心胸宽阔，精神饱满，以利于气机的通畅。夏暑季节，每日可留出时间静坐养心，同时可进食一些清心降火的食品，如莲子心泡茶。

夏季气温炎热，应尽量避免在炎炎烈日下过度活动，户外工作者尤需做好防暑降温的工作，避免被阳光直射晒伤，特别是头颈部。因暑邪易伤津耗气，故要注意补充水分，可用绿豆、西瓜翠衣、荷叶等煎汤代茶饮，或饮用绿茶、凉茶。还可食用西瓜清热、生津、利尿、止渴，非常适合夏季食用，但不可过度进食，以防寒凉败伤脾胃。

夏季是人体一年中阳气最为旺盛的时期，早上或傍晚适当进行户外活动，适度出汗以促进体表肌肉皮肤的气血运行。夏季不宜在空调房间内停留过长时间，且空调温度不可过低。

（四）避湿邪

湿邪致病，如今已是四季皆有，不再局限于长夏，也不再是南方专有，北方湿邪致病较往昔明显增多。人体对湿邪的防治主要依赖脾阳，养脾即是除湿，而对脾的养护首先要从饮食着手，应避免饮食过量，避免过食肥甘厚味、瓜果生冷，不能嗜酒。

针对脾喜燥恶湿的特性，平时可以在医生指导下适量服用一些苦味祛湿的药物，如苍术、白术、藿香、佩兰等；或多进食一些具有健脾祛湿功效的食物，如薏苡仁、怀山药、莲子肉、芡实、小米、鲤鱼、鲫鱼、生姜等。还可以通过按摩一些穴位或揉腹功达到健脾的效果，如按揉足三里，须注意避免在过饥或过饱时进行揉腹功。另外，步行有助于脾的运化功能，可增进食欲，使气血流畅，脾胃消化吸收充分，食物精华提炼充足，并促进排泄。

（五）避燥邪

燥邪是秋天的主气，已成为日常生活中危害人们健康的常见因素之一，而《内经》中提出的"燥者濡之"则是我们预防燥邪的基本原则。

适量补充水分是防止燥邪伤人的重要方法。一般而言，每天补充水分应不少于2000 ml，以白开水、矿泉水、清淡茶水为最佳，还可以在茶水中加入适量蜂蜜。早晨人体阳气升发，气化功能旺盛，可以在此时适量多饮水，使水在全身得到充分输布，起到补充人体津液的作用。饮食宜清淡为主，少食煎炸烧烤油腻食品，多吃水果和新鲜蔬菜，如西瓜、甜橙、石榴、芒果、柠檬、鲜梨、鲜藕、黄瓜、丝瓜、苦瓜、生菜、胡萝卜、芹菜等，少食辛辣刺激食物，如葱、姜、蒜、韭、薤、椒等。

老年人大多皮肤缺乏滋润，且秋冬季节比较明显，不宜洗澡过多，以防皮脂被洗掉，使皮肤更加干燥，导致皮肤瘙痒。因此，秋冬季节，老年人宜少洗澡，且洗澡时不要用碱性大的沐浴液或香皂。

（六）避火邪

引发火邪的因素较多，如气候失常、饮食不调、体质因素、精神刺激、劳倦过度、欲望过多、不良习惯等均可致人"上火"。预防"上火"可以从调和饮食、合理起居、节制情欲等方面着手。

常言道"病从口入"，过食温热食物，容易导致人体内滋生火热之气。如大葱、生姜、蒜头、花椒、辣椒、芥末、咖喱等辛辣燥热的食物，易耗损人体津液，导致阴虚生热；油炸食物和肥甘厚味的食品，不易消化，易产生食滞，进而积滞化热生火；多数水果性味偏于寒凉，但也有属于热性的水果，如荔枝、龙眼、榴莲等，过食同样会引起"上火"，导致牙龈肿痛、面部痤疮、口生溃疡等；酒性湿热，辛辣燥热，多喝亦可助火生热，故不宜多喝酒。

现在人们的娱乐生活越来越丰富多彩，很多人在应该睡觉的时间，还兴致勃勃地进行着各式各样的夜生活；有些人由于工作和学习的压力，同样无法保证睡眠。长期熬夜最易导致心火旺盛，中医提倡人体起居应该顺应自然阴阳升降的规律，合理起居，生活规律。

精神情志的刺激，会影响机体阴阳、气血和脏腑生理的平衡，造成气机郁结，以致火热内生。欲望和火是紧密联系的，若情志活动中的欲望过强，易致上火。有专家给出一个等式：欲望－实力＝上火，这个等式左边两项的差越大，越"上火"。心火有心烦失眠，肝火有急躁易怒，相火有性欲过强，胃火有食欲旺盛等。五志的过度变化可直接激起五脏之火。因此，节制情欲是消除上火的重要方法。

（七）避疠气

疫疠之病邪的传染性对人类的危害非常严重，人体感受疫疠病邪的途径是空气传播和饮食传播。中医"未病先防"的思想对于预防疫病有着积极的指导作用，具体包括趋避邪气、维护正气和药物预防。

趋避邪气包括不要接触病邪、避免和患者接触、不要到疫病流行的地域活动。对于已病患者，则要求控制隔离患者，避免将疫邪传染他人，引起广泛散播流行。且应避免邪气的摄入，不食腐败变质的食物，不吃病死的动物肉类，这些对于预防经消化道传播的疫病有重要意义。发生大灾大疫之时，进入疫区参加救援的人可选取一些药物佩带于身上，以避免被臭气和秽气感染而生疫病。我国古代有佩戴香囊以辟邪的习俗，虽是一种民俗，但也是一种预防瘟疫的方法。端午时分，传统习俗有为了确保孩子们的健康，用中药制成香囊拴在孩子们的衣襟和肩衣上。此法有清香、驱虫、避瘟、防病的功能。

人工接种疫苗是预防疫病的重要方法之一。我国宋代就已开始采用人痘接种的方法预防天花，这是世界上最早的接种术。使用药物对可能发生的疫病进行预防也是非常重要的。

二、谨防内伤

情志、饮食和劳逸对人的健康与养生至关重要，调节情志、饮食和劳逸对顾护正气，防范内伤致病因素，提高机体抗病能力，益寿延年有重要意义。

（一）调节情志

情志不调是导致疾病的重要内因之一。从中医"治未病"的角度出发，情志养生的意义已经日显重要。情志养生是在中医理论指导下，根据个体的气质类型和心理状况，综合运用各种调神方法，从自我调摄的角度塑造和维持一个积极向上、健康稳定的心理状态，以完善人格、适应环境，保持良好的心神状态。我国传统理想的健康心理状态可以归纳为一个

"和"字。人们要保持身体的健康，就需要调和情志，也只有情志调和畅达才不至于引起气血运行失常。调节情志主要有精神内守、怡情养性、以情制情、节制情志、适度宣泄等方法。

（二）调节饮食

饮食是人得以生存之关键，在果蔬谷物充足、鱼肉丰盛的今天，吃得饱不再是问题了，人们更加关注的是如何吃得健康，使人长寿。饮食不当对人体健康的危害很大，可以引起多种疾病。中医从"天人相应"的观点研究饮食对人体的各种影响，把食物与人体健康的关系贯穿于生理、病理、药学和诊治等各个方面，形成了一套较为完整的理论，对后世产生了重大的影响。饮食养生要注意饮食有节、饮食卫生和避免饮食偏嗜等方面。

（三）劳逸适度

劳逸养生总的原则是劳逸适度。这里所说的"度"，主要是指运动程度的强弱和运动时间的长短。运动程度过强，时间过长，就会导致逸的不足。反之，劳动强度太弱，时间太短，逸就会太过。过与不及，都不利于人体的健康长寿。劳与逸应交替进行，从而达到适度。体力劳动和脑力劳动都是如此，才能获得劳逸养生的最佳效果。劳逸养生的方法，以劳逸适度为原则，人体既不可过劳，也不可过逸。劳逸养生的方法归纳起来，主要有慎体劳、防心劳、戒房劳和勿过逸等方面。

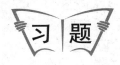

本章小结

1. **中医病因**　导致疾病发生的原因称为病因，主要有外感病因、内伤病因、病理产物性病因、其他病因四类。

2. **外感病因**　包括外感六淫和疠气。六淫是风、寒、暑、湿、燥、火（热）六种外感病邪的统称。疠气是一类具有强烈传染性的外感致病因素，具有传染性强、易于流行、发病急骤、病情危笃、症状相似的致病特点。

3. **内伤病因**　包括七情、饮食失宜和劳逸失常。七情是指人的喜、怒、忧、思、悲、恐、惊七种情志活动。七情致病多直接伤及内脏，影响脏腑气机和病情变化。饮食失宜包括饮食不节、不洁、偏嗜。劳逸失度包括过劳和过逸。

4. **病理产物性病因**　包括痰饮、瘀血。痰饮和瘀血都是人体脏腑功能失调所形成的病理产物，病理产物一旦形成，又作用于人体导致新的疾病，故痰饮和瘀血又称为继发性致病因素。

5. **病因学说在养生中的应用**　应注意慎避外邪，避风、寒、暑、湿、燥、火邪，避免疫疠的发生，控制疾病传染；还应注意谨防内伤，做到情志舒畅，饮食有节，劳逸有度，益寿延年。

习题

一、选择题

1. 六淫致病，具有发病急，传变快特点的邪气是

A. 风邪　　　　　B. 寒邪　　　　　C. 湿邪

D. 燥邪　　　　　E. 火邪

2. 风邪伤人，病位游移、行无定处，说明其病邪性质和特征是

    A. 风性善行   B. 风性数变   C. 风为阳邪

    D. 风性开泄   E. 风性清扬

3. 六淫致病，最容易引起疼痛的邪气是

    A. 风邪   B. 寒邪   C. 湿邪

    D. 燥邪   E. 火邪

4. 寒邪伤人，出现脘腹冷痛、呕吐等症的主要原因是

    A. 寒性凝滞，气血运行不畅   B. 寒邪伤阳，直中脾胃

    C. 寒性收引，气血凝滞不通   D. 寒性收引，经脉拘急

    E. 寒性黏滞，气机不畅

5. 暑邪伤人，可见口渴喜饮、气短乏力，是由于

    A. 暑为阳邪，其性炎热

    B. 暑邪可致食欲不振、饮食减少

    C. 暑性升散，最易伤津耗气

    D. 暑邪夹湿，湿邪困脾，脾气不运

    E. 暑性干涩，易伤津液

6. 易阻滞气机，损伤阳气的邪气是

    A. 风邪   B. 寒邪   C. 湿邪

    D. 燥邪   E. 火邪

7. 湿邪致病可见下肢水肿、湿疹等症的主要原因是

    A. 湿性趋下，故其症以下肢为多见

    B. 湿性重浊下注，分泌物秽浊

    C. 湿为阴邪，易阻气机，损伤阳气

    D. 湿性黏滞，排泄物涩滞不畅

    E. 湿性黏滞，疾病缠绵难愈

8. 最易伤肺的邪气是

    A. 风邪   B. 寒邪   C. 湿邪

    D. 燥邪   E. 火邪

9. 易于导致干咳少痰，或痰黏难咯，甚或喘息胸痛等症的邪气是

    A. 风邪   B. 寒邪   C. 湿邪

    D. 燥邪   E. 火邪

10. 常引起心烦、失眠、狂躁妄动等症状的邪气是

    A. 风邪   B. 寒邪   C. 湿邪

    D. 燥邪   E. 火邪

11. 下述选项与疠气流行不甚密切的是

    A. 气候反常   B. 环境因素   C. 预防措施不当

    D. 社会因素   E. 精神因素

12. 情志异常容易使肝的疏泄功能失调的是

    A. 过喜   B. 过思   C. 过怒

D. 过恐　　　　　　　E. 过悲

13. 思虑过度对气机的影响是

    A. 气乱　　　　　　　B. 气陷　　　　　　　C. 气上

    D. 气结　　　　　　　E. 气收

14. 最易导致脘腹胀痛、嗳腐吞酸、厌食等症的是

    A. 摄食不足　　　　　B. 饮食不洁　　　　　C. 暴饮暴食

    D. 饮食偏寒偏热　　　E. 饮食五味偏嗜

15. 劳神过度，临床多见的症状是

    A. 腰酸腿软、精神萎靡

    B. 气少力衰、神疲体倦

    C. 心悸、失眠、纳呆、腹胀、便溏

    D. 动则心悸、气喘汗出

    E. 眩晕耳鸣、性功能减退

16. 患者，男，39 岁。近日突然皮肤瘙痒，漫无定处，皮肤出现丘疹，或红或白，时隐时现，遇风加剧。为何种邪气所致

    A. 暑邪　　　　　　　B. 风邪　　　　　　　C. 火邪

    D. 湿邪　　　　　　　E. 燥邪

17. 患者，男，46 岁。素体较胖，经常酗酒。前日因精神刺激，大怒后突然昏倒，经抢救苏醒后，口眼㖞斜，语謇不清，喉中痰鸣。舌淡红，苔黄腻。该患者此次发病的病因为

    A. 七情　　　　　　　B. 饮食失宜　　　　　C. 劳逸失度

    D. 痰饮　　　　　　　E. 瘀血

18. 患者，女，38 岁。有慢性胆囊炎病史。2 天前，因多食油腻食品而发病，恶寒与发热交替发作，出汗，恶心欲呕，心烦，右胁胀痛，舌红少苔，脉数。查体：右肋弓下有轻压痛。诊断为：胆囊炎。该患者的病因为

    A. 六淫　　　　　　　B. 饮食失宜　　　　　C. 七情

    D. 劳逸失度　　　　　E. 结石

19. 今年春天，某幼儿园大班 5 名小朋友先后出现发热、耳下腮部漫肿疼痛，经辨证分析，中医诊断为痄腮。该病的病因为

    A. 六淫　　　　　　　B. 疫疠　　　　　　　C. 外伤

    D. 痰饮　　　　　　　E. 虫咬伤

20. 患者，男，38 岁。有胃痛病史 7 年，每逢冬春则发作。近 6 天，胃脘疼痛夜间较剧，泛酸呕恶，便血色黑，舌质淡，边有瘀痕，苔白，脉细涩。病因属于

    A. 外伤　　　　　　　B. 瘀血　　　　　　　C. 痰饮

    D. 七情　　　　　　　E. 结石

二、思考题

1. 王某，男，42 岁。咳嗽 2 天。患者于 2 天前受风热出现咳嗽，声音嘶哑，咽痛喉燥，痰黄，不易咳出，鼻塞流涕，恶风，身热，舌红苔黄，脉浮数。

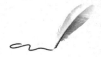

要求：请说明该患者的病因是什么？并分析其症状或体征产生的原因。

2. 马某，女，39 岁。近半年来，食少、腹胀。近 1 个月精神萎靡，面色萎黄，头晕眼花，体倦乏力，气短声低，月经延期，量少色淡。舌淡苔白，脉虚细。

要求：请说明该患者的病因是什么？并分析其症状或体征产生的原因。

（张　亮）

扫码"练一练"

第五章 诊法与辨证

扫码"学一学"

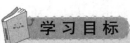**学习目标**

1. **掌握** 四诊、八纲辨证的内涵；辨证的概念。
2. **熟悉** 诊法、辨证在养生中的应用。
3. **了解** 病、症、证之间的关系。
4. 学会望、闻、问、切四种诊察疾病的方法。
5. 能运用四诊收集资料，八纲辨证辨别证型，开展养生活动。

故事点睛

　　旁白：某日，张仲景遇到一妇女，时哭时笑，疯疯癫癫，疑神疑鬼。上前询问，患者家属告知此女被"鬼怪缠身"，巫婆正为其"驱邪"。张仲景观察了患者的气色和病态，又询问了其相关情况，对其家属说："她不是鬼怪缠身，而是热入血室，是受了较大刺激造成。"在征得患者家属同意后，他为患者进行了治疗。几天后，妇女慢慢好起来，疑鬼疑神症状消失，治疗一段时间后病愈。

　　人物：由4名学生即兴表演，分别扮演张仲景、巫婆、患者和家属。

　　请问：

1. 张仲景是如何诊察疾病的？
2. 张仲景为患者治疗的依据是什么？

　　中医通过四诊诊察疾病，搜集病情资料，从而对患者的健康状态和病情本质进行辨识，对所患病证做出概括性判断，为疾病的调治提供依据。

第一节　诊　法

　　诊法，是中医诊察疾病的方法，包括望、闻、问、切四个方面的内容，又称"四诊"。在运用时须将四诊有机地结合，即为"四诊合参"，从不同的角度全面而系统地了解病情，才能做出正确的判断。

一、望诊

　　望诊，是运用视觉观察患者的神色形态、局部表现、舌象等异常变化来诊察疾病的方法。

考点提示

　　望诊的概念及望神、望色、望舌的内容。

（一）望神

　　望神，是指观察患者的精神状态、意识思维活动等方面的

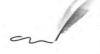

情况，以了解其精气的盛衰，判断疾病的轻重预后。

1. 得神 又称有神。表现为神志清楚，两目明亮有神，面色荣润，表情自然，语言清晰，呼吸平稳，动态自如，反应灵敏。提示正气充足，精气充盛，为健康表现；或虽病但正气未伤，精气未衰，预后良好。

2. 少神 又称神气不足。表现为精神不振，两目乏神，面色少华，少气懒言，肌肉松软，倦怠乏力，动作迟缓。提示正气不足，精气轻度受损，脏腑功能较弱。见于轻病或恢复期患者，亦可见于素体虚弱者。

3. 失神 又称无神。表现为精神萎靡，两目晦暗，瞳神呆滞，面色无华，呼吸气微或喘促，形体羸瘦，动作艰难，反应迟钝；或神昏谵语，循衣摸床，撮空理线；或猝然昏倒，目闭口张，手撒遗尿等。提示脏腑精气虚衰，病情严重，预后不良。

4. 假神 是指危重患者出现的精神暂时"好转"的假象。表现为神志不清，目无光彩，不欲语言者，突然神识清醒，目光转亮而浮光外露，言语不休，欲见亲人；或面色晦暗，突然两颧发红，如涂油彩；或不欲饮食，突然食欲大增，甚至暴食等。其特征是局部症状的"好转"与整体病情的恶化不符。提示脏腑精气极度衰竭，阴阳即将离决，即所谓"回光返照""残灯复明"，是重病患者临终前的表现。

（二）望色

望色，是指望皮肤的颜色和光泽。皮肤的色泽是脏腑气血的外荣，其变化可以反映疾病的性质、病变所在脏腑以及气血的盛衰。面部色泽是脏腑气血的外部反映，所以望色主要是观察面部的气色。

常色，即正常人的面色。我国人的正常面色是红黄隐隐，明润含蓄。病色，即不正常的面部色泽，可分为青、赤、黄、白、黑五种颜色。这种根据患者面部五色变化进行诊察疾病的方法，称为"五色诊"或"五色主病"。

1. 白色 主虚证、寒证、失血证。白色多由气血亏虚，或阳气虚弱，无力行血上充于面所致。面白而虚浮，多为阳虚或阳虚水泛；面色淡白而消瘦，为营血亏虚；面色苍白，伴冷汗淋漓，多属阳气暴脱之亡阳证。

2. 黄色 主虚证、湿证。黄色多由脾虚不运，气血不足，面部失荣，或湿邪内蕴所致。面色淡黄，晦暗不泽，称为萎黄，多属脾胃气虚，运化无力，气血不足；面色淡黄而虚浮，属脾虚有湿。面目一身俱黄属黄疸，黄色鲜明如橘皮，属阳黄，为湿热熏蒸所致；面黄晦暗如烟熏者，属阴黄，为寒湿郁滞所致。

3. 赤色 主热证。赤色多由热盛而脉络扩张，面部气血充盈或虚阳浮越所致。满面通红，为实热证；两颧潮红，为虚热证。久病、重病面色苍白，却颧红如妆，游移不定者，为脏腑精气衰竭，阴不敛阳，虚阳浮越所致"戴阳证"，属于真寒假热之危重证候。

4. 青色 主寒证、痛证、瘀血、惊风。青色多由经脉瘀阻，气血运行不畅所致。面色淡白而青，多属寒邪外侵，或阴寒内盛；面色青灰，口唇青紫，伴心胸憋闷疼痛者，多属心阳虚衰兼心血瘀阻的胸痹；小儿高热，鼻柱、眉间及口唇周围青紫，多属惊风先兆。

5. 黑色 主肾虚、寒证、水饮、瘀血。黑色多由阴寒水盛或气血瘀滞所致。面黑暗淡，多属肾阳虚；面黑干焦，多属肾阴虚；眼眶周围色黑，多属肾虚水饮或寒湿带下；面色黧黑，肌肤甲错，多为瘀血久停所致。

（三）望形态

望形态，是指通过观察患者形体和姿态变化来诊察病情的方法。

1. 望形体　观察患者体型、体质和形态。若发育良好，骨骼粗大，胸廓宽厚，肌肉结实，筋强力壮，提示内脏坚实，气血旺盛；发育不良，骨骼细小，胸廓狭窄，肌肉瘦削，筋弱无力，提示内脏虚弱，气血不足。若形体肥胖，肉松皮缓，少气乏力，为阳虚脾弱，痰湿内盛；形体消瘦，肌肉干瘪，皮肤干燥，为阴血不足或虚劳重证。

2. 望姿态　观察患者的动静姿势和体位动作。卧时面常向外，躁动不安，身轻自能转侧者，多属阳证、热证、实证；卧时面常向里，喜静懒动，身重不能转侧者，多属阴证、寒证、虚证。仰卧伸足，掀去衣被者，多属实热证；蜷卧缩足，喜加衣被者，多属虚寒证。若猝然昏倒，不省人事，口眼㖞斜，半身不遂，属中风；猝然昏倒，不省人事，口吐涎沫，四肢抽搐，醒后如常，属痫病；肢体软弱，行动不便，属痿证；关节拘挛，屈伸不利，属痹证。

（四）望头颈五官

1. 望头颈　主要观察头的形态、动态和头发色泽的变化。

头形过大或过小，伴智力发育不全，属先天禀赋不足，肾精亏损；头摇不能自主，属肝风内动，或老年气血不足，脑神失养；头项强直，属火邪上攻；头项软弱，属肾气亏虚。发黄干枯，稀疏易脱，属精血不足；突然片状脱发，称为斑秃，为血虚受风所致；青壮年头发稀疏易落，或少年白发，多为肾虚或血热，但也有先天禀赋所致者。

2. 望五官　主要观察五官形色的变化，可以测知五脏的病变。

（1）望目　目为肝之窍，五脏六腑之精气皆上注于目。全目赤肿，迎风流泪，为肝经风热；目眦淡白，为血亏；白睛黄染，为黄疸；眼眶周围见黑色，多属肾虚水泛。

知识链接

五轮学说

古人将目之不同的部位分属于五脏。瞳仁属肾，称"水轮"；黑睛属肝，称"风轮"；两眦血络属心，称"血轮"；白睛属肺，称"气轮"；眼睑属脾，称"肉轮"。（图5-1）观察目的不同部位的形色变化可以诊察相应脏腑的病变，此即"五轮学说"。

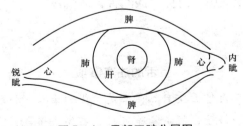

图5-1　目部五脏分属图

（2）望耳　耳为肾之窍，脏腑的许多经脉上络于耳。耳轮淡白，多属气血亏虚；耳轮红肿，多为肝胆湿热或热毒上攻；耳轮青黑，可见于阴寒内盛或有剧痛的患者；耳轮干枯焦黑，多属肾精亏耗，精不上荣；耳内流脓水，称为脓耳，为肝胆湿热熏蒸所致。

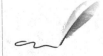

（3）望鼻　鼻为肺之窍，是呼吸气体出入之通道。鼻流清涕，为外感风寒；鼻流浊涕，为外感风热；鼻流浊涕而腥臭，多因外感风热或胆经蕴热所致，称为"鼻渊"；鼻孔干燥，为阴虚内热，或燥邪犯肺；鼻内出血，多属肺胃蕴热，称为"鼻衄"。

（4）望口唇　唇为脾之外荣，主要反映脾胃的情况。唇色淡白为血虚；唇色深红为热盛；唇色青紫为血瘀；口唇樱桃红色，多见于煤气中毒。口唇干枯皲裂，为津液已伤；口唇糜烂，多为脾胃湿热。

（5）望齿龈　齿为骨之余，龈为胃之络。齿燥如石，为胃肠热极，津液大伤；齿燥如枯骨，为肾阴枯竭；齿龈红肿疼痛，多为胃火上炎；龈不红不痛微肿，多属脾虚，或肾阴不足，虚火上炎；牙龈腐烂，流腐臭血水者，为牙疳病。

（6）望咽喉　咽为饮食纳入之道，喉为气体出入之路。咽部深红肿痛，属实热证；咽部嫩红，肿痛不显，属肾阴虚，虚火上炎。咽部有灰白假膜，拭之不去，重擦出血，很快复生，为"白喉"，多因外感疫邪所致。

（五）望皮肤

望皮肤主要观察皮肤色泽、形态变化，以及斑、疹的鉴别。

1. 形色变化　皮肤呈片状红肿，色如涂丹，称"丹毒"，多为实热火毒；面目、皮肤俱黄，为黄疸。皮肤干枯无华，为津液已伤，或营血亏虚；皮肤干枯粗糙如鱼鳞，肌肤甲错，为瘀血阻滞，肌肤失养；周身肌肤肿胀，按有压痕，为水肿，多属水湿泛滥。

2. 斑疹　斑和疹均为全身性疾病表现于皮肤的症状，两者虽常并称，但实质有别。凡色深红或青紫，多点大成片，平铺于皮肤，扪之不碍手，压之不褪色者为斑；凡色红、点小如粟或如花瓣，高出皮肤，抚之碍手，压之褪色者为疹。若皮肤上突然出现淡红或淡白色丘疹，形状不一，小似麻粒，大如花瓣，皮肤瘙痒，搔之融合成片，出没迅速者为瘾疹，为外感风邪或过敏所致。

（六）望舌

望舌，又称舌诊，通过观察患者舌质和舌苔的形态、色泽、润燥等变化以诊察疾病的方法，是中医独特的诊法之一。舌质，又称舌体，是舌的肌肉脉络组织。舌苔，是舌体上附着的一层苔状物，由胃气上蒸而成。正常舌象的特征是舌色淡红，舌体柔软，不胖不瘦，活动自如，舌苔薄白，干湿适中，简称"淡红舌，薄白苔"。

> **知 识 链 接**
>
> **望舌的注意事项**
>
> 　一是光线要充足；二是伸舌要自然；三是要辨别染苔，排除假象。如饮牛奶、豆浆可使舌苔变白；蛋黄、橘子、核黄素等可将舌苔染成黄色；各种黑褐色食品、药品可使舌苔变黑。染苔可在短时间内自然退去，或经揩舌除去，与病情不相符。如有疑问，可询问患者饮食、服药情况，或用揩舌方法予以鉴别。

舌与脏腑经络有着密切的联系。脏腑的精气可上荣于舌，脏腑的病变亦可以从舌象变化中反映出来。一般认为，舌尖属心肺，舌边属肝胆，舌中属脾胃，舌根属肾。（图5-2）

扫码"看一看"

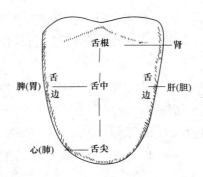

图5-2　舌诊脏腑部位分属示意图

1. 望舌质　主要观察舌色、舌形、舌态的变化，以诊察脏腑精气盛衰存亡，判断疾病预后转归。

（1）望舌色

1）淡白舌　较正常舌色浅淡。主虚证、寒证。舌淡白不泽，舌体稍小，多为气血两虚；舌淡白湿润，舌体胖嫩，多为阳气虚衰。

2）红绛舌　舌色较正常舌色红。鲜红者，为红舌；深红者，为绛舌，绛舌多为红舌进一步发展而成。主热证。舌色红绛起芒刺，或兼黄燥苔，多为实热证；舌色红绛而少苔、无苔，多为虚热证。

3）青紫舌　全舌呈青紫色，或舌上局部出现青紫色的斑点。主热证、寒证、瘀血证。舌青紫深绛，苔少而干，多为热毒炽盛；舌青紫湿润，苔白而滑，多为寒凝血瘀；舌青紫而暗，有瘀点瘀斑，多为瘀血证。

（2）望舌形

1）老嫩　舌质形色坚敛苍老，纹理粗糙为老舌，多为实证；舌质浮胖娇嫩，纹理细腻为嫩舌，多为虚证。

2）胖大　舌体较正常肥大为胖大舌，多为水湿痰饮阻滞所致。舌淡胖嫩，苔白滑，多为脾肾阳虚；舌红而胖大，多为脾胃湿热。

3）齿痕　舌体边缘见牙齿痕迹，为齿痕舌。多因舌体胖大而受齿缘压迫所致，常与胖大舌同见，多为脾虚湿盛。

4）瘦薄　舌体瘦小而薄，为瘦薄舌，是气血阴液不足，舌体不充之象。瘦薄而色淡者，多为气血两虚；瘦薄色红绛且干，多为阴虚火旺，津液耗伤。

5）裂纹　舌面上出现各种形状、深浅不一、多少不等的裂沟，为裂纹舌，多因热盛伤阴或血虚不润所致。

6）芒刺　舌乳头增生、肥大，高起如刺，摸之棘手，为芒刺舌，多属热邪亢盛。舌尖有芒刺为心火亢盛；舌边有芒刺为肝胆实火；舌中有芒刺为胃肠热盛。

（3）望舌态

1）强硬　舌体强硬，运动不灵活，屈伸不便，以致语言謇涩，称为"舌强"。舌红绛而强硬，多见于热盛之证；突然舌强语言謇涩，伴有肢体麻木、眩晕者多为中风先兆。

2）痿软　舌体软弱，屈伸无力，转动不便，称为痿软舌。多属气血俱虚，阴液亏损所致。新病舌干红而痿者，为热灼津伤；久病舌淡而痿，为气血俱虚；舌绛而痿，为阴亏已极。

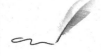

3）歪斜　舌体伸出偏斜于一侧，称为歪斜舌，多为中风或中风之先兆。

4）颤动　舌体震颤抖动，不能自主，称为颤动舌。舌质淡白而颤动，为血虚生风；舌红绛而颤动，为热极生风。

5）短缩　舌体紧缩不能伸长，称为短缩舌。舌淡或青而湿润短缩，为寒凝筋脉；舌胖而短缩，为痰湿内阻；舌红绛干而短缩，为热病伤津。

6）吐弄　舌伸出口外者为吐舌；舌微露出口，立即收回，或不时舔口唇四周者，称为弄舌。两者都属心脾有热。吐舌可见于疫毒攻心，或正气已绝；弄舌多为动风先兆，或小儿智能发育不良。

2. 望舌苔　主要观察苔的色和质的变化，以测知病位的深浅、病邪的性质、津液的存亡、病情的进退。

（1）望苔色

1）白苔　主表证、寒证。苔薄白，兼恶寒发热、脉浮者，为外感表证；苔厚白而腻，为痰湿或食积；苔白厚如积粉，为秽浊湿邪与热毒相结而成。

2）黄苔　主里证、热证。苔薄黄为热轻，苔深黄为热重，苔焦黄为热极。苔薄黄见于风热表证或风寒入里化热；苔厚黄而滑腻，多见于湿热蕴结，或痰饮食积化热；苔黄而干燥，多见于邪热伤津，燥结腑实。

3）灰黑苔　主里寒、里热之重证。灰苔与黑苔同类，灰苔即浅黑苔。灰黑苔多由黄苔或白苔发展而成，苔质润燥是判断灰黑苔寒热属性的重要指征。苔灰黑而滑腻者，为阳虚寒盛或痰饮内停；苔灰黑而干，芒刺裂纹者为热极津枯。

（2）望苔质

1）厚薄　反映病邪深浅。透过舌苔能隐隐见到舌体为薄苔，不能见舌体为厚苔。苔薄多主表证；苔厚多主里证。舌苔由薄增厚，为病进；由厚变薄，为病退。

2）润燥　反映津液盈亏。苔润为津液未伤；苔燥为热盛伤津或阴液亏耗。

3）腐腻　反映湿浊情况。腐苔，指苔质疏松而厚，颗粒粗大，如豆腐渣，易于刮脱，多为食积、痰浊。腻苔，指苔质细腻致密，颗粒细小，紧贴舌面，刮之难去，多为湿浊、痰饮、食积等。

4）剥脱　反映胃之气阴存亡。舌苔剥落不全，剥脱处光滑无苔，界限明显，称为"花剥苔"，为胃之气阴两伤；舌苔全部剥脱，舌面光洁如镜，称为"镜面舌"，是胃阴枯竭，胃气大伤之征象。

二、闻诊

闻诊是通过听声音和嗅气味来诊察疾病的方法。听声音包括听辨患者的语言、呼吸、咳嗽、呕吐、呃逆、嗳气等各种声响。嗅气味包括嗅病体发出的异常气味，分泌物、排泄物的气味等。

（一）听声音

1. 语声　语声高亢洪亮有力，烦躁多言，多为实证、热证；语声低微细弱，少气懒言，多为虚证、寒证。语声重浊，多因外感风寒，或痰湿阻滞。发声嘶哑或语而无声者，新病多因外邪袭肺，多属实证，常称"金实不鸣"；久病多为肺肾阴虚，多属虚证，常称"金破不鸣"。

2. 语言　神识不清，语无伦次，声高有力，称"谵语"，为热扰心神之实证。神识不清，语言重复，断续无常，声音低弱，称"郑声"，为心气大伤，神无所依之虚证。

3. 呼吸　呼吸表浅，气息低微，少气不足以息，多属内伤虚证；呼吸急促，气粗息短，多属邪实热证。呼吸困难，短促急迫，甚则鼻翼扇动，张口抬肩，不能平卧者，为喘证。喘有虚实之分，实喘多属病邪壅肺，虚喘多属肺肾亏虚。呼吸急促似喘，且喉中有哮鸣声，为哮证，多因内有宿痰，复感外邪诱发。哮必兼喘，而喘未必兼哮。

4. 咳嗽　咳嗽是肺失肃降，肺气上逆所致。咳声重浊有力，多属实证；咳声低微无力，多属虚证。咳声重浊，痰白清稀，为外感风寒；咳声不扬，痰稠而黄，不易咳出，多属肺热；干咳无痰或少痰，多因燥邪犯肺或肺阴亏虚。

5. 呕吐、呃逆与嗳气　呕吐、呃逆、嗳气均为胃失和降，胃气上逆的表现。呕吐徐缓，声音微弱，多属虚寒证；呕吐急剧，声音洪亮，多属实热证。呃声高亢而短，声响有力，为实证、热证；呃声低沉而长，声弱无力，为虚证、寒证；久病呃逆不止，声低无力，为胃气衰败之危候。嗳气酸腐，为宿食内停；嗳声频作，并与情志变化有关，属肝气犯胃。

（二）嗅气味

1. 口气　口气酸馊，为胃有宿食；口气臭秽，多属胃热，或消化不良、龋齿、口腔不洁等；口气腐臭，多属牙疳或内痈。

2. 汗气　汗出腥臭，为风湿热邪久蕴皮肤；腋下随汗散发阵阵臊臭气味者，为湿热内蕴所致，可见于狐臭病。

3. 痰、涕之气　咳吐浊痰脓血，腥臭异常者，多属肺痈；咳痰黄稠味腥者，为肺热壅盛；鼻流浊涕腥秽如鱼脑者，为鼻渊；鼻流清涕无气味者，为外感风寒。

4. 二便之气　大便酸臭难闻者，多属热结肠道；大便溏泻而腥者，多属脾胃虚寒；大便泄泻臭如败卵，矢气酸臭者，为宿食停滞；小便黄赤混浊，有臊臭味者，多属膀胱湿热；尿甜并散发烂苹果样气味者，为消渴病。

三、问诊

问诊是通过询问患者或陪诊者，了解疾病的发生发展、治疗经过、现有症状、既往病史等情况以诊察疾病的方法。在四诊中，问诊所获取的病史资料最为全面，古代医家谓之为"诊治之要领，临证之首务"，说明了问诊的重要性。

问诊的内容包括一般情况、主诉、现病史、既往史、个人史、家族史等。问现在症是指询问患者就诊时感到的不适和痛苦，以及与病情相关的全身情况。问现在症的内容涉及范围较广，主要包括问寒热、问汗、问疼痛、问饮食口味、问睡眠、问二便等。

知 识 链 接

《十问歌》

一问寒热二问汗，三问头身四问便，五问饮食六胸腹，七聋八渴俱当辨，九问旧病十问因，再兼服药参机变，妇女尤必问经期，迟速闭崩皆可见，再添片语告儿科，天花麻疹全占验。

（一）问寒热

问寒热主要是询问患者有无怕冷或发热的感觉。患者自觉怕冷，虽添衣加被，或近火

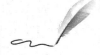

取暖，仍觉寒冷不缓解者，称为恶寒；身寒怕冷，添衣加被，或近火取暖，可得缓解者，称为畏寒。发热有两类，一是体温高于正常者；二是虽体温正常，但自觉全身或局部发热者。

1. 恶寒发热　疾病初起即见恶寒发热，多见于外感表证。有一分恶寒，便有一分表证。恶寒重发热轻，为风寒表证；发热重恶寒轻，为风热表证。

2. 但寒不热　只感怕冷而不觉发热，多属里寒证。新病恶寒，四肢不温，为里实寒证；久病畏寒肢冷，得温可缓，为里虚寒证。

3. 但热不寒　发热不恶寒或反恶热，多属里热证。

（1）壮热　患者高热39℃以上，不恶寒反恶热，常兼有面赤、多汗、烦渴饮冷等症，多见于里实热证。

（2）潮热　发热如潮汐有定时，按时发热或按时热甚者，称为潮热，常见三种类型。①阳明潮热（日晡潮热）：热势较高，常于日晡（申时，即下午3～5时）之时发热明显，或热势更甚，兼有口渴饮冷、腹满硬痛、大便秘结等，为胃肠燥热内结之阳明腑实证。②湿温潮热：午后发热明显，身热不扬（肌肤初扪之不觉很热，但扪之稍久即感灼手），多见于湿温病。③阴虚潮热：午后或夜间潮热，感觉热自骨内向外透发，或五心烦热，兼有颧红、盗汗、心烦失眠等，属阴虚证。

（3）微热　发热不高，一般不超过38℃，或仅自觉发热，多为内伤因素所致，如阴虚发热、气虚发热、气郁发热。

4. 寒热往来　恶寒与发热交替发作，是邪正相争，互为进退的病理表现，为半表半里证的特征，见于少阳病或疟疾。少阳病之寒热往来无定时，疟疾之寒热往来有定时。

（二）问汗

问汗是指询问患者有无出汗，出汗的时间、多少、部位及其主要兼症等。

1. 有汗无汗　表证有汗，多属中风表虚证或表热证；表证无汗，多属表寒证。里证汗出，多属里热证；里证无汗，多为阳气不足或津血亏耗所致。

2. 特殊汗出　具有某些特征（出汗时间、出汗状况等）的病理性汗出。

（1）自汗　白天汗出不止，活动后更甚，多为气虚证、阳虚证。

（2）盗汗　熟睡后汗出，醒则汗止，多为阴虚内热证。

（3）绝汗　在疾病的危重阶段，突见大汗不止，主亡阴证、亡阳证。如病势危重，汗出如油，热而黏手，伴高热烦渴，脉细数疾，属亡阴之汗；若病势危重，大汗淋漓，汗稀而凉，伴身凉肢厥，脉微欲绝，属亡阳之汗。

（4）战汗　先见全身寒战，而后汗出，称战汗。战汗是邪正相争，病变发展的转折点。汗出热退，脉静身凉，为邪去正复之佳象；汗出而身热不减，仍烦躁不安，脉来疾急，为邪胜正衰之危候。

（三）问疼痛

问疼痛，应注意询问疼痛的部位、性质、程度、时间、喜恶等。疼痛有虚实之分，因实致痛，多为感受外邪，或气滞血瘀，或痰浊、食滞、虫积等阻滞经络，气血运行不畅，即所谓"不通则痛"；因虚致痛，多为气血不足，或阴精亏损，脏腑经络失养，即所谓"不荣则通"。

1. 胀痛　疼痛伴有胀感，多为气滞证，多发于胸胁脘腹、四肢等处。但头目胀痛，多为肝阳上亢，或肝火上炎。

2. 刺痛　疼痛如针刺，多为瘀血证，以胸胁、脘腹、头部等处多见。

3. 走窜痛　痛处游走不定，或走窜攻痛。胸胁脘腹疼痛且走窜不定，多为气滞；肢体关节疼痛而游走不定，多为风痹。

4. 绞痛　疼痛剧烈如刀绞，多为有形实邪阻闭，或寒邪凝滞，气滞血瘀所致实证，常见于真心痛、结石、蛔厥等。

5. 掣痛　痛处抽掣或牵引他处而痛，多为经脉失养，或经脉阻滞，如太阳头痛连项、心痹胸痛彻背等。

6. 灼痛　疼痛有灼热感而喜冷，多为火邪窜络，或阴虚火旺，以两胁、胃脘、肌表处多见。

7. 冷痛　疼痛有寒冷感而喜暖，多为阳虚寒凝，以腰脊、脘腹、四肢关节等处多见。

8. 隐痛　疼痛隐隐，绵绵不休，喜按，多为精血亏损，或阳气不足，肌体失养所致虚证，以头、脘、腹部多见。

9. 重痛　疼痛伴沉重感，多为湿邪阻遏气机，以头部、四肢、腰及全身多见。

10. 空痛　指疼痛伴空虚感，多为气血精髓亏虚，组织器官失养，以头部和小腹部多见。

（四）问饮食口味

主要询问口渴与否、饮水多少、食欲食量、冷热喜恶等情况，以了解体内津液的盈亏和输布、脾胃功能和疾病的寒热虚实。

1. 口渴与饮水　口渴与否反映人体津液的盈亏和输布情况。口不渴，为津液未伤，多见于寒证、湿证；口渴多饮，多为热证；大渴喜冷饮，为热盛伤津；口渴喜热饮，为寒湿内停；口渴欲饮，饮后即吐，为水饮内停；多饮多尿，见于消渴病。

2. 食欲与食量　食欲与食量反映脾胃功能盛衰。久病纳呆，属脾胃气虚；新病纳呆，多为食积。厌食常兼嗳气酸腐、脘腹胀满，为食滞胃脘；厌食油腻厚味，兼胁肋胀满灼热，为肝胆湿热；孕妇厌食严重，为妊娠恶阻。多食易饥，为胃火炽盛；消谷善饥而形体反见消瘦，兼口渴、多饮、多尿，见于消渴病；饥不欲食，为胃阴不足。

3. 口味　口淡无味，多为脾胃气虚；口苦，多为肝胆火旺；口甜，多为脾胃湿热；口酸，多为肝胃不和；口涩，多为燥热伤津；口咸，多为肾虚；口黏腻，多属脾胃湿阻。

（五）问睡眠

正常情况下，卫气昼行于阳经，阳气盛则醒；夜行于阴经，阴气盛则眠。

1. 失眠　又称"不寐"，经常不易入睡，或睡而易醒，醒后不能复睡，或睡眠不深，时常惊醒，甚至彻夜不眠。失眠应辨清虚实。虚证有心脾两虚、心肾不交、心阴亏损等证，多为气血不足、髓海失养；实证有心火亢盛、肝郁化火、宿食内停等证，多为痰火扰心。

2. 嗜睡　又称"多寐"，不论昼夜，睡意很浓，经常不自主地入睡，多见于痰湿困脾。

（六）问二便

主要询问二便的形态、气味、颜色、量的多少、排便的次数、排便时的感觉以及伴随症状等，以了解消化功能、水液代谢情况，判断疾病寒热虚实。

1. 大便

（1）便秘　大便燥结，排出困难，便次减少，甚则多日不便。新病腹满胀痛，大便燥结，多为实证、热证；久病、年老体弱、孕中产后，多为气虚、血虚。

（2）泄泻　大便稀软不成形，甚则水样，便次增多。泻如稀水，色淡黄而味腥臭，多为寒湿泄泻；腹痛而泻，里急后重，下痢脓血，为大肠湿热；大便酸臭多沫，泻后痛减，多为食积；黎明前腹痛泄泻，形寒肢冷，腰膝酸软，称"五更泄"，多为脾肾阳虚，多见于老年人。

2. 小便　小便清长，为寒证；小便短赤，为热证；小便黄赤，伴尿频、尿急、尿痛，为膀胱湿热；夜尿增多，或遗尿、尿失禁，多为肾气不固。

四、切诊

切诊，包括脉诊和按诊两部分，是医生运用指端的触觉，在患者体表的一定部位进行触、摸、按、压，以诊察疾病的方法。

（一）脉诊

脉诊，又称切脉，是指通过手指的触觉切按患者动脉、探测脉象，以了解气血运行状态、脏腑变化的诊察方法。

1. 脉诊的部位　常用的脉诊部位是手腕部的寸口脉，即桡动脉的腕后浅表部位。寸口脉分寸、关、尺三部，通常以掌后高骨（桡骨茎突）为标记，其内侧部位为关，关前（腕端）为寸，关后（肘端）为尺。（图5-3）两手各有寸、关、尺三部，共六部脉，以分候各脏腑：右寸候肺，右关候脾胃，右尺候肾（命门）；左寸候心，左关候肝胆，左尺候肾。

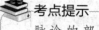

考点提示
　　脉诊的部位、方法及常见病脉的特征。

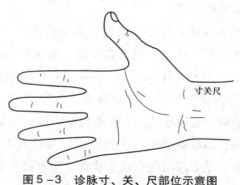

图5-3　诊脉寸、关、尺部位示意图

知识链接

"独取寸口"理论

　　独取寸口，出自《难经·一难》。单独诊寸口脉，可以诊察全身状况。《素问·五脏别论》曰："胃为水谷之海，六腑之大源也，五味入口，藏入胃以养五脏气，气口亦太阴也。是以五脏六腑之气味，皆出于胃，变见于气口。"《难经·一难》曰："寸口者，脉之大会，手太阴之动脉也。"以上说明独取寸口的依据，一是由于寸口位于手太阴肺经的原穴部位，是脉之大会。手太阴肺经起于中焦，所以在寸口可以观察胃气的强弱。二是脏腑气血皆通过百脉朝会于肺，所以脏腑的生理病理变化能反映于寸口脉象。

2. 脉诊的方法　时间以清晨为佳，患者取坐位或仰卧位，手臂放平和心脏近于同一水平，直腕，手心向上，并在腕关节下垫上脉枕。医者中指定关位，示指按寸部，无名指按尺部，三指微屈呈弓形，指腹平齐切按脉体。诊脉时，医者用自身的呼吸测患者的脉跳，自然均匀的一呼一吸为一息，每次脉诊不应少于五十动。切诊时常用轻、中、重三种指力体察脉象。浮取轻按为"举"；稍加指力，不轻不重中取为"寻"；沉取重按为"按"。寸、关、尺三部，每部有浮、中、沉三候，合称"三部九候"。

3. 正常脉象　正常脉象又称为"常脉"或"平脉"。三部有脉，一息四五至，不浮不沉，不大不小，和缓有力，节律均匀。

4. 常见病脉与主病　反映疾病变化的脉象，即为病脉。（表5-1）虽然病与脉密切相关，但仍须四诊合参，综合判断。

表5-1　常见病脉与主病

脉名	脉象	主病
浮	轻取即得，重按稍减而不空	表证。浮而有力为表实，浮而无力为表虚
沉	轻取不应，重按始得	里证。有力为里实，无力为里虚
迟	脉来迟缓，一息不足四至	寒证。有力为实寒，无力为虚寒
数	脉来急促，一息超过五至	热证。有力为实热，无力为虚热
洪	脉形宽大，来盛去衰，如波涛汹涌	热盛
细	脉细如线，应指明显	主气血两虚，诸虚劳损，又主湿证
虚	三部举按均无力，为无力脉的总称	虚证。多为气血两虚
实	三部举按皆有力，为有力脉的总称	实证
滑	往来流利，应指圆滑，如盘滚珠	痰饮、食滞、实热，亦为青壮年常脉和妇人孕脉
涩	往来艰涩不畅，如轻刀刮竹	气滞、血瘀、精伤、血少
弦	端直而长，如按琴弦	肝胆病，疼痛，痰饮，亦见于老年健康者
紧	脉来绷急，应指紧张有力，如牵绳转索	实寒证、疼痛、宿食
濡	浮而细软，重按即无	诸虚证，湿证
促	脉来急促，时有一止，止无定数	阳盛实热，气滞血瘀，痰饮食积
结	脉来缓慢，时有一止，止无定数	阴盛气结，寒痰瘀血
代	脉来迟缓无力，时有一止，止有定数	脏气衰微，痛证，惊恐，跌扑损伤

　　脉象可以单一出现，也可以两种或两种以上复合相兼出现，相兼脉的主病即各单一脉主病的组合。如浮数脉，浮脉主表证，数脉主热证，浮数脉主表热证。

（二）按诊

　　按诊，是指用手直接触、摸、按、压患者体表某些部位，以了解局部冷热、润燥、软硬、压痛、肿块等异常变化，推断疾病的部位、性质和轻重等情况的一种诊察方法。

　　1. 按肌肤　诊察肌肤的寒热、润燥、肿胀等。肌肤灼热为热证；清冷为寒证。湿润为出汗或津液未伤；皮肤干燥粗糙为津液已伤。肌肤按之凹陷，不能即起，肿胀发亮为水肿。

　　2. 按手足　诊察手足的寒热。手足俱冷为阳虚寒盛；手足俱热为热证，多为阴虚或阳盛；手足心热为阴虚。

　　3. 按胸胁　诊察心、肺、肝的变化。前胸高起，按之气喘，为肺胀；胸胁按之胀痛，为痰热气结或水饮内停；胁下肿块，或软或硬，多为气滞血瘀；右胁肋下触及肿块，表面凹凸不平，提示肝癌。

4. 按脘腹 诊察有无压痛和肿块。疼痛喜按，局部柔软，为虚证；疼痛拒按，局部坚硬，为实证。腹中肿块，坚实有形，推之不移，痛有定处，为癥积；腹中肿块，时聚时散，按之无定形，痛无定处，为瘕聚。

第二节 辨 证

辨证论治是中医学的特点和精华。辨证是中医认识和诊断疾病的方法，是正确调治疾病的前提和依据。中医辨证方法有多种，其中八纲辨证是中医各种辨证的总纲。

一、辨证概述

中医在诊治疾病的活动中，主要在于辨证。辨证的"证"，是指证候，与"病"和"症"既有联系又有区别。中医强调既辨病又辨证，一般采用"辨病为先，辨证为主"的原则。

1. 辨证的概念 辨证是指在中医理论指导下，通过望、闻、问、切四诊收集资料，进行分析、综合、归纳，辨清疾病的原因、性质、部位及邪正之间的关系，概括、判断为某种性质的证候。

2. 病、证、症 在介绍辨证之前，首先要对病、证、症这三个既相关又不同的概念进行了解。

> **考点提示**
> 辨证的概念；病、证、症的概念。

病，即疾病，是指在病因作用下，机体邪正相争、阴阳失调所出现的脏腑组织损伤或生理功能障碍，并有一定规律的病理全过程，如感冒、水痘、痢疾等。它通常是从总的方面来反映疾病，并不是对疾病过程中某一阶段予以反映。

症，即症状和体征。症状是患者主观感觉的不适或病态改变，如发热、头痛、恶心、呕吐等；体征是医生检查患者时发现的异常征象，如面色苍白、舌质紫暗等。症仅是疾病的个别现象，不能反映疾病或证候的本质，但症是诊断疾病、辨识证候的主要依据。

证，即证候，是机体在疾病发展过程中的某一阶段的病理概括，包括病变的部位、原因、性质以及邪正关系，反映出疾病发展过程中某一阶段的病理变化的本质，因而它比症状更全面、更深刻、更正确地揭示了疾病的本质，如肝阳上亢、气血两虚等。

病、证、症三者既有联系又有区别。病所揭示的是疾病病理的全过程，证所揭示的是疾病某一阶段的病理状态，症是疾病过程中个别的、孤立的现象。症是病和证的基本要素。有内在联系的症状和体征组合在一起就构成了证候。各阶段的证候贯穿起来，即是疾病的全过程。

3. 辨证与辨病 中医强调辨证与辨病相结合。辨证是认识疾病现阶段的本质，辨病是认识疾病全过程的本质，二者结合，可以从不同的角度认识疾病的本质。一般采用"辨病为先，辨证为主"的原则。如临床见恶寒发热、头痛、鼻塞、流涕、咳嗽等症，可初步诊断为感冒病，但由于致病因素与机体反应性不同，又常表现为风寒表证与风热表证的不同证候。如属风寒感冒，根据"寒者热之"的原则，采用辛温解表的方法；若属风热感冒，根据"热者寒之"的原则，采用辛凉解表的方法。

4. 常用辨证方法 中医学在长期临床实践中逐渐形成的辨证方法有多种，包括八纲辨

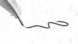

证、病因辨证、经络辨证、气血津液辨证、脏腑辨证、六经辨证、卫气营血辨证与三焦辨证等。八纲辨证是辨证的总纲，属于纲领证。本节主要介绍八纲辨证。

二、八纲辨证

八纲是指表、里、寒、热、虚、实、阴、阳八个辨证的纲领。八纲辨证通过对四诊获得的资料进行综合分析，确定疾病病位的深浅、疾病性质的寒热、邪正斗争的盛衰、病证类别的阴阳，归纳为八类不同的证候。八纲证候即表证、里证、寒证、热证、虚证、实证、阴证、阳证。八纲辨证从八个方面对疾病的本质做出纲领性的辨别，其中阴阳两纲可以概括其他六纲，是八纲中的总纲。

（一）表里辨证

表里是辨别病位深浅和病势趋向的两个纲领。一般而言，皮毛、肌腠、经络属表；脏腑、血脉、骨髓属里。外有病属表证，病位浅而病情轻；内有病属里证，病位深而病情重。

考点提示

表证与里证、寒证与热证、虚证与实证的鉴别。

1. 表证　是对感受外邪，病变反映于身体浅表部位所出现的证候概括。

【临床表现】恶寒（或恶风）发热，舌薄白，脉浮，可兼见鼻塞、流涕、喷嚏、咳嗽、咽喉痒痛、头身疼痛等。

【调治原则】辛散解表。

2. 里证　是病变部位由体表入里，导致脏腑、气血、骨髓等受病所出现的证候。

【临床表现】里证具有病因复杂、病位广泛、症状繁多的特点，很难一言而概括之，可以说凡非表证及半表半里证的特定证候，一般都可以归属于里证的范畴。现仅与表证相对而言举例如下：壮热不恶寒，口渴喜饮，烦躁谵妄，腹痛，便秘或腹泻呕吐，小便短赤，舌红苔黄或白厚腻，脉沉等。

【调治原则】根据具体病证的性质，加以辨证论治。

3. 表证和里证的鉴别　主要审察恶寒与发热是否同时出现及舌象、脉象等变化。（表5-2）

表5-2　表证和里证的鉴别

证别	病史	病位	寒热喜恶	舌象	脉象
表证	新病，起病急，病程短	浅	发热与恶寒并存	苔薄	浮
里证	久病，起病缓慢，病程长	深	但热不寒或但寒不热	舌及苔有明显变化	沉

（二）寒热辨证

寒热是辨别疾病性质的两个纲领。寒热反映了机体阴阳的偏盛偏衰，即所谓"阳胜则热，阴胜则寒""阳虚则寒，阴虚则热"。寒证用温热药治疗，热证用寒凉药治疗，即所谓"寒者热之，热者寒之"。

1. 寒证　是感受寒邪或阴盛阳虚，表现为机体功能活动衰退的证候。

【临床表现】畏寒喜暖，肢冷蜷卧，口淡不渴，或喜热饮，面色苍白，痰、涎、涕清稀，小便清长，大便溏薄，舌淡苔白润，脉紧或迟等。

【调治原则】散寒助阳。

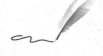

2. 热证　是感受阳热之邪或阳盛阴虚，表现为机体功能活动亢进的证候。

【临床表现】发热，恶热喜冷，口渴喜冷饮，面红目赤，烦躁不宁，痰、涕黄稠，小便短赤，大便秘结，舌红苔黄、干燥少津，脉数等。

【调治原则】清热泻火。

3. 寒证和热证的鉴别　主要区别寒热的喜恶、口渴与否，四肢的温凉以及面色、二便、舌脉象等。（表5-3）

表5-3　寒证和热证的鉴别

证别	寒热	口渴	四肢	面色	二便	舌象	脉象
寒证	畏寒喜热	口淡不渴	冷	苍白	小便清长 大便溏薄	舌淡苔白润	紧或迟
热证	恶热喜冷	渴喜冷饮	热	红赤	小便短赤 大便秘结	舌红苔黄燥	数

（三）虚实辨证

虚实是辨别邪正盛衰的两个纲领。实指邪气亢盛，虚指正气不足。《素问·通评虚实论》曰："邪气盛则实，精气夺则虚。"辨别疾病的虚实，了解邪正盛衰，是用药攻补的依据。

1. 虚证　是因人体正气虚损而引起的不足、衰退的一系列虚弱证候的统称。

【临床表现】各种虚证的表现不同，很难用几个症状全面概括，多见于慢性疾病或疾病的后期，病程较长。具体可分为气虚、阳虚、血虚与阴虚等类型。（表5-4）

表5-4　气虚、血虚、阴虚、阳虚的表现

证别	临床表现
气虚证	神疲乏力，少气懒言，语声低微，自汗，畏风，活动后诸症加重，舌淡，脉虚弱
阳虚证	面色淡白，畏寒肢冷，神疲乏力，自汗，口淡不渴，小便清长，大便溏薄，舌淡胖苔白润，脉沉迟无力
血虚证	面色苍白无华或萎黄，唇甲色淡，头晕眼花，心悸失眠，肢体麻木，妇女月经量少、色淡、后期或经闭，舌淡，脉细无力
阴虚证	形体消瘦，颧红盗汗，午后潮热，五心烦热，口燥咽干，小便短赤，大便干燥，舌红少苔或无苔，脉细数

【调治原则】补虚扶正。

2. 实证　是邪气亢盛，正气未衰而引起的有余、亢盛的一系列证候的统称。

【临床表现】由于病因和所及脏腑的不同，实证的临床表现多种多样。常见的有高热面赤，烦躁，甚至神昏谵语，腹痛拒按，痰多气粗，肿块坚硬，大便秘结，小便短赤，舌苔厚腻，脉沉实有力等。

【调治原则】泻实祛邪。

3. 虚证和实证的鉴别　主要观察病程的长短、精神的好坏、声音气息的强弱、疼痛喜按和拒按，以及二便、舌象、脉象的变化等。（表5-5）

表5-5　虚证和实证的鉴别

证别	病程	体质	精神	声音	气息	疼痛	二便	舌象	脉象
虚证	长	弱	萎靡	低	弱	喜按	尿清便溏	舌淡少苔	细弱
实证	短	强	躁动	高	粗	拒按	尿赤便秘	苔厚腻	有力

（四）阴阳辨证

阴阳是概括病证类别的总纲。阴阳分别代表事物相互对立的两个方面，疾病性质、临床表现都可以归属于阴或阳的范畴，所以阴阳是病证归类的两个基本纲领。八纲中的表里、寒热、虚实从不同的角度概括病情，而阴阳则可以对病情进行总的归纳，所以说阴阳辨证是八纲辨证的总纲。

1. 阴证　是体内阳气虚衰，阴偏盛的证候，凡以抑制、沉静、衰退、晦暗等符合"阴"的一般属性的证候，如里证、寒证、虚证等，统称为阴证。

【临床表现】不同的疾病，所表现的阴性证候不尽相同，各有侧重，一般常见的有面色暗淡，身重踡卧，形寒肢冷，精神萎靡，倦怠无力，语声低怯，纳差，口淡不渴，或渴喜热饮，大便稀溏，小便清长，舌淡胖嫩，脉沉迟，或弱或细涩。

【调治原则】温阳、散寒、补虚。

2. 阳证　是体内阳气亢盛，正气未衰的证候，凡以兴奋、躁动、亢进、明亮等符合"阳"的一般属性的证候，如表证、热证、实证等，统称为阳证。

【临床表现】不同的疾病表现的阳性证候也不尽相同。一般常见的有面色红赤，发热，肌肤灼热，神烦，躁动不安，语声高亢，喘促痰鸣，呼吸气粗，口干渴饮，大便秘结，小便涩痛，短赤，舌质红绛，苔黄黑生芒刺，脉象浮数、洪大、滑实。

【调治原则】解表、清热、泻实。

第三节　诊法与辨证在养生中的应用

中医通过四诊收集病情资料，综合分析后辨别证型，是正确进行治疗和调养的前提和依据。所以，诊法和辨证在养生中有着非常重要的意义。

一、诊法在养生中的应用

中医学认为，人是一个有机的整体，人体内在的生理活动、病理变化可以反映于体外，正如《丹溪心法》曰："有诸内者，必形诸外。"所以，视其外部现象，有可能测知内在的变动情况，称之为"司外揣内"。

中医的望、闻、问、切四诊，就是通过收集人体表现于外的各种信息，以测知人体内部的脏腑、气血、阴阳等变化情况，可为判断病情、辨别证候提供依据，是正确进行养生调治的重要前提和依据。四诊在养生中的应用主要体现在整体审察和四诊合参两方面。

1. 整体审察　人是一个有机的整体，又受到自然环境和社会环境的影响。当人体阴阳平衡，能适应自然、社会的变化，则是身心健康的表现；若人体内外环境不能在一定范围内和谐统一，便会发生疾病。人体患病，局部的病变可以影响全身，脏腑病变可以造成气血阴阳的失常，精神的刺激会导致气机和全身的变化。因此，通过四诊收集资料时，应从整体上进行多方面考察，而不能只看到局部。不仅要对局部的情况进行详细地观察、询问和检查，还要通过寒热、饮食、睡眠、二便、舌脉等了解全身的情况，同时还要了解体质、家庭、环境、季节、气候对人体有无影响。此外，有了丰富的资料，还须全面分析、综合判断，不能只顾一点，不及其余。

2. 四诊合参　望、闻、问、切是从不同的角度收集资料，有其独特的方法和意义，不能相互取代。正如《医门法律》曰："望闻问切，医之不可缺一。"譬如诊腹时，要通过望诊了解色泽形状，通过闻诊听其声音，通过按诊知其冷热、软硬，还要询问喜按还是拒按。所以，只有通过四诊合参，才能全面了解情况，做出正确的判断，提出正确的调治原则。

二、辨证在养生中的应用

辨证强调因人、因病、因证而异，从中医学的整体观出发，辨证的内容是多方面的，除了发病原因、发病经过、临床表现外，患者的年龄、性别、体质和季节、气候都包括在内，证就是综合各方面资料做出的关于疾病本质的判断，因此辨证的重点是因人而异的"证"。中医学从证入手，正是强调了个体差异。所以，只有正确进行辨证，才能采取有针对性的调治措施，从而取得效果。

中医辨证的精神实质是针对疾病发展过程中不同质的矛盾用不同的方法解决。我们有时可见到一种病包括几种不同的证，也可见到不同的病在其发展过程中可以出现同一种证，这就可以采用"同病异养"和"异病同养"的方法。

1. 同病异养　同一种疾病，由于发病的时间、地域不同，或所处疾病的阶段不同，或患者的体质不同，反映出不同的证候，采用的调养方法不同，这就是"同病异养"。如夏季感冒，由于感受暑湿之邪，在治疗的同时应采用祛暑化湿的方法，室内注意通风凉爽，饮食可给西瓜、绿豆汤、番茄等清热利湿之品，忌生冷、油腻、辛辣等助湿化热之物；冬季感冒，常为感受风寒之邪，应采用辛温解表的方法，给予生姜红糖水、生姜葱白饮等热服以助药力，服药后覆盖衣被，使其周身微微汗出，以助汗出表解之效。

2. 异病同养　不同的疾病，由于病机相同出现了基本相同的证候，可采用相同的调养方法，这就是"异病同养"。如胃下垂、子宫脱垂、脱肛这三种不同的病变，因都属于中气下陷证，故配合治疗都可采用升提中气的方法进行调养。如用黄芪、党参炖母鸡、薏苡仁粥、茯苓粥等益气健脾之品，注意休息，避免疲劳，培育中气；针刺百会、关元、足三里、长强等穴，以补中益气。

中医辨证就是抓住当前疾病的主要矛盾，最终决定治疗和调养原则的关键是证候，正所谓"证同养亦同，证异养亦异"。只有在正确诊断和辨证的基础上，治疗和调养才能有效地展开。中医养生始终不能离开四诊和辨证。

本章小结

1. 诊法　诊法是中医诊察疾病的方法，包括望诊、闻诊、问诊、切诊四个内容，又称"四诊"。在运用四诊时须将四诊有机结合，不可偏颇，即为四诊合参。

2. 辨证　辨证是指在中医理论指导下，通过望、闻、问、切四诊收集资料，进行分析、综合、归纳，辨清疾病的原因、性质、部位及邪正之间的关系，概括、判断为某种性质的证候。

3. 八纲辨证　八纲辨证是将四诊获得的资料进行综合分析，确定疾病病位的深浅、疾病性质的寒热、邪正斗争的盛衰、病证类别的阴阳，归纳为表、里、寒、热、虚、实、阴、阳八类不同的证候。

4. 诊法与辨证在养生中的应用　中医通过四诊收集病情资料，综合分析后辨别证型，是正确进行治疗和调养的前提和依据。四诊时要注意整体审察、四诊合参。辨证时要注意抓住当前疾病的主要矛盾，无论同病异养还是异病同养，其关键都是证候。只有在正确诊断和辨证的基础上，治疗和调养才能有效地展开。

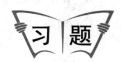

一、选择题

1. 中医"四诊"的方法是
   A. 视、触、叩、听 　　　B. 望、触、问、切 　　　C. 望、闻、问、切
   D. 触、摸、按、压 　　　E. 望、摸、问、听

2. 下列哪项不属于得神范畴
   A. 呼吸调匀 　　　B. 食欲突增 　　　C. 双目明亮
   D. 动作灵敏 　　　E. 语言清晰

3. 久病精气衰竭的患者，突然精神好转，食欲大增，颧赤如妆，语言不休，此属
   A. 有神 　　　B. 无神 　　　C. 失神
   D. 假神 　　　E. 神志错乱

4. 下列哪项属于面色黄的原因
   A. 阴寒内盛 　　　B. 心肺气虚 　　　C. 肾阴亏损
   D. 肾阳不足 　　　E. 脾虚湿蕴

5. 实热证患者的典型面色是
   A. 满面通红 　　　B 午后颧红 　　　C. 面青颊赤
   D. 面色萎黄 　　　E. 泛红如妆

6. 下列哪项不属于正常舌象
   A. 舌体柔软 　　　B. 舌体活动自如 　　　C. 舌质淡红
   D. 舌质淡嫩少苔 　　　E. 舌苔薄白

7. 下列既可见于热证，又可见于寒证的舌象是
   A. 红舌 　　　B. 青紫舌 　　　C. 绛舌
   D. 淡白舌 　　　E. 芒刺舌

8. 舌体胖大，边有齿痕主
   A. 心阴不足 　　　B. 肝血亏虚 　　　C. 肺阴亏虚
   D. 脾虚湿盛 　　　E. 肾精不足

9. 黄苔一般主
   A. 寒证 　　　B. 热证 　　　C. 痰饮
   D. 湿证 　　　E. 虚证

10. 脾胃虚弱所致脘腹疼痛的特点为
    A. 隐痛 　　　B. 绞痛 　　　C. 胀痛
    D. 窜痛 　　　E. 刺痛

11. 日间经常汗出兼有神疲乏力的是
    A. 战汗 　　　B. 绝汗 　　　C. 脱汗

D. 盗汗　　　　　　　　　　　E. 自汗

12. 下列哪项不属于正常脉象

A. 寸关尺三部均有脉　　　　B. 节律均匀　　　　　　C. 一息跳动六七至

D. 和缓有力　　　　　　　　E. 浮沉适中

13. 浮脉主

A. 里证　　　　　　　　　　B. 寒证　　　　　　　　C. 热证

D. 虚证　　　　　　　　　　E. 表证

14. 八纲是指表里、寒热、虚实和

A. 阴阳　　　　　　　　　　B. 浮沉　　　　　　　　C. 盛衰

D. 润燥　　　　　　　　　　E. 正邪

15. 以下各项不属于热证表现的是

A. 面赤　　　　　　　　　　B. 小便短赤　　　　　　C. 口淡不渴

D. 大便秘结　　　　　　　　E. 咯痰黄稠

16. 患者，男，33 岁。呃逆 3 天。呃声连连，声高有力，嗳腐吞酸，口气酸臭，腹痛拒按，肠鸣、矢气频频，舌苔厚腻，脉滑。此属

A. 食积胃肠　　　　　　　　B. 水停中脘　　　　　　C. 肝气犯胃

D. 脾胃气虚　　　　　　　　E. 气血两虚

17. 患者，女，21 岁。咳嗽、胸痛、低热半年。半年来经常咳嗽，时轻时重，痰少而黏，偶尔带有血丝，入夜低热，多汗，月经量少，伴形体消瘦，颧红，舌红少苔而干，脉象细数。其发热最可能属于

A. 阳明发热　　　　　　　　B. 阴虚发热　　　　　　C. 气虚发热

D. 外感发热　　　　　　　　E. 湿温发热

18. 患者，女，36 岁。平素性格内向，2 天前因与人生气，出现两胁胀满疼痛，心情烦闷，苔薄白，脉弦，其胁痛最可能属于

A. 气滞　　　　　　　　　　B. 血瘀　　　　　　　　C. 寒凝

D. 热盛　　　　　　　　　　E. 湿浊

19. 患者，女，28 岁。近 1 个月来经常头晕，晚上睡觉腿常抽筋，自述工作压力较大，熬夜，饮食不规律，面色暗黄，舌淡白，脉细。辨证属

A. 气虚证　　　　　　　　　B. 阳虚证　　　　　　　C. 血虚证

D. 阴虚证　　　　　　　　　E. 里寒证

20. 患者，男，56 岁。恶热喜凉，面红目赤，口渴喜冷饮，烦躁不安，神昏谵语，腹胀痛拒按，大便秘结，尿少色黄，舌红苔黄燥，脉洪数。辨证属

A. 实热证　　　　　　　　　B. 虚热证　　　　　　　C. 虚寒证

D. 实寒证　　　　　　　　　E. 表实证

二、思考题

1. 张某，男，25 岁。昨日运动后汗出受风，当夜发热恶寒，头痛咽痛，自服感冒药，效果不显。今日就诊，发热，体温38℃，微恶风寒，微微汗出，头痛，咽喉干痛，舌边尖红，苔薄黄，脉浮数。

要求：请用八纲辨证进行辨证，并写出相应的调治原则。

2. 李某，女，62 岁。近 2 年来经常疲乏无力，自汗，面色苍白，畏寒喜暖，手足冰凉，大便稀溏，脘腹冷痛，舌淡苔白润，脉沉迟无力。

要求：请用八纲辨证进行辨证，并写出相应的调治原则。

（吴　卓）　　扫码"练一练"

第六章 养生原则

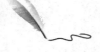

学习目标

1. **掌握** 中医养生的基本原则。
2. **熟悉** 治未病的意义;三因制宜的含义。
3. **了解** 形神合一的内涵及其在养生中的作用。
4. 具备运用中医养生原则指导大众进行养生防病的能力。
5. 能将"治未病"的理念,贯穿于养生实践。

故事点睛

旁白:彭祖是我国古代著名的寿星和养生家,据传活了 140 多岁。葛洪《神仙传》中记载彭祖的养生方法是气功修炼,吞咽唾液,然后起身,熊经鸟伸,导引行步,若身体不适,用导引运气其患处,真气贯通九窍五脏、四肢至毛发,这样疲劳病患一扫而去。且彭祖心地善良,心胸豁达,不四处钻营,不忙于机谋巧算,亦不贪图钱财,殷王前后赠给彭祖数万金,彭祖都用来救济贫贱,自己不留分毫。

人物:由 1 名学生即兴扮演彭祖。

请问:

1. 彭祖的养生事迹体现了什么养生原则?
2. 结合彭祖的养生事迹谈谈静以养神的重要性。

中医养生在中医基本理论的指导下,不断积累实践经验,经过漫长的发展,逐步形成预防为主、形神共养、调养脏腑、审因论养等养生基本原则,遵循养生的基本原则进行中医养生活动,使中医养生活动有章可循,有法可依。

第一节 预防为主,扶正避邪

我国古代医学家在长期与疾病做斗争的过程中,认识到人们在疾病发生以后再进行医治,即使治愈,在健康或生活等各方面已不可避免地受到了损失;有的疾病还会留下后遗症或终生残疾,影响日后的生活及生存;甚至有些患者往往来不及医治就死亡了。于是提出了"治未病"的中医养生思想。《素问·四气调神大论》曰:"圣人不治已病治未病,不治已乱治未乱。"其中"治未病"即指预防疾病,是指采取一定的措施,防止疾病的发生和发展。中医认为疾病的发生与否取决于人体正气与外界邪气的斗争结果,而正气不足是发病的根本原因,所以顾护正气是预防疾病的关键所在。这种预防为主,扶正避邪的养生思想受到历代养生学家的推崇,成为中医养生的一条重要原则。

一、预防为主

西汉时期，《淮南子·说山训》曰："良医者，常治无病之病，故无病。圣人者，常治无患之患，故无患。"我国两千多年前就已经有了"预防为主"的养生思想，这种养生思想得到了历代医家的认可，在整个中医养生学领域起到了十分重要的指导作用。汉代张仲景《金匮要略·脏腑经络先后病脉证第一》中亦有关于未病先防的养生思想："无犯王法，禽兽灾伤，房室勿令竭之，服食节其冷热，苦酸辛甘，不遗形体有衰，病则无由入其腠理。"说明要保持身体健康，就要在日常起居及饮食等各个方面提前预防，病邪则无法侵害人体。预防为主的思想包括未病先防、欲病救萌、既病防变及病愈防复。

（一）未病先防

未病先防，是指在未患病之前采用各种养生保健措施来避免亚健康与疾病的发生，包括祛除或规避各种致病因素和增强自身抵御致病因素的能力，适用于未病的健康人。《丹溪心法·不治已病治未病》曰："与其救疗于有疾之后，不若摄养于无疾之先。"是指与其在生病之后再积极诊断治疗，不如在没生病时就加强调养，防止疾病的发生，这也是未病先防养生思想的具体体现。

（二）欲病救萌

欲病救萌，是指当机体处于亚健康状态，继续发展将会产生疾病时，要采取养生措施避免疾病的发生，适用于亚健康状态的人群。如正气不足，机体免疫力较差者，容易感染各种外邪，应在疾病发生之前顾护机体正气；平时有失眠、烦躁等精神情志失调症状者，若不加干预，进一步将会发展为神经精神类疾病，应根据中医辨证论治的指导思想，给予疏肝解郁等情志养生，促使恢复健康。

（三）既病防变

既病防变，是指当机体已经处于疾病状态时，要早期诊断治疗并进行预防，防止疾病向其他脏腑传变，加重病情。适用于已经生病，但病变脏腑单一的患者。《金匮要略·脏腑经络先后病脉证第一》曰："治未病者，见肝之病，知肝传脾，当先实脾。"此处"治未病"是指预防疾病从已病脏腑向未病脏腑传变，可知古代医家早已意识到防止疾病进一步传变的重要性。

（四）病愈防复

病愈防复，是指当机体处于疾病康复的阶段，虽然病邪已除，但机体功能还没有完全恢复，处于易感状态，适用于疾病初愈的人群，此时正气尚虚，邪气容易留恋机体。养生时要加强调理，巩固治疗，防止旧病复发。如临床上患者在疾病康复后一段时间内仍有轻度肢体乏力、食欲不振、短气懒言等不适症状，此时可进行辨证，采用适宜的中医养生干预，达到病愈防复的目的。

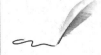

考点提示

治未病的概念。预防为主的思想。

二、扶正避邪

中医学认为，疾病的发生与发展取决于人体正气与邪气的斗争结果。邪气侵犯人体之后，正气和邪气就会相互作用，一方面是邪气对机体的正气起着破坏和损害的作用；另一方面则是正气对邪气的损害起抵抗和驱除邪气，并消除其不良影响的作用。《素问·刺法论》曰："正气存内，邪不可干。"正气充沛，致病邪气便无从入侵机体。《素问·评热病论》曰："邪之所凑，其气必虚。"说明正气不足则无力抵抗外邪入侵，是疾病发生的根本原因。《灵枢·百病始生篇》又进一步指出："风雨寒热，不得虚邪，不能独伤人。猝然逢疾风暴雨而不病者，盖无虚，故邪不能独伤人，此必因虚邪之风，与其身形，两虚相得，乃客其形；两实相逢，众人肉坚。"这些论述，都说明正气虚弱是疾病发生的内在因素，邪气是发病的重要条件。所以顾护正气，防止外邪入侵，可以达到养生的目的。

机体正气虚衰是疾病发生的根本原因，历代医家都非常重视对人体正气的顾护。宋代养生大家陈直曾就在《寿亲养老新书》中总结出一套与"气"相关的"养生七诀"，人体诸气得养，脏腑功能协调，机体生理功能有序进行，则正气旺盛，人才能精力充沛，健康长寿；如果正气未能得到调养，则精神不振，多病早衰。因此，保养正气乃是延年益寿之根本大法。

第二节　动静结合，形神共养

动与静，是自然界中物质运动的两种相对形态。动与静不可分割，无静不能动，动中包含着静，静中伏着动，我国古代医家及养生学家一直很重视动静协调，主张动静结合、刚柔相济。从《内经》的"不妄作劳"到孙思邈的"养性之道，常欲小劳"，都强调动静适度，才能符合生命运动的客观规律，有益于强身防病。中医学在不断吸取前人经验的过程中，逐渐丰富了动与静在生命科学中的内涵，形成了"动静结合，形神共养"的养生原则，其具体要点包括以下两个方面。

一、动静协调，形神合一

正常人体的生理功能中包含着动静协调平衡的规律，如气血的运动属性，气属阳主动，是人体生理功能的原动力；血属阴主静，是人体营养物质的基础。又如五脏六腑的生理功能，五脏藏而不泻，六腑泻而不藏，藏为静，泻为动。由此可知，只有维持脏腑的相对动静状态，气血和畅，人体才能充满旺盛的生命力，百病不生。中医养生学要做到动静结合，协调平衡，方能达到养生保健之目的。

形，指形体，在人体主要是指五脏六腑、筋骨皮肉、气血津液等；神，指精神、意识、思维活动与情志、情绪表现，又指整个人体生命活动的外在体现。中医学认为，神必须依附于形才能完成其主宰生命的功能，形只有在神的统御下方能进行生命活动并产生生命现象。故神不能离开形体而单独存在，形亦离不开神，形神合一的生命观是中医理论体系的基本观点。基于形与神的密切关系，中医养生学形成了"形神共养"的养生原则。形神共养，指不仅要注意形体的保养，而且还要注意精神的摄养，使形体健壮，精力充沛，二者相辅相成，相得益彰，从而使身体和精神都得到均衡统一的发展。

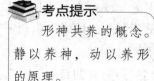

考点提示

形神共养的概念。静以养神，动以养形的原理。

二、静以养神，动以养形

《素问·上古天真论》曰："精神内守，病安从来？"《灵枢·天年》曰："失神者死，得神者生也。"可见神在人的生命活动中起重要的作用。若得神、守神，就能保持健康，祛病延年；反之，失神则死。因此，历代医家都十分重视神与人体健康的关系，认为清神静气，则可健康长寿。《素问·痹论》曰："静则神藏，躁则消亡。"元代罗天益《卫生宝鉴》曰："心乱则百病生，心静则万病息。"此处的"静"，主要指精神上的清静，由于神为一身之统领，具有任万物而理万机的作用，有易动难静的特点，所以清静养神就显得十分重要。人应保持精神安定舒畅，心境平和宁静的境界。心静方能神凝，神凝方能心定。如果神不能内守，就会扰乱脏腑功能，耗血伤精，导致疾病，甚则早衰短寿。现代医学也认为，心静神凝有助于身心健康。若心神由于某些原因的扰乱而妄动，使神所主宰的心理活动失衡，就会使人产生焦虑、恐惧和躁郁等情绪，从而出现失眠多梦、心悸胸闷等症状，更有甚者则会发展为焦虑症或抑郁症，严重影响健康及生活质量，所以应十分注重心神静养。静以养神的养生方法包括淡泊宁心、调节情绪、练习静功等。通过提高情绪的稳定性，控制自己的心境、感情，从而对神起到调整修复的作用。另外，在日常调养中还应注意合理安排工作和休息时间，劳逸结合，保持充足睡眠，通过静养消除疲劳。

形体是人体生命存在的基础，有了形体，才能有生命，继而能产生精神活动和生理功能，因此保养形体非常重要。《景岳全书》曰："善养生者，可不先养此形以为神明之宅？善治病者，可不先治此形以兴复之基乎？"强调了摄养形体的重要性。《吕氏春秋·尽数》提出了"流水不腐，户枢不蠹"的哲学辩证思想，应用于形体养生，说明运动可带来生机与活力，可增强人的体质。中医学历来重视"动"在养形方面的重要作用。先秦时期，人们就采用射箭、舞蹈、导引等运动方法来强身健体，养生祛病；东汉名医华佗模仿虎、鹿、熊、猿、鸟五种禽兽的动作，创编了具有养生作用的"五禽戏"锻炼身体；医家张子和曰："《内经》一书，惟以气血流通为贵。"均指出适当运动形体可使气血运行通畅，脏腑功能平衡，增强人体生理功能。动以养形方法很多，如跑步、游泳、体操、气功等，应根据不同的年龄、体质、季节环境等选择适合自身状况的运动项目，以调和气血，疏通经络，防病健身。运动养生需适量，适当的运动有助于身体健康，而过分勉强运动，反而对身体有害无益，特别是老年人尤应注意。

知识链接

孙思邈的长寿方法

孙思邈（581～682），唐代医学家，既是中国医学史上著述最丰的医药学家，又是医学界寿逾百岁的老寿星，被誉为"药王"。他结合前人经验总结出"养生十三法"，即发常梳、目常运、齿常叩、漱玉津、耳常鼓、面常洗、头常摇、腰常摆、腹常揉、摄谷道、膝常扭、常散步、脚常搓。他还为世人留下了自己摄生保健、延年益寿的"十二少"秘诀，即少思、少念、少事、少语、少笑、少愁、少乐、少喜、少好、少恶、少欲、少怒。从中可以看出其静以养神，动以养形的养生思想。

总之，中医养生学认为，心神宜静，形体宜动，动静要适度。否则太过或不及都会影响人体健康，导致疾病的发生。动形而不至大疲，静养而不至过逸，心体互用，动静结合，并保持协调平衡，才能维护身心的健康，符合生命运动的客观规律。

第三节 调养脏腑，重在脾肾

中医学认为，具有生命活力的人体是以五脏为中心，以精、气、血、津、液为物质基础，通过经络系统沟通联络脏腑、肢体、官窍而形成有机的整体。构成人体的各个脏腑、肢体、官窍之间，生理上密切配合，共同完成人体的生理活动，维持生命的健康。相反，如果脏腑平衡协调失常就必然会导致防病抗邪的能力降低，引起疾病，甚至早衰夭亡。脏腑功能正常是健康长寿不可或缺的条件，摄养脏腑，增强脏腑功能，是中医养生学的重要原则。五脏中肾为先天之本，脾为后天之本，故调养脏腑，应重视脾肾两脏的调养。

一、调养脏腑

五脏六腑是人体内组织器官的主要组成部分，《素问·脉要精微论》曰："五脏者，中之守也。"古代医学家认为，人体复杂的生命活动都是源于内脏的功能，内自消化循环，外至言行视听，无一不是内脏活动的表现。从各个脏腑的生理功能来看，都有其独立的作用，《素问·灵兰秘典论》曰："心者，君主之官也，神明出焉；肺者，相傅之官，治节出焉；……膀胱者，州都之官，津液藏焉，气化则能出矣。"但这些功能活动，不是孤立进行，而是分工合作协调进行。脏腑的生理功能正常主要是通过脏腑间的协调关系来实现的。脏的生理，以藏泻有序为其特点，五脏的主要生理功能是化生和贮藏精及气血津液；六腑的生理功能是受盛和传化水谷、排泄糟粕。藏泻得宜，机体才有充足的营养来源，以保证生命活动的正常进行。任何一个环节发生故障，都会影响整体生命活动而发生疾病。

脏腑在生理上的重要意义决定了调养脏腑在养生中的重要作用。调养脏腑的内容大致有两个方面：一是强化脏腑的功能，以增强机体新陈代谢的活力；二是强化脏腑间的协同作用，当脏腑间偶有失和，应根据其生克制化的关系及时纠正其偏差，以免发生乘侮。如饮食养生中，强调五味调和，不可过偏；情志养生中，强调情志舒畅，避免五志过极伤害五脏；季节养生中，强调春养肝、夏养心、长夏养脾、秋养肺、冬养肾等，都是遵循协调脏腑为指导原则而具体实施的。调养脏腑是中医养生学的指导原则之一，贯穿在各种养生方法之中，体现于养生活动的各个方面。

二、重在脾肾

人的生命过程，就是人体内气血运行不息、阴阳制约平衡、五脏六腑之间互相协调的过程，而五脏功能的正常维持，又取决于肾的作用，如肺主治节，心主血脉，脾主运化，肝主疏泄等，莫不由于肾阳的温煦和肾阴的濡养。因而中医学认为，肾

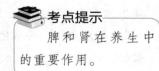

考点提示

脾和肾在养生中的重要作用。

为先天之本，水火之宅，为精气的生发之源，生命活动的调节中心。肾中精气阴阳的盛衰，与人的生长发育以及衰老过程有着直接而密切的关系。人从幼年开始，由于肾中精气逐渐充沛，才有"齿更发长"等变化；等到青春时期，肾中精气逐渐充盈，具有生殖功能；到了老年，由于肾中精气逐渐衰减，生殖能力随之降低乃至丧失，形体亦日益衰老。可见，人体生命活动的调控归属于肾的功能，衰老的最根本原因是肾气虚衰。《医学正传》曰：

"肾元盛则寿延，肾元衰则寿夭。"说明肾气充足，则精神健旺，身体健康，寿命延长；肾气衰少，则精神疲惫，体弱多病，寿命短夭。

脾为后天之本，有运化之能，水谷精微必须依靠脾的吸收和转输，才能为身体各脏腑组织器官提供营养，以维持正常生理功能。脾胃的强弱关系到人体正气的盛衰、寿命的长短。脾胃健旺，水谷精微化源充足，脏腑功能强盛，形健神旺；脾胃虚弱，水谷精微化源不足，脏腑功能失常，形弱神衰。此外，脾胃又为气机升降之枢纽，脾胃协调，气机调畅，能够促进和调节机体的新陈代谢，保证生命活动的正常进行。李东垣《脾胃论》曰："内伤脾胃，百病由生。"所以调养脾胃是强身健体、延年益寿的重要保障。调养脾胃的原则有益气健脾、养阴益胃等，调养脾胃的方法也是多种多样的，如饮食、情志、起居、药物等都可以达到健运脾胃的效果。

总之，肾是人体生长发育的根基，脾是生命活动的重要保障。明代张介宾曰："先天强厚者多寿，先天薄弱者多夭；后天培养者，寿者更寿；后天斫削者，夭者更夭。"肾和脾在人体生命活动中共同发挥着重要作用。因此养生保健，以脾肾为先，使肾精足以强内，水谷充以御外，这样才能使人体各脏腑功能强健，气血阴阳充足，从而达到健康长寿之目的。

第四节　审因论养，三因制宜

中医学的辨证论治思想应用于养生中，就是辨证施养。辨证施养是通过四诊了解养生者的身体情况，在充分考虑养生者在体质、时间、地域等差异的基础上，运用八纲、脏腑等辨证方法，辨别养生者的证型归属，根据养生原则，确定相应的养生方案。然后，采用饮食、起居、药膳等调养方法，补其不足，损其有余，纠正阴阳偏盛或偏衰，恢复人体的阴阳平衡，实现人体健康的目的。辨证施养的本质就是审因论养，因人、因时、因地的"三因制宜"是其核心内容。

一、审因论养

人的疾病是很复杂的，同一种疾病在不同患者身上会有不同表现，即使症状相同，由于患者的体质、年龄等不同，所使用的养生保健方法也不尽相同，体现"同病异养"的辨证思想。同样，有时病虽不同，而证相同，如眩晕和头痛是两种不同的疾病，但都可以出现血虚证，表现为面色苍白、不耐劳作、易失眠，舌质淡，脉细无力，二者均可采用以养血为基本的养生方法，体现出"异病同养"的辨证思想。审因论养，不仅重视辨证，也很重视辨病，主张辨证与辨病相结合。审因论养的意义在于，可以同时根据临床辨证和辨病的结果，制定出适宜的养生原则，相同的证候则可采用基本相同的养生原则和方法，不同的证候就必须选用不同的养生原则和方法。因此中医养生要取得预期的效果，必须审因论养，选用正确的养生原则与方法，促使患者早日康复，这也是中医养生学的特色所在。

> **考点提示**
>
> 审因论养与三因制宜的概念及临床意义。

二、三因制宜

审因论养是从整体观着眼的养生原则，根据养生者体质、养生季节、所处地区的不同，选择相应的有效养生方法，使养生者早日恢复健康，具体包括因人制宜、因时制宜及因地制宜。

（一）因人制宜

因人制宜，是指根据年龄、性别、体质、生活习惯等不同特点采取的养生原则。中医学认为，体质是个体在其生长发育过程中形成的形体结构与功能等方面稳定的特殊性，在一定程度上反映了机体功能和阴阳气血盛衰的特点。体质的不同决定了个体对致病因素易感性的差异，同时决定患病后证候类型的不同。体质因素同时决定了亚健康状态的转化，影响亚健康的性质、转归及预后。因此，要想预防亚健康的发生，并防止其向某一种疾病转化，必须根据每个人的体质特征以及周围环境对个体的影响等因素，对机体内气血阴阳的偏盛进行调整。改善体质的病理表现是预防亚健康的最佳方案，这就要求我们在养生的过程中做到因人制宜。

（二）因时制宜

因时制宜，是指根据四时季节和昼夜晨昏等时间的不同特点采取的养生原则。人体顺应四时则可安然无恙；若违背自然，寒温不适，燥湿不调，则有损于脏腑功能，适应能力下降，形成亚健康状态。中医在干预人体亚健康过程中，十分重视季节气候因素对人体的影响作用，根据不同季节气候的特点，来制定适宜的养生原则。由此而总结出的四季养生法，如"春夏养阳，秋冬养阴""春捂秋冻"等就是按照一年四季时令气候、阴阳消长变化的规律和特点，分别采取与季节对应的养生措施，以达强身健体、预防疾病之目的的一系列方法。另外，节气是气候变化的转折点，此时天气剧变，自然界阴阳的变化对人的新陈代谢影响较大，更容易感邪发病。体弱多病的人通常于季节转换之时感到不适，容易发病甚至死亡，因此在因时制宜养生时也要注意时节的交替。

（三）因地制宜

因地制宜，是指根据地域差异和地理环境气候的不同特点采取的养生原则。自然界地大物博，人类生活在不同的地域，平原与山川，内陆与沿海，不同的地理气候条件对人体的影响也有很大差异。人们在长期生活实践中积累了丰富的医学地理知识，认识到疾病的发生不仅与外界环境变化密切相关，而且在不同地区由于人们生活习惯、居住方式等存在差异，发生的疾病种类也不同。比如西北居民处于寒冷干燥环境，易形成寒燥病理体质，而东南沿海的居民，环境潮湿炎热，易形成湿热病理体质，因而日常的养生保健措施及治疗方法、手段也要与之相适应，根据其所在地域形成的亚健康体质分别予以滋阴去燥散寒或清热化湿的干预方法，这样才能获得最佳效果。故养生保健应强调因地制宜。

本章小结

1. 中医养生原则　中医养生原则是在中医基本理论的指导下，不断积累实践经验，经过漫长的发展，逐步形成预防为主、形神共养、调养脏腑、审因论养等养生原则。

2. 中医养生原则的内容　包括四个方面：预防为主，扶正避邪；动静结合，形神共养；调养脏腑，重在脾肾；审因论养，三因制宜。

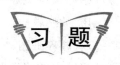

习题

一、选择题

1. 彭祖的养生事迹体现了什么养生原则
    A. 预防为主，扶正避邪　　　　B. 动静结合，形神共养
    C. 调养脏腑，重在脾肾　　　　D. 审因论养，三因制宜
    E. 以上兼有

2. 调养脏腑，宜重视哪两脏的调养
    A. 心肝　　　　　　　　B. 脾肾　　　　　　　　C. 心肺
    D. 肝脾　　　　　　　　E. 肺肾

3. 下列哪本书中总结出一套与"气"相关的"养生七诀"
    A.《寿亲养老新书》　　　B.《神农本草经》　　　C.《伤寒杂病论》
    D.《难经》　　　　　　　E.《养性延命录》

4. "养性之道，常欲小劳"是哪位医家的名言
    A. 张仲景　　　　　　　B. 张介宾　　　　　　　C. 朱丹溪
    D. 李东垣　　　　　　　E. 孙思邈

5. 当机体处于亚健康状态，并即将发展到疾病状态，要及时终止这一阶段的发展，采取的养生原则是
    A. 未病先防　　　　　　B. 欲病救萌　　　　　　C. 既病防变
    D. 病愈防复　　　　　　E. 形神共养

6. 下列不属于养生原则的是
    A. 预防为主，扶正避邪　　　　B. 动静结合，形神共养
    C. 调养脏腑，重在脾肾　　　　D. 审因论养，三因制宜
    E. 延缓衰老，颐养天年

7. 根据年龄、性别、体质、生活习惯等不同特点采取的养生原则是
    A. 因人制宜　　　　　　B. 因时制宜　　　　　　C. 因地制宜
    D. 三因制宜　　　　　　E. 审因论养

8. "先天强厚者多寿，先天薄弱者多夭；后天培养者，寿者更寿；后天斫削者，夭者更夭。"是哪位医家的名言
    A. 张仲景　　　　　　　B. 张介宾　　　　　　　C. 朱丹溪
    D. 李东垣　　　　　　　E. 孙思邈

9. "春捂秋冻"体现了什么养生原则
    A. 因人制宜　　　　　　B. 因时制宜　　　　　　C. 因地制宜
    D. 重视脏腑　　　　　　E. 扶正避邪

10. 适用于疾病初愈的人群，此时正气尚虚，邪气容易留恋机体的是
    A. 未病先防　　　　　　B. 欲病救萌　　　　　　C. 既病防变
    D. 病愈防复　　　　　　E. 形神共养

11. 在未患病之前采用各种养生保健措施来避免亚健康与疾病的发生，属于

    A. 未病先防   B. 欲病救萌   C. 既病防变

    D. 病愈防复   E. 调养脏腑

12. 根据临床辨证与辨病的结果，选择适宜的养生原则是

    A. 预防为主   B. 动静结合   C. 调养脏腑

    D. 审因论养   E. 形神共养

13. "春夏养阳，秋冬养阴"体现了什么养生原则

    A. 因人制宜   B. 因时制宜   C. 因地制宜

    D. 重视脏腑   E. 形神共养

14. 东南沿海的居民，环境潮湿炎热，日常的养生保健措施应予以的干预方法是

    A. 滋阴去燥   B. 温阳散寒   C. 清热化湿

    D. 疏肝解郁   E. 补益脾肾

15. "治未病者，见肝之病，知肝传脾，当先实脾。"此处"治未病"是指

    A. 未病先防   B. 欲病救萌   C. 既病防变

    D. 病愈防复   E. 调养脏腑

16. 在人体中不属于形体的是

    A. 五脏   B. 六腑   C. 意识

    D. 气血   E. 津液

17. 根据四时季节和昼夜晨昏等时间的不同特点采取的养生原则是

    A. 因人制宜   B. 因时制宜   C. 因地制宜

    D. 三因制宜   E. 审因论养

18. 根据地域差异和地理环境气候的不同特点采取的养生原则是

    A. 因人制宜   B. 因时制宜   C. 因地制宜

    D. 三因制宜   E. 审因论养

19. "与其救疗于有疾之后，不若摄养于无疾之先。"体现出的养生原则是

    A. 预防为主   B. 动静结合   C. 调养脏腑

    D. 审因论养   E. 形神共养

二、思考题

王某，女，58岁，退休职员。上个月外出不慎淋雨后出现咳嗽咳痰、胸痛、高热等症状，入院就诊确诊为肺炎，经抗生素等治疗2周后咳嗽咳痰、胸痛、高热等症状消失，但自觉肢体乏力、食欲不振、短气懒言。

要求：请分析患者此时应采取什么养生原则？养生时应注意什么？

（郭丹丹）

扫码"练一练"

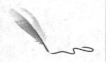

下篇 中医养生方法

第七章 情志养生

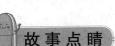

学习目标

1. **掌握** 情志养生的概念和方法。
2. **熟悉** 情志养生的基本原则和作用。
3. **了解** 情志养生典型案例。
4. 学会情志调节的各种方法，具备指导大众进行情志养生的能力。

故事点睛

旁白：东汉时期，南阳名医沈槐，70余岁，随年岁渐长身体愈下，膝下无儿无女，不甘心一生医术后继无人，日渐忧愁以致重病缠身。邻居请医圣张仲景前来诊病。张仲景经过诊察辨证后，开出处方：粳米、小豆、小麦、大豆、黄黍各1斤，煮熟后搓成团，外用朱砂涂上，一顿吃完。沈槐接过药方，不觉大笑："我行医50余载，这样的药方还是第一次见到！"此后，每逢见人便哈哈大笑："你看，这就是张仲景给我开的药方，你见过五谷杂粮能治病吗？真是天大的笑话！"然而大半年后，沈槐的病竟不知不觉痊愈了。

人物：由2名学生即兴扮演张仲景和沈槐。

请问：

1. 沈槐患病的原因是什么？
2. 张仲景开了什么"灵丹妙药"治愈沈槐之疾患？
3. 从此故事中你得到了什么养生经验？

第一节 情志与养生

中医学将人的心理活动统称为情志，它是人在接触和认识客观事物时，人体本能的综合反映。情志活动属于人类正常生理现象，是对外界刺激和体内刺激的保护性反应。《素问·气交变大论》曰："有喜有怒，有忧有丧，有泽有燥，此象之常也。"

情志养生是在中医"形神一体"观的指导下，根据个体形神气质的类型，综合运用各种调神的方法，以达到身心安宁、情绪愉快，保持心身健康的养生方法。情志养生是中医养生极为重要的内容之一，对机体生理功能有协调作用。七情调和，恬淡虚无，身心愉悦，使脏腑协调，阴平阳秘，从而能够健壮形体，防病治病，益寿延年。《灵枢·本神》曰："故智者之养生也，必顺四时而适寒暑，和喜怒而安居处，节阴阳而调刚柔。如是则僻邪不至，长生久视。"

一、情志养生的作用

（一）清静养神，健壮形体

历代医家十分重视清静养神对人体健康的重要作用，强调要心境淡泊，思想娴静，保持心理平稳，从而使人气血充足，脏腑协调，以达到健康长寿的目的。中医养生学将健康状态形象地概括为"形与神俱"。形，即形体，是指人的形体结构，它是以五脏为中心，通过经络系统，把六腑、五体、五官、九窍、四肢百骸等全身组织器官联系成有机的整体。神，即精神，《素问·灵兰秘典论》曰："故主明则下安，以此养生则寿……主不明则十二官危……以此养生者则殃。""主"是指心藏神的功能。中医学认为，形体是精神的载体，精神是形体的统帅，无形则神无以附，无神则形不可活。因此中医养生提倡形神共养，既注重形体保养，又强调精神摄养，形体健壮，精力充沛，二者相辅相成，相得益彰，从而身体和精神都得到均衡统一的发展。当代社会，生活节奏越来越快，生活压力也越来越大，生活工作中竞争也越来越激烈，人长期处在高节奏的竞争环境中，容易产生焦虑、心力疲劳、抑郁等心理现象，处理不好就会影响心理健康。为了适应社会的发展，保证健康的体魄，就必须培养在竞争中保持心理平衡的能力，"得神者昌，失神者亡"，说明了"神"对躯体健康的重要性。

（二）情绪平和，防病治病

情绪平和是健康的重要保证，而少私寡欲是情绪平和的基础。《素问·上古天真论》曰："是以志闲而少欲，心安而不惧，形劳而不倦，气从以顺，各从其欲，皆得所愿……所以能年皆度百岁而动作不衰。"老子《道德经》又曰："见素抱朴，少私寡欲。"人的私欲是无止境的，如果追逐过度，必然会成为极大的思想负担和沉重的精神枷锁，欲望太高太多，达不到目的，就会产生忧郁、幻想、失望、悲伤、苦闷等不良情绪，从而扰乱清静之神，使心神处于无休止的混乱之中，导致气机紊乱而发病。反之，从实际情况出发，减少贪求，节制私欲和对名利的奢望，则可以消除不必要的思想负担，使人情绪平和，心情愉快，情志畅达，精气神内守，保持形神合一，从而促进身心健康，起到防病治病的作用。

（三）身心愉悦，益寿延年

中国有句俗语："笑一笑，十年少，愁一愁，白了头。"可见身心愉悦有益于身心健康，是益寿延年的法宝，这是中医养生学的一个共识。要做到身心愉悦，就需要保持乐观开朗、积极向上的精神状态。情绪乐观既是人体生理功能的需要，也是人们日常生活的需要。孔子《论语》曰："发愤忘食，乐以忘忧，不知老之将至云尔。"乐观的情绪是愉悦身心，舒畅情志，防衰抗老最好的精神营养。精神乐观可使营卫流通，气血和畅，生机旺盛，从而身心健康。正如《素问·举痛论》曰："喜则气和志达，营卫调利。"因此，要避免消极悲观，精神内守，神不外驰，摒除杂念，节制欲望，专心于学习事业，牢记理想，适当忽略眼前琐碎的事情。乐观情绪还对疾病的康复有非常重要的促进作用。很多人得知患病后，消极悲观，怨天尤人，结果病情迅速恶化，对康复极为不利。

知识链接

心理养生四要素

1. 善良是心理养生的营养素 心存善良，乐于扶贫帮困，内心会充满欣慰愉悦轻松之感。内心的愉悦和轻松，有助于提高机体的抗病能力而延年益寿。

2. 宽容是心理养生的调节阀 宽容是一种良好的心理品质，包含理解和原谅，更显示气度、胸襟和力量。严于律己，宽以待人，就等于给自己的心理安上了调节阀。

3. 乐观是心理养生的不老丹 乐观是一种积极向上的性格和心境，可以激发人的活力和潜力，勇于解决矛盾，逾越困难，战胜疾病，以达身心健康。

4. 淡泊是心理养生的免疫剂 淡泊，即恬淡寡欲，不追求名利，是一种崇高的境界和心态，使人始终处于平和状态，可以击退一切有损身心健康的因素。

二、情志养生的原则

（一）恬淡虚无，精神内守

"恬淡虚无，精神内守"是中医养生学的重要理论，更是情志养生的总原则，其贯穿于中医养生之始终，历代医家也十分重视。"恬淡虚无"是道家之说，古代思想家老子提出来的，即指思想纯正，对物质不苛求，对名利不奢求，心无杂念，保持心神"清净"。只有这样，才能精神内守，身心健康。

"恬淡虚无"的要旨是少私寡欲。要做到这一点，首先必须要树立正确的人生观。有了正确的信念和崇高的追求，就有了坚定的精神支柱，人的心地就会坦荡，胸怀天下，天地无限宽广，即所谓"心底无私天地宽"。其次，要节制私欲。一个私心重的人，往往容易计较名利得失，贪慕名誉地位，精神往往长期处于紧张状态，而精神负担过重将会成为伤害健康、引发疾病的导火索。最后，要节制色欲。纵欲无度，则易耗精伤正，早衰折寿。张景岳曰："善养生者，必宝其精，精盈气盛，气盛则神全，神全则身健，身健则病少。"

（二）修身养心，德全不危

《素问·上古天真论》曰："所以能年皆度百岁而动作不衰者，以其德全不危也。"修身养心以养德，德全而不危。一个人只有行为合于道德，方能使内心真正达到一种清心寡欲的状态，并与他人融洽相处，任其环境瞬息多变，我自泰然自若，安然处之。若能如此，则寿皆"度百岁"，此为修德之道。明代王文禄《医先》曰："养德，养生，无二术也。"由此可见，养生之道在于养德，养德就是养生。修德之人，品德高尚，内心安宁，则自身的情绪较少受到外界环境的影响，气血和顺，安详泰然，故能寿至天年。唐代医家孙思邈一生不求名利，只问医药，大医精诚，认为人命至重，提出："德行不克，纵服玉液金丹，未能延寿。"现代实践研究证明，注意道德修养，塑造美好的心灵，助人为乐，养成健康高尚的生活情趣，获得巨大的精神满足，是保证身心健康的重要措施。

（三）豁达乐观，仁爱进取

豁达乐观，经常保持愉快乐观的心态，是防病祛病的一大法宝。悦纳自己和他人，安心面对自己或他人的优缺点，并不为之烦恼悔恨；对他人和善，常存仁爱之心，常做乐善

扫码"看一看"

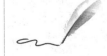

之事，如此方能对人处事乐观豁达，不为琐事而劳神；确立自己的奋斗理想，矢志不渝地排除一切干扰和杂念去追求，积极进取，最终在实现价值的同时，保持健康，延年益寿，提升生活质量。过分苛求自己或别人，总是紧盯自己和别人的缺点不放，挑剔自己和别人，则会自卑和自负。长此以往，身边的朋友渐渐离你而去，自卑孤独，不但心神受扰，情志郁郁寡欢，还会影响脏腑气血功能，容易患病。因此，情志养生必须注重心情舒畅，乐观豁达，悦纳自己和他人，常存仁爱之心，常做乐善之事。

积极进取，与前面的"恬淡虚无"相对应，情志养生首先须重视"恬淡虚无"，注重少私寡欲，但这并不是让我们无欲无求，人生没有追求目标，中医养生也绝不是消极隐世、虚无缥缈。相反，我们要积极进取，实现自我价值和社会价值。而且，积极进取也是保证幸福愉悦的根本动力，否则养生只是活着而已。尤其作为青年学子、年轻人，绝不能在应该有所作为的时期选择无为，一味地以恬淡虚无大谈无为论、养生论，这是片面的养生论。真正的养生论，不是一味追求延长寿命，而是在有限的生命历程中，如何在实现人生价值和追求的基础上，保持健康无病痛，追求持久而深远的愉悦幸福感，并力求延长寿命。长寿固然重要，但生活的幸福和高品质更是养生的终极目标。

> **考点提示**
>
> 情志养生的作用和原则。

第二节　情志养生的方法

历代养生家都非常重视情志养生，把调养情志作为中医养生、延年益寿之本法，防病治病之良药，《淮南子》曰："神清志平，百节皆宁，养性之本也；肥肌肤，充肠腹，供嗜欲，养性之末也。"情志养生具体方法多种多样，归纳起来可分为愉悦法、节制法、疏泄法、移情法、暗示法和情志相胜法等方法。

一、愉悦法

愉悦法是指要保持乐观愉悦和培养开朗性格的一种方法，是健康长寿的法宝。保持乐观愉悦的方法首先是要有一个健康正确的人生观、价值观，并且要知足常乐，不对自己和他人要求过高，己所不欲，勿施于人。健康的人生观，即人生既有顺境也有逆境，要对人生保持乐观豁达、积极进取的态度，而不是悲观消极的态度；健康的价值观，即人生价值既有个体价值又有社会价值，而人生的真正价值在于对社会的奉献。积极的人生观和乐观的精神情绪是调养精神、舒畅情志、防衰抗老最好的精神营养。精神乐观可使营卫流通，气血和畅，生机旺盛，从而身心健康。《素问·举痛论》曰："喜则气和志达，营卫调利。"反之很多人得知患病后，消极悲观，怨天尤人，结果病情迅速恶化，对康复极为不利。

保持乐观还要注重培养开朗性格。性格是人的一种心理特征，它主要表现在人已经习惯了的行为方式上。性格开朗是胸怀宽广、气量豁达所反映出来的一种心理状态。性格虽然与人的基因和遗传因素直接相关，但随着环境和时间的变化是可以改变的。人们都有一个使自己性格适应于自然、社会和自身健康的改造任务。医学研究已证明，人的性格与健康、疾病的关系极为密切。情绪的稳定，对一个人的健康起着重要作用。性格开朗，活泼乐观，精神健康者，不易患精神病、重病和慢性病，即使患了病也较易治愈，容易康复。不良性格对人体健康的影响是多方面的，它可以从各方面对人体大脑、内脏及其他部位产生危害。培养开朗性格的基本原则是，凡事要从大处着眼，而实践则从具体事情开始，通过自己良好的行为，塑造开朗的性格。要认识到不良性格对身心健康的危害，看问题、处理问题要目光远大，心胸开阔，宽以待人，大度处事，不斤斤计较，不钻牛角尖。科学、合理地安排自己的工作、学习和业余生活，丰富生活内容，陶冶性情。

二、节制法

节制法，即调和、克制、约束情感，防止七情过极，从而达到心理平衡的方法。克服急躁、焦虑、忧郁、紧张的情绪，保持慎思、戒怒的习惯，避免不良的精神刺激。保持平和、乐观、愉快的心态，做到知足常乐、清心寡欲。当内外界环境出现突然、强烈或持久的精神刺激，并且人体自身对于这种精神刺激不能承受或自我调节时，导致七情太过，不仅可以直接伤及内脏，也会导致气血阴阳功能紊乱，损伤人体正气。所以情志贵在于调节，节度适宜，既不可过度抑制，也不可过度放纵。《吕氏春秋·仲春纪》曰："欲有情，情有节，圣人修节以止欲，故不过行其情也。"

情志节制最忌的是动怒，情志节制首当节制"怒"。《素问·生气通天论》曰："大怒则形气绝，而血菀于上，使人薄厥。"由此可见怒对人体健康的危害最大，怒则伤肝，气血逆乱，阴阳不调，而且暴怒喧扰不宁，精神失常可致疯狂。戒怒最重要的是克制，保持理智，以理制怒，即冷静思考动怒对健康的危害，理性分析，孰轻孰重，从而控制怒气的发作，俗话说："忍一时风平浪静，退一步海阔天空。"或者转移注意力，使怒气自然消失。

三、疏泄法

疏泄法是指将积聚、压抑在心中的不良情绪，通过适当的方法宣泄出去，以尽快恢复心理平衡的一种方法。民间俗语说："不如人意常八九，如人之意一二分。"人的一生中，处于逆境的时间大多多于顺境的时间，身处逆境，苦闷、惶恐之时，不能郁闷在心，应一吐为快。否则，压力无法宣泄，将会郁结不疏，日积月累将会影响脏腑功能，使得气血失调而为病患。所以，对于心情郁闷，压抑不舒，应采用疏泄法进行调理，这也符合中医学"郁而发之"的防治思想。疏泄法很多，或找医生言语疏导、心理治疗，或找朋友解闷聊天，或争辩一次，或大哭一场等。

> **知识链接**
>
> #### 祝由疗法
>
> 祝由疗法也称为说理开导疗法、寻因心理疗法、古代认知疗法，是我国古代一种以语言的方式说理开导为主的心理疗法。
>
> 最早，祝由的实质是一种"上祝于神明，驱邪愈痛"的宗教仪式的原始心理疗法，在古代又被称为巫术。后来，随着人类对疾病认识的发展，祝由逐渐从"巫"向"医"演变转化。医学家吸收了巫术中的合理成分，对祝由赋予行动含义。祝由蕴含着丰富的医学心理学思想，融汇当今心理学的众多分支，现代医学尚认为祝由方法渗透着心理治疗的分析引导、疏泄劝慰、支持保证、暗示转移等方法。

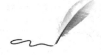

（一）哭泣

哭泣是一种直接的疏泄方法。肝在液为泪，泪液的流淌排放，可以促进肝主疏泄的功能，调理气机，使肝气条达舒畅，《素问·宣明五气》曰："五脏化液……肝为泪。"现代研究表明，伤心的眼泪里含有两种神经传导物质——亮氨酸脑啡肽和催乳素，它们分别与人的紧张情绪和体内痛感的麻痹有关。这些物质随眼泪排出体外，可缓和紧张情绪。中国的传统观念是"男儿有泪不轻弹"，对于男性来说，哭泣是一种懦弱的表现，但是站在健康的角度来说，这种观点是不可取的。所以当人遇到严重的情绪刺激时，如为了某种被人耻笑而强行压抑自己，倒不如痛痛快快地大哭一场好。

（二）倾诉

通过谈话或倾诉，让倾诉者将心中的委屈、压抑、苦闷、焦虑等情绪倾诉出来，以减轻或消除心理压力。当然，倾诉的对象可以是亲人、好友，也可以是陌生人，或医者，这些人是一些愿意倾听，对倾诉者采取同情、关怀和有耐心的人，能真心实意提供帮助，同时他们又能为倾诉者保守秘密，切忌采用讲"大道理"或者"过严批评"。如果不便与人倾诉也可以写下来，如写日记或写永不发出的信等。

（三）运动

运动不仅可以增强生命的动力，也是一种很好疏泄情绪的方法，适当的休闲和体育运动可以缓解患者的焦虑，避免引发其他疾病，例如中国传统武术、气功、太极拳等传统运动项目（具体内容在本教材第十章将会详细介绍）。也可以参加一些现代体育运动项目，年轻人可以去健身房做一些健身运动，通过激烈的有氧运动释放不良情绪；年长一些的人可以参加全民健身项目，如跳广场舞等。同时，在体育运动过程中还会遇到很多同龄人，通过体育运动可以结识更多的朋友，有助于身心健康和建立良好的人际关系。

四、移情法

移情法又称转移法，即通过一定的方法和措施改变人的情绪和情志，或改变其周围环境，使之与不良刺激因素脱离，从而从不良情绪中解脱出来。其本质是转移人的情感，以达到调整气机、精神内守的作用。《续名医类案·郁证》曰："失志不遂之病，非排遣性情不可"，"投其所好以移之，则病自愈"。

采用移情法可以根据兴趣爱好，从事自己喜欢的活动，如音乐、对弈、书法、绘画、种花、养鸟、运动、垂钓及外出旅游等，排解愁绪，寄托情怀，怡养心志，舒畅气机，颐养心神，以免思虑万端。心情压抑时，到郊外旷野锻炼或散心，贴近大自然，在山清水秀中舒缓压力。情绪激动或与别人争吵时，可以通过参加体育锻炼或者适当的体力劳动来释放情绪，消除精神紧张。

（一）专注工作移情

志有所专，乐以忘忧是现实生活中运用最广的情志养生方法。它是指选择自己感兴趣的事情，专心致志地从事它，于是在享受兴趣带来乐趣的同时，就会忘却其他事情，达到疏解不良情绪的目的。其实，我们每天的工作都是一种移情法，全身心投入自己所爱的工作中，忘乎所以，就是"志有所专，乐以忘忧"的具体表现。

（二）兴趣爱好移情

清代名医吴尚先在《外治医说》曰："七情之病也，看花解闷，听曲消愁，有胜于服药者。"人在烦闷不舒、情绪忧愁、精神紧张时，可以通过转移情感，移情于自己的兴趣爱好，寄托情怀，排解愁绪，紧张和苦闷的情绪也会随之消失，如书法、绘画、对弈、垂钓、种花、养鸟等兴趣爱好。但是兴趣爱好之事，应有自然开阔之心态，不得掺杂市侩之功利性，否则得不偿失。

（三）升华超脱移情

升华超脱法是用理智和顽强的意志战胜不良情绪的干扰，并投身到更伟大的事业中去，也就是常说的化悲痛为力量。最典型的例证是西汉司马迁因罪下狱，惨遭腐刑。司马迁以坚强不屈的精神全身心投入到《史记》的撰写中，以舒志解愁，把身心创伤等不良刺激转变为奋发向上的行动。

（四）旅游运动移情

经常从事体育运动能明显放松，转移注意力，消除紧张感，愉悦心神，特别是从事传统的体育运动，形神专注，忘却忧愁烦恼。另外，人们在紧张的学习、生活、工作之余，也可以经常去郊外游玩，运动肢体，欣赏自然美景，呼吸新鲜空气，清醒头脑，在运动之中，一切不良情绪也会随之而消。长期患病的人，尤其需要运动移情法来疏解。

五、暗示法

暗示法是指用含蓄、间接的方法，对别人的心理和行为产生影响，促使其主动树立某些信念，或改变其情绪行为，达到缓解不良情绪的目的。一般多采用语言暗示，也可以采用手势、表情，或暗示性药物及其他暗号来进行。《三国志》里"望梅止渴"的故事，即是暗示法的典型例证。

> **知识链接**
>
> **望梅止渴**
>
> 　　望梅止渴是一个成语，原意是梅子酸，当说到梅子的时候，就会想到梅子酸而产生流涎，因而止渴。后比喻愿望无法实现，用空想安慰自己。《三国志·魏书·武帝传》载建安十九年（214年），"秋七月，公征孙权。冬十月，公自合肥还"。曹操第三次越巢湖伐吴，七月天气炎热，行军途经安徽省含山县梅山村，士兵口渴难熬，曹操站在山道上指着前面遥远的地方说："前有大梅林。"士兵争先恐后地前进，其实此山过去十几里是濡须河中游，很快有了充足的水源，士兵们虽然被骗但依然很高兴，这就是大家耳熟能详的"望梅止渴"成语的来源。可见人们在遇到困难时，有时候需要用对成功的渴望来激励暗示自己，这样才会有足够的勇气战胜困难，继续前行，到达成功的彼岸。

六、情志相胜法

七情，即喜怒忧思悲恐惊；五志即喜怒思（忧）悲恐（惊）。中医学认为，情志活动是外界信息刺激机体，由五脏精气所化生。故情志分属于五脏，和五脏关系密不可分。五脏之间存在着生克关系，所以情志之间也有生克关系。如《素问·阴阳应象大论》曰："怒伤肝，悲胜怒……喜伤心，恐胜喜……思伤脾，怒胜思……忧伤肺，喜胜忧……恐伤肾，思胜恐。"悲胜怒（金克木），恐胜喜（水克火），怒胜思（木克土），喜胜忧（火克金），思胜恐（土克木）。《类经·祝由》曰："因其情志之胜，而更求其胜以制之之法。"因此，在临床上用情志相互制约关系达到治疗疾病目的的治法，即所谓情志相胜法。

（一）喜伤心，恐胜喜

本法适用于神情兴奋、狂躁者。心在志为喜，五行属火，过喜伤心，使得心神涣散，神不守舍，严重者精神失常，疯疯癫癫，喜笑不休。肾在志为恐，五行属水，水克火，恐胜喜，惊恐令气怯，以收敛涣散之心气。正如吴敬梓《儒林外史》记载范进中举的故事，想必人人皆知。范进为考取功名，参加科举考试数十年，经历了多次失败后，终于中了举人，得知消息后喜极而疯。因其生平最怕老丈人胡屠夫，故人们请来胡屠夫，狠狠给了他一巴掌，范进昏倒在地，后逐渐醒来，恢复如常人。此即恐胜喜。

（二）思伤脾，怒胜思

本法适用于长期思虑不解，气结成疾，情绪异常低落者。脾在志为思，五行属土，思虑过度，易伤脾土，影响脾胃运化功能，不思饮食。肝在志为怒，五行属木，主生发条达舒畅，木克土，怒使肝气升发，郁结之气得以宣散。《三国志·华佗传》有案例记载：有一郡守病，佗以为其人盛怒则差，乃多受其货而不加治，无何弃去，留书骂之。郡守果大怒，令人追捉杀佗。郡守子知之，属使勿逐。守嗔恚既甚，吐黑血数升而愈。此为思虑过度者，可适当发怒以宣泄，即怒胜思。

（三）悲伤肺，喜胜悲

本法适用于因神伤而表现为情绪低落，意志消沉者。肺在志为悲忧，五行属金，过悲伤肺，肺气不降，宣肃失司，制节失职。喜为心志，五行属火，火克金，并且喜则气缓，可令气机和缓散达，肺气得以正常宣降。我国明代著名医家万密斋（万全），擅长儿科，在《幼科发挥·急惊风类证》中有案例记载：儿半岁，忽日惨然不乐，昏睡不乳，（万全）曰："形色，无病，将谓外感风寒，则无外感之证。此儿莫非有所忧，忧愁不解则伤脾，乃昏睡不乳也。"其父母语云："有一小厮相伴者，吾使他往，今三日失。"乳母亦云："自小厮去后，便不欣喜、不吃乳。"父急命呼之归，儿见其童嬉笑。父曰："非翁之妙术，不能知也。"此即喜胜悲。

（四）恐伤肾，思胜恐

本法适用于因惊恐而坐卧不宁，多疑善惊者。肾在志为恐，五行属水，恐则气下，惊则气乱，神气惮散，心无所倚，神无所归。思为脾志，五行属土，土克水，思则气结，收敛涣散之神气，通过深思解除恐惧、紧张的心理状态，从而消除疾病。《素问·阴阳应象大论》曰："恐伤肾，思胜恐。"王冰注："深思远虑，则见事源，故胜恐也。"典型案例如"杯弓蛇影"的故事，《晋书·乐广传》记载：乐广在河南做官，曾经有一位亲密的朋友，分别很久不见再来，乐广问朋友不来的原因，友人回答说："前些日子来你家做客，承蒙你给我酒喝，正端起酒杯要喝酒的时候，看见杯中有一条蛇，心里十分恶心，喝了那杯酒后，就得了重病。"当时，朋友坐着喝酒，旁边的墙壁上挂着一张弓，弓上有一条用漆画的蛇。乐广猜想杯中的影子就是弓了。于是，他再次请那位朋友仍在原地饮酒，对朋友说道："酒杯中是否又看见了什么东西？"朋友回答说："所看到的跟上次一样。"于是乐广就告诉他其中的原因，朋友心情豁然开朗，疑团顿时解开，长久而严重的病顷刻痊愈。此即思胜恐。

（五）怒伤肝，悲胜怒

本法适用于因情志抑郁或暴怒情志亢奋者，尤其是自觉以痛苦为快者。肝在志为怒，五行属木，暴怒伤肝，致使肝气不舒，气血逆乱。悲忧为肺志，五行属金，金克木，悲则气消，气血得以消散下行。张子和在《儒门事亲》中提出了"悲可治怒，以凄怆苦楚之言感之"的基本方法。医者应根据患者的不同情况，灵活应用此法，并且事先要与患者家属解释清楚，以防误解。《筠斋漫录》记载：杨贲亨，明鄱阳人，善以意治病。一贵人患内障，性暴多怒，时时持镜自照，计日责效，屡医不愈，召杨诊之。杨曰："目疾可自愈，但服药过多，毒已下注左股，旦夕间当暴发，窃为公忧之，贵人因抚摸其股，日以毒发为悲，久之则目渐愈，而毒亦不发。"以杨言不验，召诘之。杨曰："医者意也，公性暴善怒，心之所属，无时不在于目，则火上炎，目何由愈？我诡言令公凝神悲其足，则火自降，目自愈矣。"此即悲胜怒。

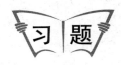

本章小结

1. 情志养生的作用　情志养生是中医养生极为重要的内容之一，是一种通过控制和调节情绪以达到身心安宁、情绪愉快的养生方法。情志养生的作用有清静养神，健壮形体；情绪平和，防病治病；身心愉悦，益寿延年。

2. 情志养生的原则　恬淡虚无，精神内守，是中医养生学的重要理论，更是情志养生总的原则；其次修身养心，德全不危，是保证身心健康的重要措施；豁达乐观，仁爱进取，是防病祛病的法宝，更是追求幸福和高品质生活的终极目标。

3. 情志养生的方法　情志养生方法多种多样，目前常采用的情志养生方法有愉悦法、节制法、疏泄法、移情法、暗示法和情志相胜法。

习　题

一、选择题

1. 下列关于情志养生的作用，说法正确的是

　　A. 恬淡虚无，精神内守　　　　B. 豁达乐观，仁爱进取

　　C. 身心愉悦，益寿延年　　　　D. 青春永葆，长生不老

　　E. 修身养心，德全不危

2. 情志养生的方法多种多样，下列不属于情志养生的是

　　A. 节制法　　　　　　B. 疏泄法　　　　　　C. 移情法

　　D. 情志相胜法　　　　E. 经络养生

3. 根据患者的兴趣、爱好，指导患者琴棋书画调节情绪，是应用了哪种情志养生的方法

　　A. 愉悦法　　　　　　B. 节制法　　　　　　C. 暗示疗法

　　D. 移情法　　　　　　E. 情志相胜法

4. 下列关于情志相胜法表述正确的有

    A. 怒伤肝，悲胜怒   B. 喜伤心，忧胜喜   C. 悲伤肺，思胜悲

    D. 思伤脾，喜胜思   E. 恐伤肾，怒胜恐

5. 七情过极易伤及五脏，下列说法错误的是

    A. 怒伤肝   B. 喜伤心   C. 忧伤肺

    D. 惊伤脾   E. 恐伤肾

6. 下列脏腑中与情志调节关系最为密切的是

    A. 肾   B. 脾   C. 肝

    D. 脑   E. 肺

7. 人在烦闷不舒、情绪忧愁、精神紧张时，采用下列哪种方法是错误的

    A. 酗酒   B. 种花   C. 钓鱼

    D. 绘画   E. 书法

8. 下列有关情志相胜的论述中错误的是

    A. 悲胜怒   B. 怒胜思   C. 思胜恐

    D. 喜胜怒   E. 恐胜喜

9. 情志养生中常采用移情法的方法，下列不属于移情法的是

    A. 专注工作移情   B. 兴趣爱好移情   C. 纵欲发泄

    D. 升华超脱移情   E. 旅游运动移情

10. 人在压抑、苦闷时，需要通过适当的疏泄法宣泄不良情绪，下列做法错误的是

    A. 找人倾诉   B. 大哭一场   C. 剧烈运动

    D. 一个人默默承受   E. 写日记

11. 情志相胜法的理论基础是

    A. 五行学说   B. 整体观念   C. 阴阳学说

    D. 气血津液理论   E. 体质学说

12. 情志节制法首先应该节制

    A. 怒   B. 喜   C. 思

    D. 悲   E. 恐

13. 下列关于情志养生的做法中错误的是

    A. 戒怒   B. 恬淡虚无   C. 无欲或纵欲

    D. 培养兴趣爱好，转移注意力   E. 培养乐观豁达的性格

14. 下列关于情志养生的原则，说法正确的是

    A. 情绪平和，防病治病   B. 豁达乐观，仁爱进取

    C. 斤斤计较，睚眦必报   D. 清静养神，健壮形体

    E. 身心愉悦，益寿延年

15. 在中医情志养生的原则中，对于"豁达乐观，仁爱进取"理解有误的是

    A. 经常保持愉快乐观的心态

    B. 常存仁爱之心，常做乐善之事

    C. 悦纳自己和他人，安心面对自己或他人的优缺点

    D. 消极隐世，虚无缥缈

E. 积极进取，实现自我价值和社会价值

16. 患者，女，29岁。与恋人分手2年余，茶饭不思，精神短少，倦怠嗜卧，胸膈烦闷，失眠，多梦。可以用哪类情志相胜法治疗

    A. 悲   B. 喜   C. 恐

    D. 思   E. 怒

17. 患者，女，15岁。近日学习压力过大，导致情绪紧张，焦虑不安，夜不能寐，现寻求治疗，下列做法错误的是

    A. 认真倾听   B. 严厉批评   C. 做好保密

    D. 保持耐心   E. 对患者同情和理解

18.《续名医类案》中记载有一女，因思亡母过度，神情怠倦，胸膈满闷，食纳不旺，诸病缠身，百药不治。韩世良借此女平时信巫，便离间母女关系，假托母死因女命相克，母在阴司要报克命之仇，生为母女，死为仇敌。女闻后大怒，并骂："我因母病，母反害我，何以思之！"遂不思，病果愈。请问韩世良治愈此病采用的方法是

    A. 悲胜怒   B. 怒胜思   C. 思胜恐

    D. 喜胜怒   E. 喜胜悲

19. 患者王某，女，35岁。因工作紧张，精神压抑、苦闷，压力无法排解，来找你聊天，你正确的做法是

    A. 给她讲大道理   B. 严厉批评她一顿

    C. 把她诉说的秘密大声宣扬   D. 耐心倾听

    E. 以上均错

20. 患者叶某，女，27岁。诊断为产后抑郁证，现由你管理治疗，时常与你讲述疾病的痛苦，请问在情志养生的方法中首选的是

    A. 疏泄法   B. 节制法   C. 暗示疗法

    D. 移情法   E. 情志相胜法

二、思考题

白某，男，24岁。诊断为癔症性瘫痪。患者系干部子弟，自幼娇惯好胜，因欲参加市篮球队未遂而发病。渐至拒食，病2年四处求医无效。患者脸色苍白，枯瘦如柴，双腿软弱无力，不肯进食。然趁无人之机，却独自到病室垃圾桶内用手抓残食吃。患者平时不愿与其他患者接触，自命清高，寡言。常规治疗多日，未见效果，于是采用中医情志疗法。

要求：请分析患病原因，提出情志治疗的方案。

（李 林）

扫码"练一练"

第八章　起居养生

学习目标

1. **掌握**　环境宜养、起居有常、劳逸有度、服装舒适、二便通畅、睡眠规律、沐浴有方的养生措施。

2. **熟悉**　起居养生的分类、作用及养生的原理。

3. **了解**　起居养生的注意事项。

4. 学会起居养生措施，具备指导大众进行起居养生的能力。

5. 具有使用起居养生"治未病"，维护大众健康的理念。

故事点睛

旁白：一位优秀的女学者，不幸患上乳腺癌。在她生命结束之前总结了自己患病的原因，认为与习惯性晚睡、为应付各种考试或赶进度而持续高强度工作等有关。随着生活水平的提高，疾病和亚健康现象反而越来越多，其实是我们的生活方式出现了问题。

人物：由 1 名学生扮演女学者。

请问：

1. 女学者为何会患乳腺癌？

2. 故事中哪些内容涉及起居养生？

　　起居养生是指通过调节人体的生活起居，使之符合自然界和人体的生理规律，达到强身健体、益寿延年目的的养生方法。

　　起居养生历史悠久，主旨在于效法自然。早在《素问·上古天真论》中就有"上古之人，其知道者，法于阴阳，和于术数，食饮有节，起居有常，不妄作劳，故能形与神俱，而尽终其天年，度百岁乃去"的记载。药王孙思邈曰："衣食寝处皆适，能顺时气者，始尽养生之道。"可见，起居养生的内涵丰富，包括衣食住行、苦乐劳逸、站立坐卧等养生措施。本章主要介绍环境宜养、起居有常、劳逸有度、服装舒适、二便通畅、睡眠规律和沐浴有方七个方面。

第一节　环境宜养

　　环境指空气、阳光、土壤、水源、植物、住宅等诸多因素的综合体。人和大自然是一个有机的整体，环境创造了人类，人类应当适应自然环境，但人类也可通过自身的活动不断改造自然环境，使人与大自然和谐相处。

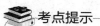

考点提示

　　海滨、平原、高原地区的养生特点。

一、地域环境养生

我国幅员辽阔，不同地域有着不同的环境特点。如果能了解环境，适应环境，更有利于养生。良好的地域养生环境应具有环境优美、空气新鲜、避风向阳、水质优良、绿树丛荫、远离污染等特点。

知识链接

国内最著名的四大"长寿之乡"

1. 夏邑　是河南商丘市下辖县，为中国上古古都，华夏祖地，龙山文化的发祥地之一。

2. 彭山　是四川省眉山市市辖区，属于亚热带湿润气候区。境内海拔差异小，气候变化不大，年温差 2.1℃ 以内，植物资源丰富，盛产水果。

3. 巴马　隶属于广西壮族自治区河池市。巴马盘阳河沿岸及石山溪谷负氧离子的含量高达 2 万个每立方米。

4. 麻阳　为湖南省怀化市市辖县。人文资源丰富，苗乡风俗独特，名人辈出，是中国盘瓠文化实物留存最多、非物质形态文化保存最丰富的地方。

1. 海滨地区　该地区的优势是一年和一日内气温的变化较小，雨水分布较为均匀，空气清新，空气中碘、氯化钠和氯化镁含量比较高，光照也比较充足。但云雾天气出现频率高，湿度也比较大。海滨地区因渔产丰富，故当地居民营养较为全面，较少患肺癌、冠心病和糖尿病。另外，松软的沙滩，为日光浴和海水浴提供了天然的场所，眺望大海和沐浴阳光会使人心旷神怡，对支气管炎、哮喘、神经衰弱等慢性病具有一定的防治作用。

2. 平原地区　平原地区矿泉蕴藏丰富，湖泊众多，素有"鱼米之乡"之称。由于地势低或有山岭阻挡，风速较小，但湿度大，常出现沉雾和逆温层。平原地区有利于养生主要体现在四个方面：一是物产丰富，日常生活便利；二是历史悠久，经济较为发达，交通非常便利；三是矿泉丰富，能防治某些疾病；四是优美宜人的湖滨气候是疗养胜地的聚集地。但是，平原地区容易成为传染源宿主动物滋生的场所，并且某些化学元素如氟富集，容易引发中毒。

3. 高原地区　该地区空气稀薄，含氧量低，气温低，昼夜温差大，某些化学元素缺乏。气温的季节变化较小，冷暖适中，有利于避暑。空气清新，富含氧离子。高原山区的居民可经常爬山，有益于养生。气温低，积水少，传染病也很少发生。但是，高原地区存在某些地方病，如地方性甲状腺肿、克山病等，不利于养生，应提前预防。此外，强烈的紫外线、高寒环境都不利于养生，应注意防寒保暖。

二、居住环境养生

人一生中有一半以上的时间是在住宅中度过的。因此，如何因地制宜选择住宅和营造房屋，创造一个优良、合理的居住环境尤为重要。

自古以来，我国人民就十分重视住宅环境的选择。如《太平御览》专列"居处"一章，《遵生八笺》也有"居室安处"条目。综合古今研究，理想的住宅环境应从以下几个方面来考量。

考点提示

改善优化居住环境和居室环境的方法。

（一）住宅选址

一般应选择依山傍水的地势建筑住宅。山体及山上的树木，在冬季是天然的屏障，可抵挡风沙，减缓寒冷；在夏季可减少阳光的强烈辐射，调节炎热的气候。傍水而居，可保证日常生活用水方便，若是有甘洌的山泉水饮用更有利于延年益寿。在高楼鳞次栉比的都市，除了交通方便，生活及社会服务设施齐全外，应以日照充足、树木较多、空气清新、湿润清爽的地区为佳。

（二）住宅朝向

住宅朝向应根据地理位置确定。我国大部分地区，住宅的最佳朝向是坐北朝南。坐北朝南有利于室温的调节，冬天可防止西北风直入室内，夏季可使东南风微拂，有利于室内空气的流通，有益于人体的健康。此外，坐北朝南有利于室内的采光，因为我国地处北半球，太阳位置多偏南。夏天太阳光线与南墙的夹角小，墙面和窗户接受太阳的辐射热量少，可防止室温过高。反之，冬季太阳位置偏低，阳光可直接照入室内，且照射的时间较长。

人们将位于南面的居室称为"朝阳"的房间，位于北面的居室称"背阴"的房间，位于东面的居室称"东"房，位于西面的居室称"西"房。"朝阳"的房间有助于防治骨质疏松症和胃肠疾病的康复；"背阴"的房间对高血压病的康复有利；而"东"房、"西"房则有利于神经衰弱患者的康复。

（三）住宅结构

应结合地域、生活习惯和物质条件，因地制宜设计出不同风格的房屋结构以利于养生。比如，北方雨水较少，故屋顶设计坡度小，而南方雨水多，屋顶设计坡度较大有利于雨水的排泄，防止房屋潮湿；再如，东北一带流行夹层暖墙，以利于保暖，避免寒邪侵犯机体。

（四）住宅环境

1. 环境绿化 绿色植物具有光合作用，能够净化空气；通过有效的阻隔，能够减弱噪音，若以乔木、灌木、草地相结合，消除噪声效果更好；绿叶虽小，但它具有很强的吸附和阻留灰尘的能力，有的还能分泌杀灭细菌的物质；高大叶阔的树木能遮挡烈日，调节气温和空气湿度。

2. 远离污染 空气污染和噪音均可危害人体健康。近年来全球大气和气候在物理和化学性质方面日趋恶化，一次性能源的超规模消耗使空气中二氧化硫急剧强增，不少国家、地区的居民健康为"酸雨"所苦。噪声对人体健康的影响也是多方面的，在心理上可使人烦躁、精力不集中、妨碍休息，在生理上可引起耳聋、头痛、消化不良、视觉模糊等症状，故在建造或购置住宅时应该尽量远离污染的环境。

> **知识链接**
>
> ### 风水与居住环境
>
> 风水是指我国古代人民在建屋选址时，对地形地貌、气候条件、生态景观等的综合评判，根据既往经验，对于建筑的总体布局、工程技术和各种或科学或迷信的禁忌的综合应用。
>
> 《宅经》指出，住宅有五虚，使人贫穷耗费；有五实，使人富贵。住宅大而人少，这是一虚；住宅门大而宅小，二虚；没有修好院墙壁，三虚；井和灶设置不当，四虚；

占地多而房屋少、庭院过大，五虚。住宅小而人口多，一实；住宅大而门口小，二实；院墙完备，三实；住宅小而六畜兴旺，四实；住宅的水沟向东南方向流，五实。

这是古人通过长久生活总结出来的经验，符合当时社会的经济文化水平，可融会贯通，不应生搬硬套。

三、居室环境养生

室内环境对人体的作用一般短时间内不能明显表现出来，是一个长期、缓慢的过程。良好的室内环境可扶助正气，有利于机体抵抗外邪的侵袭，减少疾病的产生。理想的居室环境应从以下几个方面考量。

1. 居室结构　居室的面积要适中。正如《吕氏春秋·重己》曰："室大则多阴，台高则多阳。多阴则蹶，多阳则痿，此阴阳不适之患也。"居室高度以最高不超过 3 米，最低不超过 2.6 米为宜。一般来说，客厅面积、餐厅面积及卧室面积应按照居室面积进行设计。窗户与居室面积的比例不应小于 1∶5，否则不利于室内的采光条件和空气流通。

居室的平面配置要适当。一般每户住宅由主室和辅室组成。主室包括一个起居室和适当数目的卧室；辅室是主室以外的其他房间，包括厨房、卫生间等。主室应与辅室充分隔开，且有直接采光。卧室应配置在最好的朝向。

2. 室内采光　《遵生八笺》曰："吾所居座，前帘后屏，太明即下帘以和其内映，太暗即卷帘以通其外耀。内以安心，外以安目。心目皆安，则身安矣。"可见，居室采光以明暗适中，随时调节为宜。室内光照包括自然光线和人工光线的照明。阳光中的紫外线有抗佝偻病、提高免疫力、杀菌消炎等作用。夜间或白天自然光线不足时，要利用人工光线照明。人工照明要保证亮度足够、稳定、分布均匀，避免刺眼，光源组成接近日光以及防止过热和空气污染等。

3. 居室通风　居室自然通风可保证房间内的空气清洁，排除室内的湿热秽浊之气，室内保持清新的空气是健康居住的基本条件，尤其是厨房和厕所要有良好的通风。夏季炎热地区应使主室内形成穿堂风。居室通风应根据室内空气的状况和季节来决定每日通风的次数，一般每天通风 1~2 次，每次开窗通风的时间为 30 分钟以上。在通风时要尽量避免直接当风，体虚者尤其应注意。

4. 居室布置　可根据主人的个人爱好而定，但应以实用为主。尽量简洁大方，朴实典雅，切忌华而不实。居室墙壁的色调对人体的情绪有一定的调节作用。比如，淡蓝或淡绿色为冷色调，给人以宁静、清新、安详的感觉，具有缓解情绪、调节血压的作用；淡橙或淡黄色为暖色调，给人以兴奋、温暖、热烈的感觉，具有调动情绪的作用。一般情况下，客厅以暖色调为主，而卧室以冷色调为主，并根据主人的爱好而适当调整。

5. 居室气候　是由于围炉结构（墙、屋顶、地板、门窗等）的作用，形成的与室外不同的室内气候。居室气候要能保证机体的温热平衡，不使体温调节功能长期处于紧张状态，可正常地工作和作息。以冬夏两季为例，夏季室内适宜温度为 24℃~26℃，气湿为 30%~65%，气流速度为 0.2~0.5m/s；冬季室内温度的适宜范围是 16℃~20℃，气湿为 30%~45%，气流速度为 0.1~0.5m/s。

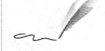

第二节 起居有常

起居有常指生活作息有规律，符合自然界和人体的生理常度。研究发现，起居有常能令人健康长寿。

一、起居有常的作用

1. 保养精气神 精、气、神为人之三宝，神为生命的主宰，能够反映人体的脏腑功能和体现生命的活力。清代名医张隐庵曰："起居有常，养其神也，不妄作劳，养其精也。夫神气去，形独居，人乃死。能调养其神气，故能与形俱存，而尽终其天

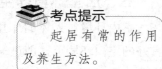

考点提示
起居有常的作用及养生方法。

年。"中医学素有"失神者死，得神者生"的说法，起居有常是调养精气神的重要法则。只有起居有常，才能保养精气，神采奕奕，面色红润，目光炯炯。反之，则精神萎靡，面色萎黄，目光呆滞。

2. 提高适应力 人与自然界是有机的整体，人体的阴阳气血受日月星辰、四时八节的影响不断发生周期性变化，从而使人体存在一定的生命节律。

一日中的起居有常，是指人体应按照"日出而作，日落而息"的生活规律安排每天的起居。《素问·生气通天论》曰："故阳气者，一日而主外，平旦人气生，日中而阳气隆，日西而阳气已虚，气门乃闭。"白天阳气运行于外，是学习或工作的最佳时机；夜晚阳气趋向于里，有利于机体休息。

一年中的起居有常，是指人体应按照春、夏、秋、冬四季变化的规律对起居和日常生活进行适当地调整。春夏养阳，宜晚睡早起；秋冬养阴，宜早卧晚起。每个人可以根据自己的具体情况对作息时间适当调整。

在每日起居养生中，还应注意要长期坚持"冷面、温齿、热足"的保健方法。若是起居失常，危害是很大的。早在《黄帝内经》就有"起居无节，故半百而衰也"的记载。中医学认为，起居失常，昼伏夜出，不但不会受到自然界天地日月的阴阳资助，反而会被自然之气耗损，出现人体阴阳失调，导致疾病产生。

二、起居有常的养生方法

要根据个体的身体状况、生活环境、工作环境等客观因素，制定一个切实可行、有规律的作息时间表。长期坚持可形成稳定良好的生活习惯，并可提高机体对环境的适应能力。可参照十二时辰养生法。

子时（23：00～01：00）胆经当令，一阳初生，此时安眠，护胆养阳，可使人们在一天之中精力充沛。

丑时（01：00～03：00）肝经当令，深度睡眠，养肝排毒，养血护目，可使肝脏主疏泄、主藏血功能得到正常发挥。

寅时（03：00～05：00）肺经当令，养护肺经，人们由熟睡逐渐转向浅睡眠，肺经经气汇聚，将气血推向周身，完成生命由静而动的转化。

卯时（05：00～07：00）大肠经当令，温水润肠，按时排便，推动糟粕之气运出体外，能使人体五脏气机得以正常升降。

辰时（07：00~09：00）胃经当令，天地阳气最旺，营养早餐，温补养胃，可以保证一天人体的需求，有利于气血津液的生成。

巳时（09：00~11：00）脾经当令，适当运动，健运脾气，能保持身体功能处于最佳状态。

午时（11：00~13：00）心经当令，睡好午觉，心肾相交，安神养心，可使人们益寿延年。午睡时间以半小时为宜。

未时（13：00~15：00）小肠经当令，营养午餐，养护小肠，可使水谷精微输送到全身各处，营养全身。午餐宜在12点半左右。

申时（15：00~17：00）膀胱经当令，饮水排尿，动汗为妙，适宜背部刮痧、拔罐，背部乃膀胱经，可养生排毒，使学习和工作效率提高。

酉时（17：00~19：00）肾经当令，减少外出，休息调养，以养精蓄锐，保肾藏精。肾精充足，有利于气血生成，延缓衰老。

戌时（19：00~21：00）心包经当令，静心养神，敲打心包经穴位能养心。保持心情愉悦，饮食适当。

亥时（21：00~23：00）三焦经当令，为人体最后一个经络时辰，乃阴渐达鼎盛时间。温水泡脚，畅通三焦，按时睡眠，能使百脉、脏腑得到最好的休养。

第三节　劳逸有度

劳逸有度指既不能过劳，也不能过逸。劳和逸之间是相互对立和协调的辩证统一关系。正常的劳动是日常生活中所必需的，不但有利于人体气血的运行，还能增强体质，预防疾病而有益于健康；但过劳则有损于健康。

一、劳逸有度的作用

孙思邈《备急千金要方》曰："养生之道，常欲小劳，但莫疲及强所不能堪耳。"可见，劳逸适度对人体养生具有重要作用。

1. 气血通畅　经常从事一些力所能及的体力劳动，有利于活动筋骨，通畅气血，强健体魄，运化脾胃，锻炼意志，调节精神，从而保持生命活动的能力。疲劳会降低机体的免疫力，易受到病邪的侵袭。适当休息也是生理的需要，可消除疲劳、恢复体力和精力。

2. 益智防衰　经常科学用脑可训练脑力的功能和开发其潜能，保持大脑常用不衰。用脑也要劳逸结合，既不能不用脑，也不能用脑过度，经常合理地用脑能够有效地预防老年痴呆。

知识链接

过劳死

"过劳死"最早是由20世纪中期一位日本学者首先提出的。临床医学上目前还没有"过劳死"的诊断，一般认为"过劳死"是长期慢性疲劳后诱发的猝死。它是现代社会产生的一种特殊职业病。

精、气、神是生命的源泉，延缓或阻断精气神的耗伤，对预防"过劳死"的发生有重要意义。结合现代社会环境与当代人的生活现状，运用中医养生学的观念与方法，可对"过劳死"进行早期干预。比如，恬淡虚无，劳逸有度，不妄作劳，保养肝肾精气；起居有常，健康的生活方式；情志畅达，五脏安和；生命在于运动，更在于合理的运动；未病先养，重视食物与药物养生等。

二、劳逸有度的养生方法

正确处理好劳逸之间的关系，对养生保健具有重要作用。《礼记·杂记》指出："一张一弛，文武之道也。"保持劳逸有度，可适度采取劳逸交替进行，或劳逸互相包含，劳中有逸、逸中有劳等方法。

1. 量力而行　无论是体力劳动者还是脑力劳动者，均应根据自己的实际情况合理安排工作，要学会休息，使自身各功能得以恢复。

2. 交叉工作　将体力、脑力劳动、体育锻炼相结合，如在办公室用电脑 1 小时后应站起来活动一下，或做简单的保健操。

3. 休养结合　在繁忙的工作之余，应给自己的身心放松的机会，如旅行、听音乐、看电影等，可使紧张的情绪得以放松。

第四节　服装舒适

服装，从健康的角度讲是人的"第二皮肤"。服装舒适是指选择大小舒适得体，吸湿、保温、通气，重量适度，伸缩性良好，有利于养生的服装。

一、服装舒适的作用

服装的主要作用在于御寒防暑，当气候发生异常时，可保护机体免受外邪侵袭。现代研究认为，人体和衣服里层之间，温度在 32℃ 左右，湿度在 50% 左右是最舒适的。衣服还有保护机体免受机械外伤和有害化学药物、热辐射烧伤等的护体性能。服装也反映了时代精神风貌和物质财富水平，是人类文明的表现。

二、服装舒适的养生方法

1. 因时择衣　纺织衣料的导热性越低，它的热缘性和保暖性越好。故麻纱类宜作为夏季衣料，毛织品可制成冬装。织物越厚，单位时间内散发的热量越少，保暖性能越好。冬季外衣织物的透气性应较小，夏季衣料应具有较好的透气性。夏天的衣服和冬装内衣，应选择吸湿、散湿性能良好的纤维。夏天宜穿浅颜色服装，以反射辐射热；冬天宜穿深色衣服，以利于吸收辐射热。内衣和夏装要选择轻而柔软的衣料。

2. 舒适得体　人们应做到"量体裁衣"，保障衣着有利于气血运行和正常发育。尤其是在青少年时期，生长发育比较旺盛，不可片面追求线条美和造型，衣着和服饰不应过紧过瘦。如果年轻女性长期束胸以及胸罩过紧，则会影响胸廓发育，降低肺活量；束腰过紧，可致肋缘凹陷、胸廓变形、腹腔脏器移位，有损于健康。相反，衣着过于肥大也不便于活动。

3. 着衣宜忌　春季阴寒未尽，阳气渐生，早春宜减衣不减裤，以助阳气的升发；夏季

尽管阳热炽盛，适当的脱穿衣服仍是避其凉热的最佳方法；秋季气候转凉，应注意加衣，但要避免一次加衣过多；冬季"宜寒甚方加棉衣，以渐加厚，不得一顿便多，唯无寒而已"（《摄生消息论》）。俗有"春捂秋冻"之说，即春季可稍暖，秋季可稍凉。衣服要随天气变化及时增减，切不可急穿急脱，忽冷忽热。

第五节　二便通畅

二便是排出食物残渣、机体代谢产物和有毒物质的主要形式。二便正常与否，直接影响人体的健康。古有"要长生，二便清"的说法。所以，养成良好的排便习惯至关重要。

一、二便通畅的作用

汉代王充《论衡》曰："欲得长生，肠中常清，欲得不死，肠中无滓。"说明保持大便通畅的重要性。如果经常便秘，粪便在体内蓄积，既会引起自身中毒，还会郁而化热，引发头痛、牙痛、肠癌等。

小便是水液在体内代谢后排除废水的主要途径。苏东坡《养生杂记》曰："要长生，小便清；要长活，小便洁。"如果小便不能及时排出，则水湿在体内潴留易生内患。故强忍不尿、努力强排，都会对身体健康造成损害。

二、二便通畅的养生方法

1. 大便通畅　保持大便通畅的方法很多，如养成定时排大便的好习惯，即使一时解不出大便，也应按时坐厕，坚持不懈，同时做到有便不强忍，无便不强挣，排便应顺其自然，保持肛门清洁。平时应注意多喝水，饮食注意以粗细搭配、清淡为主，多食粗粮，少食精米精面，多食含纤维素较高的蔬菜，以促进胃肠蠕动。

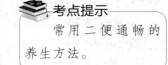

考点提示

常用二便通畅的养生方法。

2. 小便通畅　在日常生活中多饮水，对保持排尿有利。清代曹慈山在《老老恒言》中提出了重在饮食调摄的四个要点："食少化速，则清浊易分，一也；薄滋味，无黏腻，则渗泄不滞，二也；食久然后饮，胃空虚则水不归脾，气达膀胱，三也；且饮必待渴，乘微燥以清化源，则水以济火，下输倍捷，四也。"由此可见，正确调摄饮食，做到少食、素食、食久后饮、渴后才饮等，是保证小便清利的重要方法。此外，还要保持情绪乐观、节制房事和适当运动锻炼。

经常进行导引和按摩保健，有益小便通利，可在晚上就寝和早晨起床时进行练习，具体方法如下：

（1）导引壮肾　调匀呼吸，舌抵上腭，眼睛视头顶上方，随吸气缓缓做收缩肛门动作，呼气时放松，连续做8~24次，待口中津液较多时，可漱津咽下。此法可护养肾气，防治尿频、尿失禁等症。

（2）端坐摩腰　取端坐位，两手置于背后，上下推搓30~50次，上至背部，下至骶尾，以腰背部发热为佳。此法可强腰壮肾，有助于通调水道。

（3）仰卧摩腹　取仰卧位，调匀呼吸，将掌搓热，置于下腹部，先推摩下腹部两侧，再推下腹部中央，各30次。动作要由轻渐重，力量要和缓均匀。此法可益气，增强膀胱功能，防治尿闭、排尿困难。

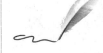

第六节　睡眠规律

睡眠，古代称"眠食"。睡眠规律是指根据宇宙与人体阴阳变化的规律，采用合理的睡眠方法和措施，以保证睡眠质量，消除疲劳，养精蓄锐，从而达到强身健体目的的养生方法。

中医学有独具特色的睡眠理论。阴阳学说认为，寤属阳，为阳气所主；寐属阴，为阴气所主。《灵枢·口问》曰："阳气尽，阴气盛，则目瞑。阴气尽而阳气盛，则寤矣。"营卫运行学说认为，卫气行于阴，则阳气尽而阴气盛，故形静而入寐；行于阳，则阴气尽而阳气盛，故形动而寤起。

实际生活中，评判是否有较高的睡眠质量主要表现为五点：一是入睡快，上床后 5～15 分钟入睡；二是睡眠深，睡中呼吸匀长，无鼾声，不易惊醒；三是无起夜，睡中梦少，无梦惊现象，很少起夜；四是起床快，早晨醒来身体轻盈，精神好；五是白天头脑清晰，工作效率高，不困倦。

一、睡眠规律的作用

自古以来就有"睡眠是天然的补药"之说。现代研究证实，睡眠养生对人体的作用主要体现在以下五个方面。

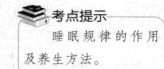

考点提示

睡眠规律的作用及养生方法。

1. 消除疲劳　睡眠是消除疲劳的主要形式，睡眠状态下，代谢率降低，有助于体力恢复。

2. 保护大脑　睡眠可消除脑疲劳，因为在睡眠状态下大脑耗氧量减少，长期失眠会导致注意力分散、记忆力减退等，甚至会出现幻觉。

3. 增强免疫　睡眠时可产生更多的抗原抗体，提高机体的抵抗力，加速各组织器官的自我修复。

4. 促进发育　睡眠与儿童生长发育密切相关。儿童应保持充足的睡眠，因为睡眠状态下血浆中生长激素可持续数小时维持在较高水平。

5. 利于美容　睡眠对皮肤健美有很大影响。良好的睡眠会使人皮肤光滑，容光焕发，因为在睡眠状态下，可加快皮肤的再生，故在民间有"美容觉"的说法。

二、睡眠规律的养生方法

（一）睡眠的方位

睡眠方位，即睡眠的卧向，一直存在争议。古代养生家认为应与季节相适应。根据天人相应的整体观，主张应四时所旺之气而定寝卧方向，即春头向东，夏头向南，秋头向西，冬头向北。《千金要方》曰："凡人卧，春夏向东，秋冬向西。"符合"春夏养阳，秋冬养阴"的原则。也有一些养生家认为一年四季头都应东向而卧。还有的养生家根据天人相应和五行生克理论，提出避免北首而卧，认为北方属水，阴中之阴位，主冬主寒，恐北首而卧阴寒之气直伤人体元阳，损害元神之府。有国外研究表明，头北足南而卧，易诱发心肌梗死。

（二）睡眠的姿势

古人曰："立如松，坐如钟，卧如弓。"睡姿不外乎仰卧、俯卧、侧卧三种。大多数人建议右侧屈膝侧卧位。因为该睡姿可使心脏在胸腔中受压最小，利于减轻心脏负荷，使心输出量增多。另外，右侧卧时肝处于最低位，肝藏血最多，加强了对食物的消化和营养物质的代谢。右侧卧时，胃及十二指肠的出口均在下方，利于胃肠内容物的排空，故《老老恒言》曰："如食后必欲卧，宜右侧以舒脾气。"仰卧的弊端在于身体和下肢只能固定在伸直状态，不能充分休息，且腹腔内压力增高时易胸闷、做噩梦；俯卧的弊端在于全身的重量都压在肋骨和腹部，会影响呼吸，加重心脏负荷，还容易使颈部肌肉受损；左侧卧的弊端在于挤压心脏和胃肠。

但是，对于特殊人群应有特殊睡姿。如孕妇应左侧卧，因为大约80%的孕妇子宫右旋倾斜，使右侧输尿管受压，易产生尿潴留倾向，长期可致右侧肾盂肾炎。另外，右侧卧可压迫腹部血脉，影响血液回流，不利于胎儿发育和分娩。婴幼儿不宜俯卧。对于患者，主动或被动采取保护性睡姿，可防止睡眠姿势不当诱发或加重病情。

（三）睡眠的用具

1. 床铺　又称床榻，在我国已有2500多年的历史。从养生角度考虑，床铺是影响睡眠的重要因素。首先，床铺高低要适度，应以略高于就寝者膝盖水平为好，约为0.4～0.5 m。床铺过高，易使人产生紧张感；床铺过低，易于受潮。床面宽大便于睡眠者自由翻身，有利于气血流通，筋骨舒展。其次，要软硬适中，标准的软硬度以木板床上铺10 cm厚的棉垫为宜。这样软硬度可保证脊柱维持正常的生理曲线，使肌肉放松，疲劳容易恢复。

2. 枕头　适宜的枕头有利于全身放松，保护颈部和大脑，促进和改善睡眠。从养生的角度考虑，枕头的高度以稍低于肩到同侧颈部的距离为好。枕过高影响肝气疏泄，枕过低则影响肺气宣降。高血压病、颈椎病及脊椎不正的患者不宜使用高枕；肺病、心脏病、哮喘病患者不宜使用低枕。枕头的长宽度要适宜，长度要够就寝者翻一个身后的位置，枕头宽度以0.15～0.2 m为好。枕头的软硬度要适中，以稍有弹性的枕头为佳，太硬会使头颈与枕接触部位压强增加，造成头部不适；太软难以维持正常高度，使头颈项部得不到一定支持而疲劳。

枕芯最好选择易散热、透气性好的材料填充，如荞麦皮、灯心草等。此外，在中医理论指导下，可根据年龄、体质、疾病的具体情况，设计保健药枕，对睡眠和健康都有好处。小儿宜选宁心安神的小米枕，有利于头部发育；阴虚火旺体质者宜选绿豆枕；耳鸣耳聋患者可选磁石枕；目暗目花患者可选菊花枕等。使用药枕时应注意以下几点：内容物以植物花、叶、茎为好，不宜使用大辛大热、大寒及浓烈毒之物，慎用动血、破血之品。药枕宜定期更换枕芯，以1个月至3个月为宜，夏天宜常晒晾，以防发霉变质。

3. 被褥　被里宜柔软，可选细棉布、细麻布等，不宜用腈纶、尼龙等带静电的化学纤维制品；被宜保温，内容物以棉花、丝棉、羽绒为宜；被宜宽大，利于翻身转侧，使用舒适。褥宜软而厚，厚褥利于维持人体体表生理曲线。一般以0.1 m厚为佳。

4. 睡衣　宜宽大无领无扣，且要有一定的长度，使睡眠时四肢覆盖。秋冬宜选棉绒、毛巾布为料，春夏宜选丝绸、薄纱为料。

此外，还应该有良好的睡眠环境，如恬淡宁静、光线幽暗、空气新鲜、温湿度适宜等。

知识链接

睡眠十忌

一忌仰卧；二忌忧虑；三忌睡前恼怒，四忌睡前进食；五忌睡卧言语；六忌睡卧对灯光；七忌睡时张口；八忌夜卧覆首；九忌卧处当风；十忌睡卧对炉火。

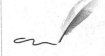

（四）睡眠的时间

睡眠的时间受年龄、个体、食物、环境、内分泌及心理因素等影响。一般年龄越小，需要的睡眠时间越长。新生儿每天需要睡眠 20～22 小时，成年人每天需要睡眠大约 7～8 小时，老年人由于睡眠质量不佳，可培养睡子午觉的习惯。子午觉是古人睡眠养生法之一，子时和午时都是阴阳交替之时，这两个时点的睡眠有助于人体经气的"合阴"及"合阳"。

第七节　沐浴有方

沐浴，俗称洗澡。古时，"沐"指洗头发，"浴"指洗身体，故沐浴包括洗头和洗身。沐浴养生指利用水、日光、空气、泥沙等天然物理因素，使其作用于人体达到强身健体目的的养生方法。

通过沐浴，可达到发汗解表、祛风除湿、行气活血、舒筋活络、调和阴阳、振奋精神等作用。现代医学认为，沐浴可维持清洁，避免感染，促进血液循环，使精神焕发，舒减压力。沐浴的分类方法很多，本节主要介绍冷水浴、蒸汽浴、温泉浴、药物浴、日光浴等。

一、冷水浴

冷水浴指健康锻炼者或某些疾病的患者，用水温低于 25℃ 的水擦浴或淋浴，使身体接受寒冷水温作用的方法。俗话说："要想身体好，每天冷水澡。"在民间，冷水浴一直被看成一种高效锻炼的方式。

（一）冷水浴的作用

冷水浴时，皮肤接触冷水，犹如全身穴位受到针刺的作用。在最开始的一两分钟内，外周毛细血管收缩，血液流向深层血管，皮肤颜色变白；两三分钟后，皮肤适应了这种温度，血液会重新分布，回流到体表血管，皮肤发红。这一过程中，周身血管得到一缩一张的锻炼，故冷水浴被称为"血管体操"。但注意应在皮肤苍白、口唇发紫、身体寒战前结束冷水浴。

冷水浴可增强心血管系统的功能，防止动脉硬化，增强中枢神经系统功能，加强呼吸器官的功能，提高抗寒能力，增强消化器官功能，使皮肤保持健美。同时，洗冷水澡有助于增强人体消化功能，对慢性胃炎、胃下垂、便秘症状有一定的预防作用。

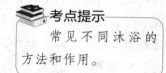

考点提示

常见不同沐浴的方法和作用。

（二）冷水浴的方法

冷水浴应循序渐进，由局部到全身，水温由高（34℃～36℃）逐渐降低（16℃～18℃），宜早晨不宜晚上。洗冷水浴时应该先做"热身"运动，用手搓皮肤和关节，直到身体略有发红、发热再开始进行。沐浴时间由短逐渐延长，但也不宜过久，一般暖季不超过 5 分钟，寒季不超过 2 分钟。按照刺激强弱依次浴面、浴足、擦身、淋浴、浸浴等。

1. 浴面　用蘸有冷水的毛巾摩擦脸、耳和颈项部，后用干毛巾擦干，再用手掌擦面、颈部，直至发红发热。

2. 浴足　将足浸入冷水中，浸泡 1～2 分钟，后用干毛巾擦干，再用手掌擦足部，直至发红发热，也可按摩足底涌泉穴。

3. 擦身 习惯于浴面和浴足后，可尝试冷水擦身，顺序依次为脸、颈、手、足、上肢、下肢、前胸、后背。摩擦四肢时，沿向心方向，以助静脉反流。

4. 淋浴 淋浴前先做准备活动，身体不觉寒冷后再进行淋浴。一般为 3～5 分钟，在寒战期前结束。淋浴结束后用干毛巾及时擦干全身。

5. 浸浴 习惯淋浴后，可尝试浸浴。浸浴前先热身，待身体感觉发红发热后将身体浸入冷水中。在水中停留时间一般为 0.5～2 分钟。浸浴期间要用力按摩，活动四肢。出浴后，用干浴巾将皮肤擦干。

6. 注意事项 冷水浴虽然有很多养生作用，也不是人人都适合。婴幼儿及 60 岁以上的老人不宜；女性在月经期、孕期不宜；严重心脏病、高血压病、癫痫、胃炎等患者，不宜进行冷水浴锻炼。

二、蒸汽浴

蒸汽浴指利用水或药物的蒸汽作用于人体，以达到强身和治疗目的的一种养生方法。蒸汽浴在我国有悠久的历史。本节简要介绍国际上通用的蒸汽浴，也叫"桑拿浴"，包括干热蒸汽浴和湿热蒸汽浴两种。

（一）蒸汽浴的作用

中医学认为，人处于蒸腾的湿热空气中，既可开发阳气，振奋气机，又能滋阴润燥，利水消肿。经常沐浴有调和营卫、镇静安神之功效。

（二）蒸汽浴的方法

1. 浴前准备 沐浴者脱衣进入淋浴室后，用温水、沐浴露洗净全身并擦干。

2. 入浴 进入蒸汽浴室后，根据个人体质及耐受程度，选择平卧或坐位，可不断变换体位以均匀受热，也可用手拍打身体，历时 7～15 分钟。

3. 降温 待全身发热后，走出蒸汽浴室，进入降温室，在尚未出现寒冷感觉时擦干身体，休息 10 分钟后，再次进入蒸汽浴室。如此反复升、降温 2～5 次。

4. 注意事项 孕妇及经期不宜进行蒸汽浴，急性炎症、传染病、高血压病、重症动脉硬化、糖尿病并发酮症酸中毒、甲状腺功能亢进、慢性酒精中毒、癫痫、肾功能衰竭、恶性肿瘤、有出血倾向者均不宜。

三、温泉浴

温泉浴又称矿泉浴，系指应用一定温度、压力和不同成分的矿泉水沐浴。早在《水经注》就提到"鲁山皇女汤，可以熟米，饮之愈百病，道士清身沐浴，一日三次，四十日后，身中百病愈。"

（一）温泉浴的作用

温泉浴的作用主要体现在以下三个方面：一是温水可促进血液循环，消除疲劳；二是温泉中含有的微量元素对身体及皮肤有保健作用，如钠泉和硫酸钠泉主要适用于消化系统疾病患者，氯泉能刺激造血系统和卵泡细胞的发育成熟，还可降低血脂，钾泉、钙泉能增强心血管功能，调节神经细胞和内分泌腺的活动，镁泉对神经系统有镇静作用等；三是温泉浴场多在风景优美、空气新鲜的自然环境中，可放松心情，释放压力，治疗疼痛，美化肌肤，增强体质。

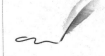

（二）温泉浴的方法

1. 浸浴 是最广泛的一种应用方法。根据浸浴的部位，又分为半身浸浴和全身浸浴。

（1）半身浸浴 浴者坐在浴池或浴盆里，上半身背部用浴巾覆盖以免受凉。

兴奋性半身浴：可由38℃～39℃开始，每浴1～2次把水温降低0.5℃～1℃。在沐浴中用力摩擦皮肤，同时向背部浇水，整个过程可持续3～5分钟，浴后及时擦干皮肤。适用于健康者和健康状况较好的神经衰弱及抑郁症患者。

强壮性半身浴：此浴法与兴奋性半身浴相似，水温从38℃～39℃开始，逐渐降低到35℃～36℃。适用于体质较弱或久病初愈恢复期的人。

镇静性半身浴：这种浴法的水温也从38℃～39℃开始，逐步将水温略降2℃～3℃，沐浴时，安静地浸泡10～15分钟，适用于神经兴奋性增高的人。

（2）全身浸浴 沐浴者安静仰卧浸泡在浴盆或浴池里，水面不超过乳头水平。

凉水浸浴：水温33℃～36℃，8～10分钟，适用于健康疗养锻炼。

温水浸浴：水温37℃～38℃，15～20分钟或30分钟，适用于冠心病、高血压病、关节炎等患者的养生。

热水浸浴：水温39℃～42℃，5～30分钟，适用于皮肤病和关节炎患者的养生，老年人和心血管功能不全者应慎重。

2. 喷浴 浴者立于距操纵台2～3米处，术者持水枪，用1～3个大气压、38℃～42℃的热水喷射全身或局部，每次3～5分钟，适用于腰部疾患。

3. 运动浴 浴者在大浴池内，做各种医疗体操动作，每次20～25分钟，每日1次，适用于康复功能锻炼。

4. 注意事项 一般来说，饥饱均不宜泡温泉；运动之后不宜立即泡温泉；一切急性发热性疾病、急性传染病、活动性结核病、恶性肿瘤、出血性疾病、严重心肾疾患、高血压病、动脉硬化患者，以及妇女经期、孕产期，均不宜施行温泉浴。

四、药物浴

药物浴是中医外治法之一，指在浴水中加入中药水煎液或浸出液，或直接用中药蒸汽沐浴全身或熏洗患病部位的健身防病方法。药物浴形式多样，浸浴、熏蒸、烫敷较为常见，其中浸浴尤其适合养生。

（一）药物浴的作用

中医学认为，药气循经，直达病所，药物浴可起到发汗驱邪、活血通络、扶助正气、平心安神、改善睡眠等养生功效。现代药理也证实，药物浴后能提高血液中某些免疫球蛋白的含量，增强肌肤的弹性和活力。

（二）药物浴的方法

1. 浸浴 水温40℃～50℃，浸泡15～20分钟，浴后干毛巾擦干，以午后或晚间为宜。

2. 熏洗 用煎煮时产生的热气先熏蒸局部或全身，待水温降至37℃～42℃时，再淋洗或浸浴。

3. 烫敷 将药物分别放入两个纱布袋中，上笼屉或蒸锅内蒸透，趁热交替放在局部烫帖，每次20～30分钟，每日1～2次，2～3周为1个疗程。

4. 注意事项 药物浴禁忌有三：一是药物浴前后温差较大，血管一张一缩，可能导致心脑血管病症，故高血压病、脑中风以及心肌梗死患者禁用；二是药物浴时大量出汗，会导致血糖变化，故糖尿病患者不宜药物浴；三是对中药过敏的人群不宜使用，再如皮肤溃烂、霉菌感染以及湿疹等，也不可药物浴。

5. 药物浴方举例

（1）护肤美容方　用绿豆、百合、冰片各10 g，滑石、白附子、白芷、白檀香、松香各30 g，研末入汤温浴，可使容颜白润细腻。

（2）护发美容方　用零陵香30 g，玫瑰花、辛夷各15 g，细辛、公丁香、山柰各10 g，白芷90 g，檀香20 g，甘草12 g，共研细末，用苏合香油10 g，拌匀入汤浴头，可预防脱发和白发，使秀发常年乌黑亮泽。

（3）延年保健浴　用枸杞子煎汤浴身，经常洗浴可令人皮肤光泽，不易生病，延年益寿。

药物浴由于应用了中药进行养生保健，故使用时应病症结合、临床论治、内外互补、中西互用，方能获得预期的效果。

五、日光浴

日光浴指通过晒太阳，利用日光健身治病的一种方法，古代又称"晒疗"。《养生论》提出："晞以朝阳。"古人将晒太阳与呼吸吐纳练功结合起来，疗效更为突出。

（一）日光浴的作用

太阳光中含1%的中、长波紫外线、40%的可见光和59%的红外线。紫外线可防治小儿佝偻病和白癜风，促进组织再生，增强机体免疫力等；可见光照射人体时，通过视觉和皮肤感受器，作用于中枢神经，再通过反射、调整各组织器官功能，产生不同的作用；红外线可使皮温升高，血管扩张，代谢增强，还可消炎止痛。

（二）日光浴的方法

日光浴的时间，夏季在上午8～10点、下午3～4点。其余三季最好在上午11～12点。可在空气清洁的海滨、公园、阳台进行。日光浴时，只穿内衣裤，取卧位或坐位，并不断变换体位，以均匀采光。每次日光浴后可用35℃温水淋浴，后静卧休息，连续20次左右。

日光浴是一把"双刃剑"，过度晒太阳会增加患皮肤癌的概率，故使用日光浴应选择合适的时间及地点，方能成为养生的法宝。

本章小结

1. 环境宜养　地域环境养生阐述海滨、平原、高原等不同地域的养生优势；从住宅选址、朝向、因地制宜设计等方面阐述居住环境在养生中的重要性；从居室结构、通风、布置、气候及室内采光等方面阐述居室环境在养生中的重要性。

2. 起居与劳逸　起居有常，根据个体的身体状况、生活环境、工作环境等客观因素，养成良好的作息规律。劳逸结合，有劳有逸，气血通畅，益智防衰。

3. 服装舒适　制装的原则既要顺应四时阴阳变化，又要舒适得体。应选择大小舒适得体、吸湿、保温、通气、重量适度、伸缩性良好的服装。

4. 睡眠与二便　良好的睡眠可消除疲劳，保护大脑，增强免疫力，促进发育，利于美容；二便通畅则有利于代谢产物的排出，促进人体健康。

5. 沐浴有方 从冷水浴、蒸汽浴、温泉浴、药物浴、日光浴的作用及方法入手，介绍沐浴养生的重要性。

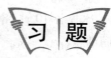

一、选择题

1. 下列哪项不是起居养生的内容
   A. 起居有常　　　　　　B. 沐浴有方　　　　　　C. 环境宜养
   D. 精神养生　　　　　　E. 睡眠规律

2. 下列哪项是平原地区的地域特点
   A. 渔产丰富，食物种类繁多　　B. 为日光浴和海水浴提供了天然的场所
   C. 矿泉蕴藏丰富，湖泊众多　　D. 空气稀薄，含氧量低
   E. 某些化学元素缺乏

3. 下列除哪项外，均为居住环境应考虑的因素
   A. 居室结构　　　　　　B. 住宅选址　　　　　　C. 住宅朝向
   D. 地域　　　　　　　　E. 生活习惯

4. 关于居室环境错误的是
   A. 居室的面积要适中
   B. 居室采光以明暗适中
   C. 墙壁应选择淡蓝或淡绿等暖色调
   D. 厨房和厕所应有良好的通风
   E. 夏季室内适宜温度为24℃～26℃

5. 孙思邈在《备急千金要方》中指出："养生之道，常欲小劳，但莫疲及强所不能堪耳。"说明日常生活中应
   A. 起居有常　　　　　　B. 注重休养生息　　　　C. 注重饮食养生
   D. 注重运动养生　　　　E. 劳逸有度

6. 03：00～05：00肺经当令，养护肺经，调配有度的是
   A. 子时　　　　　　　　B. 寅时　　　　　　　　C. 辰时
   D. 巳时　　　　　　　　E. 丑时

7. 以下哪项是夏季着装选择的原则
   A. 毛织品　　　　　　　B. 透气性应较小　　　　C. 深色衣服
   D. 浅颜色服装　　　　　E. 化纤品

8. 下列除哪项外，均是有利于保持大便通畅的做法
   A. 养成定时排大便的好习惯　　B. 排便应顺其自然　　C. 多食用粗粮
   D. 多食用精米精面　　　　　　E. 多食含纤维素较高的蔬菜

9. 下列除哪项外，均为睡眠养生的作用
   A. 消除疲劳　　　　　　B. 促进发育　　　　　　C. 保护大脑

D. 利于美容　　　　　　E. 调节气血运行

10. 以下不利于睡眠养生的是
    A. 北首而卧　　　　　　B. 右侧屈膝侧卧位　　　　C. 床铺软硬适中
    D. 被里宜柔软　　　　　E. 枕芯选择易散热、透气性好的材料填充

11. 关于睡眠养生错误的是
    A. 睡前不宜饱食　　　　B. 寝卧忌当风　　　　　　C. 睡前应大量饮水
    D. 醒后忌恋床不起　　　E. 睡前不应喝浓茶、咖啡

12. 以下哪项不是评价睡眠的标准
    A. 入睡快　　　　　　　B. 睡眠浅　　　　　　　　C. 无起夜
    D. 起床快　　　　　　　E. 白天头脑清晰

13. 关于枕芯的选择错误的是
    A. 内容物以植物花、叶、茎为好
    B. 不宜使用大辛大热之物
    C. 应选择动血、破血之品
    D. 不宜使用浓烈毒之物
    E. 不宜使用大寒之物

14. 关于冷水浴，错误的表述是
    A. 特别适合婴幼儿及 60 岁以上的老人
    B. 冷水浴被称为"血管体操"
    C. 冷水浴可增强心血管系统的功能
    D. 对慢性胃炎、胃下垂、便秘症状有一定的预防作用
    E. 增强中枢神经系统功能

15. 关于温泉浴，错误的表述是
    A. 可促进血液循环
    B. 消除疲劳
    C. 镁泉对神经系统有镇静作用
    D. 氯泉能刺激造血系统和卵泡细胞的发育成熟
    E. 急性传染病患者适合泡温泉

16. 患者，女，20 岁。因克山病前来就诊，该患者最有可能来自于哪个地域
    A. 滨地区　　　　　　　B. 平原地区　　　　　　　C. 高原山区
    D. 四川盆地　　　　　　E. 江南水乡

17. 患者，女，35 岁。最近购买了新房，其居室环境除哪项外均有利于养生
    A. 居室结构合理　　　　B. 居室高度 2 米　　　　　C. 室内采光良好
    D. 居室通风良好　　　　E. 客厅以暖色调为主

18. 患者，男，40 岁。近 1 个月来，公司频繁加班后出现心悸、失眠、健忘、多梦、纳呆、不思饮食、形体消瘦等症状。以下不正确的是
    A. 劳逸结合　　　　　　　　　　　　　　　B. 量力而行
    C. 体力和脑力活动交叉进行　　　　　　　　D. 休养结合
    E. 喝咖啡提神

19. 患者，女，36岁。近1个月来，由于家庭琐事与丈夫争吵后出现烦躁、失眠等症状，最宜选用的治疗失眠的方法是

    A. 养成良好的睡眠习惯   B. 食物防治   C. 体育防治

    D. 心理防治   E. 药物防治

20. 患儿，男，1岁。入睡后多汗、啼哭、易惊醒，有枕秃圈。最宜选用的养生方法是

    A. 日光浴   B. 药物浴   C. 温泉浴

    D. 冷水浴   E. 蒸气浴

二、思考题

1. 张某，男，40岁，医生。近1个月来，因住院手术患者增多，连续加班，出现心悸、失眠、健忘、多梦、纳呆、不思饮食、形体消瘦、面色无华、舌淡、脉弱等表现。

要求：请分析原因，并提出解决方案。

2. 黄某，女，63岁，退休工人。在儿子新装修的房子中住了1周后，出现眩晕头痛、恶心呕吐、咳嗽哮喘、口眼鼻咽等黏膜刺激感及皮肤过敏或干燥等症状。

要求：请分析原因，并提出解决方案。

扫码"练一练"

（林海燕）

第九章　饮食养生

扫码"学一学"

扫码"学一学"

学习目标

1. **掌握**　饮食养生的原则及作用。
2. **熟悉**　饮食养生的方法。
3. **了解**　养生食材的选择。
4. 学会辨证施食和辨病施食，能为大众提供饮食养生的指导。
5. 具有根据"药食同源"理论维护人们饮食健康的理念。

故事点睛

旁白： 1793 年农历 8 月 13 日，乾隆 83 岁生日。满朝文武前来祝寿，其中有英国使臣马戛尔尼。他祝寿回家后，在日记中写道："观其（指乾隆）风神，年虽八十三岁，望之如六十许人，精神矍铄，可以凌驾少年。饮食之际，秩序规则，极其严肃，殊堪惊异。"说明乾隆看起来年轻与饮食有关。清宫档案保存了 1 张乾隆十二年（1747 年）10 月 1 日晚膳单，菜单列举主要有燕窝鸭子、鹿脯丝、烧狗肉、祭祀猪羊肉，另有蜂蜜、萝卜各一品。

人物： 由 2 名学生即兴扮演乾隆和马戛尔尼。

请问：

1. 乾隆为何能在那个年代如此高寿且精神矍铄？
2. 乾隆的晚膳菜单上用萝卜的意义是什么？

饮食是一个广泛的概念，既指饮料和食物，又指与其相关的文化和行为。俗话说："民以食为天。"饮食是人类生存之根本，是供给机体营养物质的源泉，是促进人体生长发育、维持生命活动不可缺少的物质。

饮食养生，又称"食养"，是在中医理论指导下，根据食物的性能，合理选择或加工利用食物，达到滋补调养、调节阴阳、防病御邪、延年益寿的一种方法。此外，中医学利用食物来治疗疾病的方法，称为"食疗"。食养针对普通人群，食疗则是针对患病人群。

第一节　饮食与养生

医食同源是中国养生文化的一个鲜明特色，自古以来，就有"食用、食养、食疗、食忌"之说。饮食与养生的关系密不可分，二者相辅相成。

一、饮食养生的作用

饮食的目的是为了补充营养，这是众所周知的常识。正确合理的饮食不但可以营养脏腑，平衡阴阳，还可以强身防病，益寿防衰。

1. 滋补调养 《难经》曰："人赖饮食以生。五谷之味，熏肤、充身、泽毛。"《素问·阴阳应象大论》曰："味归形，形归气，气归精，精归化。"中医学认为人体最重要的物质基础是精、气、神，此三宝为生命之所系，离不开饮食的滋养，饮食的滋养是人身赖以生存的根本。人无饮食则无法生存。饮食进入人体，通过胃肠的吸收，脾的运化输布全身，即成为水谷精微而滋养脏腑、经脉，乃至筋骨、肌肤、皮毛等，并与人体的真气结合，维持正常的生命活动和抗御邪气。

2. 调节阴阳 中医养生学也认为脏腑、经络、气血津液等物质或功能必须保持相对稳定协调，才能维持"阴平阳秘"的正常生理状态，因此，保持人体阴阳的协调平衡就是养生最重要的法则。对机体阴阳失调所导致的偏颇状态或病理现象，可利用饮食的性味进行调整。如对阳衰阴盛者，可扶阳抑阴；对阴虚阳亢者，可育阴潜阳；阴阳俱虚者，可阴阳平补等。还可以根据具体情况选择不同作用的食物进行调理。如阳虚之人当温补，选择韭菜、狗肉、羊肉、牛肉、干姜、海虾等辛热食物以补阳气；如阴虚之人当清补，选择百合、银耳、莲藕、荸荠、甲鱼等甘凉咸寒食物以养阴生津，从而达到人体阴阳的平衡协调。

3. 防病御邪 有大量理论和经验记载了食物辅助治疗疾病的案例，《本草求真》曰："食物入口，等于药之治病，同为一理。"食物不仅给人提供生命活动所需要的营养物质，使人的抵抗力增强，不易生病，亦能调整阴阳，协调脏腑，通畅气血，故可用于治疗或辅助治疗疾病。俗话说得好："三分治疗，七分调理。"人生病之后的七分调理与合理膳食分不开，饮食合理、五味均衡、粗细得当、荤素搭配，有益于增强体质，提高正气，正气强大，自能御邪，维持健康。

4. 延年益寿 饮食调摄是长寿之道的重要环节，《养老奉亲书》曰："高年之人，真气耗竭，五脏衰弱，全仰饮食以资气血。"历代医学家都很关注如何用食疗药膳配合来抗衰防老。中医学认为脾胃为气血生化之源，胃为"水谷之海"，脾胃之气旺盛则化源充足，营养充足则体健神旺，此乃益寿、抗衰及患病康复的关键所在。"有胃气则生，无胃气则死"说的就是这个道理。因此，合理进食以补精益气、滋养强身对预防衰老有重要意义。经常服用山药、枸杞、龙眼肉、薏苡仁、蜂王浆、胡桃仁、芝麻、牛奶等补虚的食物，有益于增强体质，抗衰延年。

知 识 链 接

中国居民膳食宝塔

中国营养学会 2016 年出台发布《中国居民膳食指南（2016）》，膳食指南结合中国居民膳食的实际状况，制定了每天的膳食宝塔，由下向上依次为：第一层为谷薯类及杂豆 250～400 克；第二层为蔬菜类 300～500 克、水果类 200～350 克；第三层为畜禽类 40～75 克、鱼虾类 40～75 克、蛋类 40～50 克；第四层为奶制品类 300 克、豆类及坚果 25 克以上；第五层为油 25～30 克、盐 6 克、糖 50 克。另外每日饮用水 1500～1700 毫升。（图 9-1）

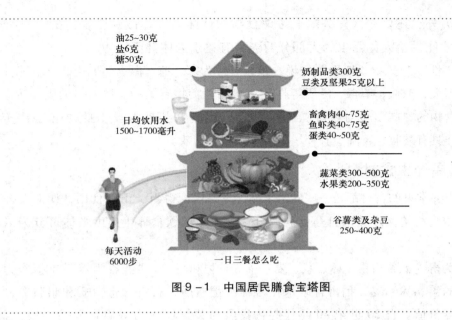

图 9-1 中国居民膳食宝塔图

二、饮食养生的原则

饮食养生要遵循一定的原则和法度，主要有以下四点。

1. 谨和五味 《素问·脏气法时论》曰："五谷为养，五果为助，五畜为益，五菜为充，气味合而服之，以补精益气。"指出食不可偏，要合理搭配，全面营养。中医将食物的味道归纳为酸、苦、甘、辛、咸五种，统称"五味"。五味对人体作用各不相同，只有五味调和才有利于健康。

2. 食有节制 饮食有节就是饮食要有节制。这里所说的节制，包含两层意思：一是指进食的量，即不可过饱，亦不可过饥，食量适中，方能收到养生的效果；二是指进食的时间宜较为固定，《吕氏春秋·季春纪》中"食能以时，身必无灾，凡食之道，无饥无饱，是之谓五脏之葆"说的就是这个意思。

3. 饮食卫生 防止病从口入，饮食食材应选择新鲜、清洁为宜，成品食物应在保质期内，避免发生腹泻等病证。张仲景《金匮要略》曰："秽饭、馁肉、臭鱼食之皆伤人。"告诫人们，腐败不洁、变质的食物不宜食用，食之有害。新鲜、清洁的食品才是人体所需要的。

4. 三因制宜 三因制宜是指因时、因地、因人制宜。要求饮食养生要根据季节、地区及人的年龄、性别、体质等不同，而制定相宜的饮食搭配。如夏天暑多夹湿，应考虑多食解暑化湿之品；西北高原地区气候寒冷、干燥少雨，应多食肉食、酥油茶及牛、羊乳品等滋补生津止渴之品；老年人生理功能多减退、气血亏虚，宜多食补虚扶正之品等。

考点提示
饮食养生的作用、原则和方法。

第二节 饮食养生的方法

在日常生活中，饮食养生应以五谷类为主食，肉类为副食品，用蔬菜来补充，以水果为辅助。另外，还要在饮食搭配上考虑食物的性味归经，做到合理搭配。只有合理调配饮食，才能供给人体需求的大部分营养，有益于人体健康。

食物的"性"与药物"四性"之说一致，可分为寒、凉、温、热四类，寒、凉性食物多有清热、泻火、凉血、解毒、滋阴等作用；温热性食物有温经、散寒、助阳、活血、通络等作用；食物的"味"也与药物"五味"之说一致，可概括为酸（涩）、苦、甘（淡）、辛、咸，同样具有酸收、苦降、甘补、辛散、咸软等功效。

一、选择养生食材

生活中很多常见的食材都是一些养生圣品，只要搭配得当、正确食用，便能发挥出奇效。饮食养生食材绝大多数来自药食同源食物，从中医饮食养生角度大体可分为以下四大类。

1. 五谷为养 五谷指黍、秫、菽、麦、稻等谷物和豆类。"五谷为养"是指作为养育人体之主食的黍、秫、麦、稻富含碳水化合物和蛋白质，菽富含蛋白质和脂肪等，可以大大提高营养价值。自20世纪50年代起，我国相关管理机构将粮食分为主粮、杂粮，或称细粮、粗粮。大米和小麦被称为细粮，所以五谷杂粮也泛指粮食作物。现代研究表明，粗、杂粮除了有丰富的营养价值外，还有多种治病防病功能。如果粗杂粮进食过少，势必会造成营养不均衡，影响人体健康。因此应强调主食多样化，以五谷搭配为好。

2. 五菜为充 五菜指葵、韭、薤（藠头）、藿、葱等蔬菜。"五菜为充"是指各种蔬菜均含有多种微量元素、维生素、纤维素等营养物质，有增食欲、充饥腹、助消化、补营养、降血脂、降血糖、降血压、防便秘、防肠癌等作用，故对人体健康十分有益。

3. 五果为助 五果指枣、李、杏、栗、桃等水果、坚果。"五果为助"指的是各种水果和坚果富含维生素、纤维素、糖类和有机酸等物质，有助于养身和健身，具有补虚生津、除烦止渴、止咳化痰、开胃消食、润肠通便之效，是平衡饮食中不可缺少的辅助食品。

4. 五畜为益 五畜指牛、犬、羊、猪、鸡等禽畜肉食。"五畜为益"指的是牛、犬、羊、猪、鸡等禽畜肉食对人体有补益作用，能增补五谷主食营养之不足，是平衡饮食食谱的主要辅食。动物性食物含有人体必需的氨基酸，是正常生理代谢及增强机体免疫力的重要营养物质。

二、重视食物性味

食物有四气之性，即寒、热、温、凉。四气不同对人体的作用也不相同，因此饮食要注意寒热温凉的调配。如《灵枢·师传》曰："食饮者，热无灼灼，寒无沧沧。寒温中适，故气将持，乃不致邪僻也。"食物还有酸、苦、甘、辛、咸五味之分。五味不同对人体的作用也各不相同。《素问·至真要大论》中曰："五味入胃，各归所喜，故酸先入肝，苦先入心，甘先入脾，辛先入肺，咸先入肾，久而增气，物化之常也。"五味选择性地入五脏，调补五脏，五味调则有利于健康。正如《素问·生气通天论》指出："是以谨和五味，骨正筋柔，气血以流，腠理以密，如是则骨气以精，谨道如法，长有天命。"本章将常见食物根据四性、五味归类如下。（表9-1）

扫码"看一看"

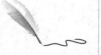

表 9－1　常用食物四性、五味归类表

四性五味	食物
寒性食物	甜瓜、香蕉、猪肠、桑椹、马齿苋、苦瓜、苦菜、莲藕、蟹、甘蔗、番茄、柿子、茭白、蕨菜、荸荠、紫菜、海带、竹笋、慈姑、西瓜、蛏肉、柚、冬瓜、黄瓜、田螺
凉性食物	茄子、白萝卜、菱角、冬瓜皮、丝瓜、油菜、菠菜、苋菜、绿豆、豆腐、小麦、芹菜、小米、大麦、柑、苹果、梨、枇杷、橙子、西瓜皮、芒果、橘、茶叶、蘑菇、猪皮、鸭蛋、荞麦
热性食物	辣椒、芥子、鳟鱼、肉桂、花椒
温性食物	韭菜、小茴香、荔枝、栗子、大枣、刀豆、生姜、葱、芥菜、香菜、香花菜、大蒜、南瓜、高粱、糯米、酒、龙眼肉、杏子、杏仁、桃、樱桃、石榴、胡桃仁、雀、鳝鱼、淡菜、虾、蚶、鲢鱼、海参、鸡肉、羊肉、羊乳、狗肉
平性食物	萝卜子、白薯、莲子、黑芝麻、土豆、黄花菜、荠菜、香椿、芋头、豌豆、胡萝卜、白菜、黑大豆、赤小豆、黄豆、粳米、玉米、鲤鱼、猪肺、猪心、白果、榛子、无花果、李子、葡萄、鸡蛋、鸽蛋、木耳、海蜇、黄鱼、泥鳅、青鱼、鹅肉、鳖肉、猪蹄、鹌鹑蛋、蜂蜜、榧子、牛奶
酸味食物	椰子瓤、石榴、番茄、马齿苋、醋、荔枝、赤小豆、蜂乳、柑、橄榄、柠檬、杏、梨、枇杷、橙子、桃、山楂、橘、柚、芒果、李子、葡萄
辛味食物	生姜、葱、芥菜、香菜、大头菜、芋头、芹菜、白萝卜、洋葱、陈皮、佛手、大蒜、青蒿、韭子、辣椒、花椒、韭菜、酒
苦味食物	苦瓜、苦菜、大头菜、茶叶、杏仁、白果、香椿、槐花、慈姑、酒、李子仁
甘味食物	柿子、橄榄、柑、莲藕、茄子、大麦、小麦、木耳、白萝卜、丝瓜、洋葱、竹笋、土豆、菠菜、芥菜、黄花菜、南瓜、洋白菜、芋头、豌豆、胡萝卜、冬瓜、黄瓜、豇豆、豆腐、赤小豆、黄豆、蚕豆、刀豆、荞麦、高粱、粳米、糯米、玉米、小米、黑大豆、蘑菇、白薯、蜂蜜、蜂乳、牛奶、羊乳、甘蔗、苹果、杏、百合、梨、白果、西瓜、甜瓜、菱角、香蕉、桃、樱桃、桑椹、荔枝、黑芝麻、榛子、柚、栗子、大枣、无花果、莲子、葡萄、龙眼肉、鲫鱼、猪肺、猪皮、猪肚、羊肉、榧子、鸡肉、鹌鹑
咸味食物	食盐、苋菜、大酱、猪蹄、猪血、猪心、小米、大麦、紫菜、海蜇、海带、蟹、海参、田螺、猪肉、猪髓、猪肾、淡菜、火腿、鸭肉、狗肉、鸽蛋

三、饮食养生方法

饮食养生的方法，不仅要注意饮食的搭配，而且要注意饮食有节，做到定时定量、清洁卫生，还需要重视饮食得法和饮食之忌。

1. 饮食宜调　饮食宜调有两层含义，即指饮食的搭配调和以及饮食时的心情愉悦。饮食搭配应多样化、荤素搭配，食物配伍谨和五味。因食物种类多种多样，所含营养成分各不相同，因此，只有做到合理搭配，才能使人获得不同的营养，以满足人体生命活动的需要，有效地补益人体精气，起到预防和辅助治疗疾病的作用。另外，饮食时宜安静愉悦，愉快的情绪有利于胃的消化，乐观的情绪和高兴的心情都可使食欲大增，这就是中医学中所说的肝疏泄畅达则助脾胃健运。反之，情绪不好，恼怒嗔恚，则肝失条达，抑郁不舒，致使脾胃受其制约，影响食欲，妨碍运化功能。古有"食后不可便怒，怒后不可便食"之说。故于进食前后，均应注意保持乐观情绪，力戒忧愁恼怒，以防危害健康。

扫码"看一看"

▶ **知 识 链 接** ◀

冬吃萝卜夏吃姜，不劳医生开处方

"冬吃萝卜夏吃姜，不劳医生开处方"的道理何在？其道理源于《黄帝内经》中"春夏养阳，秋冬养阴"的养生理论。即冬季寒冷，人体皮肤腠理收缩，阳气在里，加之人们习惯冬季进补，故体内容易产生痰热。萝卜味甘性寒，入肺、胃二经，可消

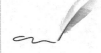

积滞、化痰热，所以吃萝卜可以清解积热，有助于"养阴"。而夏季暑热，人体皮肤腠理开泄，阳气在表，此时人们往往过食寒凉，加之久吹空调，容易损伤脾胃阳气，导致胃中虚冷，吃味辛性温的生姜有助于暖胃养阳。其实冬吃萝卜夏吃姜，就是利用了这两种食物的寒热性，并配合季节的寒热性，进行阴阳调理，这是中医养生理论的一个典型体现，人体阴阳平衡了自然不需要医生开处方。

2. 饮食宜节

（1）定时　是指进食应有较为固定的时间，有规律定时间进食，可以保证消化、吸收功能有节奏地进行，以利于脾胃协调配合，有张有弛，使食物在机体内有条不紊地被消化、吸收，输布全身。如果食无定时，或忍饥不食，势必会打乱胃肠消化规律，使脾胃失调，消化功能减弱，食欲逐渐减退，从而有损健康。

（2）定量　《管子》曰："饮食节，则身利而寿命益……饮食不节，则形累而寿命损。"《千金要方·养性序》又曰："不欲极饥而食，食不可过饱；不欲极渴而饮，饮不可过多。饱食过多，则结积聚，渴饮过多，则成痰澼。"人在大饥大渴时，最容易过饮过食，急食暴饮。所以在饥渴难耐之时，亦应缓缓进食，避免身体受到伤害。人体对饮食的消化、吸收和输布主要靠脾胃来完成。定量、适中、恰到好处地进食，可以使脾胃消化、吸收功能运转正常，及时得到营养供应，以保证各种生理功能活动。过饥或过饱都会对人体健康不利，过饥会使机体无以营养供给，导致机体逐渐衰弱；反之，饮食过量会加重胃肠负担，不但影响营养的吸收和输布，还会有损脾胃功能，这些都会导致气血化生之源不足，导致疾病的发生，无益于健康。

3. 饮食宜洁

（1）食材新鲜　新鲜、清洁的食物可以补充机体所需的营养，但如果饮食被细菌或病毒污染或是变质，其营养成分会发生变化，甚至产生致癌物质等，对人体健康不利。因此为了防止病从口入，饮食物一定要保证新鲜、清洁。

（2）环境清洁　进食时应避免喧闹、嘈杂及脏乱不堪的环境，保持整洁、舒适的用餐环境，避免回忆、谈论令人不快的事情，不要急躁，切忌争吵，防止影响食欲。

4. 饮食得法

（1）进食宜缓　是指吃饭时应细嚼慢咽。因为细嚼慢咽既有利于各种消化液的分泌，使食物易被消化吸收；又能稳定情绪，避免急食暴食，保护肠胃。相反，如急食、暴食，则不但会突然加重肠胃负担，还容易发生噎、呛、咳等意外，应当予以重视。

（2）熟食为主　大部分食物不宜生吃，需要经过烹调加热变成熟食后方可食用，其目的是使食物更容易被机体消化吸收。同时，食物在加工变热的过程中，得到了清洁、消毒，消除了一些致病因素。

（3）软硬适当　苏轼《养老篇》曰："软蒸饭，烂煮肉。"是指饮食选择上应多稀少稠、多软少硬、多熟少生为主，这样不仅利于人体对食物的消化吸收，还可以保护肠胃。特别是不易消化的肉食，应煮熟炖烂。

（4）食时专注　进食时，应将各种琐事抛开，把注意力集中在饮食上。专心致志进食，既品尝了食物的美味，也促进了食物的消化吸收。如果进食时仍思绪万千，或边看书边吃饭，心思不在饮食上，则很容易降低食欲，纳谷不香，从而影响消化吸收，可见饮食专注至关重要。

（5）食后养生　进食之后，可做一些必要的养生调理，如食后摩腹、散步、漱口等。食后摩腹有利于腹腔血液循环，不仅对消化有益，而且对全身健康也有好处，是一种简便易行、行之有效的养生方法。具体方法为：饮食后顺时针方向摩腹，从左而右，自上而下，连续轻轻摩腹20～30次。食后散步宜在餐后半小时左右进行，利于促进胃肠消化吸收，俗话说："饭后百步走，能活九十九。"可见散步是最好的饭后活动方式。食后漱口可使口腔清洁，牙齿坚固，防止口臭、龋齿等疾病。

5. 饮食之忌

（1）寒热宜忌　饮食搭配上应考虑寒热证型，热证可选用性质寒凉的食物，如梨汁、绿豆、西瓜等，可以清热、生津、利尿；寒证可选性质温热的食物，如茴香、辣椒、生姜等，有温里散寒之功效。

（2）四时宜忌　饮食应随四时气候变化进行调整，对保证机体健康有很好的作用。春气温，宜多食凉性食物；夏气热，宜多食清暑寒凉食物；秋气燥，宜多食润燥类食物；冬气寒，宜多食温补类食物。

（3）配伍禁忌　中医饮食养生的特点是将药食同源的食物与药物配合组成食疗药膳方等。其既不同于一般的食物，也不同于药物，是取食物之味与药物之性，二者相辅相成达到养生祛病的功效。但有些食物和药物同时食用会降低原有疗效，增大毒副作用，故在食疗搭配上要高度重视配伍禁忌，如薄荷忌和蟹肉搭配等。

（4）疾病宜忌　温病忌食辛辣荤腥，疮痈疔疖忌食燥性食物，经期、产后忌食寒凉食物，脾虚泄泻忌食生冷油腻食物，痰湿忌食肥甘之品，过敏性体质慎食鱼虾之品等。

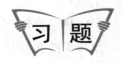

本章小结

1. 饮食养生的作用　滋补调养，调节阴阳，防病御邪，延年益寿。
2. 饮食养生的原则　谨和五味，食有节制，注意卫生，三因制宜。
3. 饮食食材的分类　五谷为养，五菜为充，五果为助，五畜为益。
4. 饮食养生的方法　饮食宜调，饮食宜节，饮食宜洁，饮食得法，饮食之忌。

习题

一、选择题

1. 根据中医理论五味适量有益于五脏，适量的酸味食物有益于

　　A. 肝　　　　　　B. 心　　　　　　C. 脾
　　D. 肺　　　　　　E. 肾

2. 以下食物属于热性的是

　　A. 银耳　　　　　B. 韭菜　　　　　C. 木耳
　　D. 香菇　　　　　E. 西瓜

3. 三伏天暑湿较为严重，饮食应选择化湿之品，以下哪个食物可选
   A. 百合 　　　　　　　 B. 萝卜 　　　　　　　 C. 绿豆
   D. 冬瓜 　　　　　　　 E. 香菜

4. 冬季宜养肾，下列哪种食物有利于养肾
   A. 青豆 　　　　　　　 B. 黄豆 　　　　　　　 C. 马铃薯
   D. 黑豆 　　　　　　　 E. 苹果

5. 在日常饮食中，应以下列哪项为主食品
   A. 粗粮 　　　　　　　 B. 肉类 　　　　　　　 C. 蔬菜
   D. 水果 　　　　　　　 E. 五谷

6. 小麦性味属于
   A. 甘平 　　　　　　　 B. 甘凉 　　　　　　　 C. 甘温
   D. 辛温 　　　　　　　 E. 咸凉

7. 具有润肺功效的食物是
   A. 南瓜 　　　　　　　 B. 冬瓜 　　　　　　　 C. 羊肉
   D. 鱼类 　　　　　　　 E. 蛋类

8. 健康膳食的关键在于
   A. 食物的种类 　　　　　　　　　　 B. 食物的数量
   C. 食物种类和数量的合理搭配 　　　 D. 食物制作方法
   E. 饮食时间选择

9. 体瘦之人饮食上宜多食
   A. 温热之品 　　　　　　 B. 辛辣之品 　　　　　　 C. 清热之品
   D. 甘润之品 　　　　　　 E. 寒凉之品

10. 热证患者应多食
    A. 糯米 　　　　　　　 B. 辣椒 　　　　　　　 C. 生姜
    D. 茴香 　　　　　　　 E. 绿豆

11. 下列属于凉性食物的是
    A. 鸭肉 　　　　　　　 B. 粳米 　　　　　　　 C. 麦粉
    D. 桂圆 　　　　　　　 E. 红枣

12. 具有温里祛寒、益火助阳功能的食物是
    A. 寒性食物 　　　　　　 B. 热性食物 　　　　　　 C. 温性食物
    D. 凉性食物 　　　　　　 E. 平性食物

13. 芒果属于
    A. 热性食物 　　　　　　 B. 平性食物 　　　　　　 C. 凉性食物
    D. 温性食物 　　　　　　 E. 寒性食物

14. 日常食物中，哪类食物居多
    A. 温性 　　　　　　　 B. 寒性 　　　　　　　 C. 热性
    D. 平性 　　　　　　　 E. 凉性

15. 养生食材不包括
    A. 五畜 　　　　　　　 B. 五谷 　　　　　　　 C. 五果

D. 五菜　　　　　　　　　　E. 五油

16. 患者，女，28岁。风寒感冒，鼻塞流清涕、苔薄白。宜选用的食物是
　　A. 辛温散寒类　　　　　B. 养血类　　　　　　C. 补气类
　　D. 寒凉类　　　　　　　E. 滋阴类

17. 患者，男，56岁。昨日夜晚吃了烤肉后一直腹胀、打嗝，应选择的食物是
　　A. 麦芽　　　　　　　　B. 山楂　　　　　　　C. 蜂蜜
　　D. 冷开水　　　　　　　E. 牛奶

18. 患者，男，81岁。平素体虚，疲倦乏力，气短，汗出较多，舌淡，脉弱。宜首选的食物是
　　A. 百合　　　　　　　　B. 山楂　　　　　　　C. 红枣
　　D. 银耳　　　　　　　　E. 羊肉

19. 患者，女，42岁。胃痛常发生于感受风寒之后，得热痛减，受寒痛增，舌淡苔白，不宜选的饮食是
　　A. 红糖　　　　　　　　B. 生姜　　　　　　　C. 葱白
　　D. 苦瓜　　　　　　　　E. 大枣

20. 凌某，男，30岁。早上起床出现发热、流黄色鼻涕、咽喉肿痛、口干、舌苔黄等症状，宜选用的饮食养生保健是
　　A. 冬虫夏草、枸杞子、红花　　　B. 桑叶、薄荷、菊花
　　C. 牛肉、羊肉、狗肉　　　　　　D. 生姜、胡椒、桂皮、茴香
　　E. 桂圆、红枣、花生

二、思考题

张某，女，27岁，职员。近2个月来因工作压力大，同事关系紧张，出现胸胁胀满窜通，情绪抑郁，食少腹胀，大便不爽，有时大便不成形，舌苔白，脉缓。

要求：请分析张某属于何证？如何选用食物进行调理？

扫码"练一练"

（刘跟莉）

第十章 运动养生

学习目标

1. **掌握** 常见的运动养生功法。
2. **熟悉** 运动养生的作用和原则。
3. **了解** 常见运动养生功法的特点。
4. 学会五禽戏、太极拳、八段锦等运动养生功法。
5. 具有使用运动养生理念，维护大众健康的基本技能。

故事点睛

旁白：东汉名医华佗首创五禽戏，开创了体育运动养生的先河。《后汉书·方术列传·华佗传》曰："吾有一术，名五禽之戏：一曰虎，二曰鹿，三曰熊，四曰猿，五曰鸟。亦以除疾，兼利蹄足，以当导引。体有不快，起作一禽之戏，怡而汗出，因以著粉，身体轻便而欲食。"华佗的两个弟子坚持练五禽戏，吴普活到90多岁仍耳目聪明，齿牙完坚，樊阿也寿百余岁。

人物：由2名学生表演，一人表演五禽戏功法，一人旁白并解释功法。

请问：

1. 五禽戏是以哪五种动物的动作演化而来的？
2. 华佗的两个弟子吴普与樊阿为何均能长寿？
3. 你知道中医学还有哪些运动养生功法吗？养生功法的作用是什么？

　　运动养生是运用传统的导引、吐纳、按跷、武术等方法进行锻炼，通过活动筋骨关节、调节气息、宁心安神以疏通经络、行气活血、和调脏腑，进而达到强身健体、益寿延年的养生方法。本章主要介绍传统运动养生的方法。

第一节 运动与养生

　　传统的运动养生方法形式多样，有一招一式的锻炼方法，也有众人参与组合的方式；有竞技性的，或具民间风俗的，也有自成套路的健身方法。无论哪种运动形式，都具有养生保健之功效。

一、运动养生的作用

　　运动养生是中医养生的重要组成部分，历代医家通过自身实践不断完善，已广泛传播，为人类健康做出了巨大贡献。其作用可概括为以下几个方面。

扫码"看一看"

（一）增强体质，强身健体

通过运动能够畅通经络气血，增强脏腑功能，从而使人体骨骼更加有力，肌肉更加丰满，筋脉更加柔润，关节活动更加灵活，日积月累使人体产生强壮的体态与健壮的体魄。合理规律的运动可以增强肌力，使肌肉伸缩功能和弹性更强，促进人体血液循环，丰富肌肉和骨骼的养分。运动时脂肪能够分解，为运动肌肉提供能量，使脂肪在体内分布更为合理。运动还能够增强心肺功能，促进血液循环；增强抵抗力，减少疾病；增加骨质密度，预防骨质疏松；增加筋骨灵活性，防止肥胖发生，增强记忆力等，达到增强体质、强身健体的目的。

（二）愉悦精神，缓解压力

运动养生能够有效地改善人体心理及精神状态，通过习练运动养生功法，均能起到愉悦精神的作用，长期坚持更能调整心理，保持平和心态，对于节奏加快、竞争加剧、生活压力大的现代人来说，运动养生也不失为一种缓解压力的好方式，并且对预防抑郁症等精神疾病也有一定的作用。

中医运动养生的特点是动静相兼。"动"是以引体为主体内容，即通过调控意念来排除杂念，并通过躯体运动养生时的协调运动，调整大脑的功能；"静"主要体现在养生益智方面，通过运动养生可以改善脑血管功能，使脑血流量增加、脑细胞及脑组织获得充足的营养、脑细胞功能增强，从而提高大脑的逻辑思维能力及判断能力，达到愉悦精神、缓解压力的目的。

（三）美容养颜，延缓衰老

运动养生的美容美颜作用，是通过调动并激发人体内在脏腑经络的功能，使内在的精、气、神充盈并滋养于人体之颜面、皮肤。现代研究证实，运动养生可以促进人体新陈代谢，增强人体组织细胞的活力，改善皮肤腺体的分泌功能及表皮的代谢功能，同时运动养生能够促进皮肤血液循环，使皮肤更富有弹性，得到更加充足的营养，在提高皮肤抗病能力的同时，还可防止人体皮肤衰老，延缓皮肤老化，使皱纹延迟出现，以达到美容养颜、延缓衰老的效果。

中医学认为，衰老主要是由于脏腑虚损、气血虚衰、经络阻滞、阴阳失调等所致。临床上表现的衰老是以机体各个脏腑器官的功能活动低下与失衡为主要特点。运动养生功法可以有效改善人体的代谢过程及脏腑生理功能，增强体质及人体正气的能力，因而可以延缓人体的衰老进程。

（四）维护健康，益寿延年

随着社会的进步，人们在物质生活水平提高和精神生活日益丰富的同时，不利于人类健康的社会环境因素也越来越多。《素问·宣明五气篇》曰："久视伤血，久卧伤气，久坐伤肉，久立伤骨，久行伤筋，是谓五劳所伤。"肌肉筋骨活动过少，易使人体气血流通不畅，脾胃功能减弱，筋骨肌肉萎软无力，动则心悸、气喘、汗出等。而疾病的发生多是由于脏腑精气虚衰，经络气血不通而致。通过运动养生可使人体气血调和，百脉通畅，脏腑功能旺盛，肌肉丰满，关节灵活，精神愉悦，情绪舒畅，从而使人体魄健壮，动作灵敏，反应灵活，起到减缓衰老的进程、维护健康和益寿延年的作用。

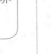

考点提示

运动养生的作用与原则；常用运动养生功法。

二、运动养生的原则

中医运动养生基于较为完整系统的运动养生理论提出了运动养生的原则，其根本是强调机体内外的协调统一、和谐适度。主要原则有以下几个方面。

（一）适量运动，动静结合

维多利亚宣言提出，人类健康的四大基石为合理膳食、适量运动、戒烟限酒、心理平衡。可见，在运动养生过程中要把握适度的运动量。传统运动养生的动、静结合有两种含义：其一是指在运动养生时要选用适合自身的动功与静功，使之相互配合，更好地发挥运动养生功能。动为阳，静为阴，各有所属，在运动时若只选静功或动功练习，长此以往会产生阴阳失衡。而合理的动静兼顾，阴阳调和，健身祛病效果则更为合理。其二是传统运动养生过程中，做到动中有静，动静兼修，动静适宜，使动与静既能够有机结合、相互促进，又能够做到运动与静养并重。

（二）练养相兼，练中有养

练养相兼是指锻炼与合理休养并重，即练中有养，又练又养，这一点对于体质较差的人群及慢性病患者更为重要。通过运动养生，可使人体处于各种功能十分调和的状态，精神高度平静，身体舒适，呼吸柔和。运动养生的目的就是要达到这种静养状态，并让这种静养状态在不断深入的锻炼中维持并持续发展，向更高的境界升华。但在进行一系列的锻炼后必须修整，不应无休止地练。总之，传统的运动养生应练养相兼，练中有养。

（三）循序渐进，持之以恒

循序渐进是指运动养生要把握一个客观渐进的过程。运动养生是通过运动养生功法达到健身的目的，因此，要注意掌握养生功法的难易程度及运动量的大小，刚开始进行运动养生时，由于缺乏锻炼，身体会产生不适，加之选择了复杂的运动功法，不能够熟练掌握，会产生畏难情绪，自尊心也会受到打击，从而失去运动的信心。所以，运动养生不要急于求成，不能一蹴而就。

持之以恒是要求运动养生必须长期坚持不懈。养生的过程就是一个长期坚持的过程，但其难在坚持，贵在坚持。尽量先选择简便易学的运动养生方法，因为在短期内很容易学会基本的运动养生方法和基础知识，逐步树立信心，在此基础之上，再循序渐进，坚持不懈，积累经验，慢慢探究出适合自身的运动养生功法，这样会产生更好的效果，达到最佳的目的。运动养生本身就是一个时间积累和渐进的过程，养生效果也是随着这种循序渐进的过程而逐步显现。无论收效与否或收效大小，都要正确对待，善于分析与总结，坚定信心，耐心坚持练下去，这种坚持的过程也是养生的过程。如果在运动养生功法的练习过程中，若练练停停，三天打鱼，两天晒网，不能够持之以恒，或朝三暮四，见异思迁，经常一遇到困难就乱换功法，一碰到挫折就朝练夕改，则再好的天赋也练不成功夫，达不到运动养生的效果。因此运动养生必须做到循序渐进，持之以恒。

知识链接

武术之乡——温县陈家沟

陈王廷（1600～1680），字奏庭，河南温县陈家沟陈氏第九代人，以其前所未有的独特风格传授下来五路拳、五路捶、108式长拳，双人推手，并创编了刀、枪、剑、棍、铜、双人粘枪等器械套路，以及受陈家沟的独特人文地理环境和厚重的中华传统文化创编了享有盛名的陈氏太极拳。

受温县陈家沟太极拳的影响力，国务院命名温县为第一批全国"武术之乡"，陈氏太极拳被列入第一批国家级非物质文化遗产。中国民间文艺家协会命名温县为"中国太极拳发源地"，并建立"中国太极拳文化研究基地"。2011年9月，温县与河南登封、河北沧州一同被评为"最受全球网民关注的中国武术之乡"，且名列榜首。

第二节　运动养生的方法

在我国传统运动养生的历史发展过程中，由于应用目的不同，形成医、儒、道、释、武、艺等六大流派，有着数千种养生功法，现介绍以下五种当今社会有着广泛影响，并广为流传，为广大民众所习练的，且有较好养生效果的运动养生功法。

一、五禽戏

公元三世纪，华佗首创了五禽戏，它是模仿虎、鹿、熊、猿、鸟五种禽兽的动作编创而成的。五禽戏功法历史悠久，是我国古代传统导引养生功法的代表之一。近两千年来，五禽戏是目前所知完整的整套功法的先驱，也是一套具有浓郁民族传统文化风格特色的中医传统运动养生功法。

（一）功法特点

1. 模仿五禽，形神兼备　模仿动物形态，通过形体动作导引，引动气机升降开合。要求外在动作要模仿虎之威猛、鹿之安逸、熊之沉稳、鸟之轻捷、猿之灵巧，内在的神意要兼具五禽之神韵。

2. 活动全面，大小兼顾　动作体现了身体躯干的全方位运动，包括前俯、后仰、侧屈、拧转、折叠、提落、开合、缩放等各种不同的姿势，对颈椎、胸椎、腰椎等部位进行了有效的锻炼。同时功法特别注意手指、脚趾等部位的运动，以达到加强远端血液微循环的目的。

3. 动静结合，练养相兼　模仿"五禽"的动作和姿势，舒展肢体，活络筋骨，同时在功法的起势、收势以及每一戏结束后，配以短暂的静功站桩，诱导习练者进入相对平稳的状态和"五禽"的意境，以此来调整气息、宁心安神，起到"外静内动"的功效。

（二）功法操作

预备式

两脚分开，松静站立，两臂自然下垂，目视前方，宁心安神。

第一式虎戏

1. 虎举　掌心向下，十指张开、弯曲，由小指起依次屈指握拳，向上提起高与肩平时拳慢慢松开上举撑掌。然后再屈指握拳，下拉至胸前再变掌下按。

2. 虎扑　左式：两手经体侧上提，前伸，上体前俯，变虎爪，再下按至膝部两侧，两手收回，再经体侧上提向前下扑，上提至与肩同高时抬左腿向左前迈一小步，配合向前下

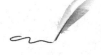

扑时落地，先收回左脚再慢慢收回双手。

换作右式，动作和左式相同，唯出脚时换成右脚。

第二式鹿戏

1. 鹿抵 练习时以腰部转动带动上下肢动作，配合协调，先练习上肢动作，握空拳两臂向右侧摆起，与肩等高时拳变鹿角，随身体左转，两手向身体左后方伸出，再练习下肢动作，两腿微屈，重心右移，左脚提起向左前方着地，屈膝，右腿蹬直，左脚收回。

2. 鹿奔 左式：左脚向前迈步，两臂前伸，收腹拱背，重心前移，左脚收回，注意腕部动作，两手握空拳向前划弧，最后屈腕，重心后坐时手变鹿角，内旋前伸，手背相对，含胸低头，使肩背部形成横弓，同时尾闾前扣，收腹，腰背部开成竖弓，重心前移，成弓步，两手下落。

换作右式，注意小换步（换右脚，在五禽戏的左右式动作中，只有鹿奔才有小换步）。收左脚，脚掌着地时右脚跟提起，向前迈步，重心后坐再前移同左式。

第三式熊戏

1. 熊运 两手呈熊掌，置于腹下，上体前俯，身体顺时针划弧，向右、向上、向左、向下，再逆时针划弧，向左、向上、向右、向下。

2. 熊晃 提髋带动左腿，向左前落步，左肩前靠，屈右腿，左肩回收，右臂稍向前摆，后坐，左手臂再向前靠，上下肢动作要配合协调，换右式。

第四式猿戏

1. 猿提 两手置于体前，十指张开，快速捏拢成猿勾，肩上耸，缩脖，两手上提，收腹提肛，脚跟提起，头向左转，头转回肩放松，脚跟着地，两手变掌，下按至腹前，再换右式。重心上提时，先提肩，再收腹提肛，脚跟提起，重心下落时先松肩，再松腹落肛，脚跟着地。以膻中穴为中心，含胸收腹，缩脖提肛，两臂内夹，形成上下左右的向内合力，然后再放松还原。

2. 猿摘 退步划弧，丁步下按，上步摘果，猿摘模仿猿猴上树摘果，手形和眼神的变化较多，眼先随右手，当手摆到头的左侧时，转头看右前上方，意想发现树上有颗桃，然后下蹲，向上跃步，攀树摘果，变钩速度要快，握固，收回，变掌捧桃，右手下托。下肢动作是左脚左后方退步，右脚收回变丁步，右脚前跨，重心上移，再收回变丁步。

第五式鸟戏

1. 鸟伸 双腿稍向下蹲，双手为掌，在小腹前重叠，左掌压在右掌上，上举至头前上方，手掌水平上举时耸肩缩颈，尾闾上翘，身体稍前倾，两手下按至腹前，再向后呈人字形分开后身，后伸左腿，两膝伸直，保持身体稳定。双手后展，后展时手变鸟翅。

2. 鸟飞 两手在腹前相合，再侧平举，提腿独立，立腿下落，再上举提腿，下落，换右式。平举时手腕比肩略高，下落时掌心相对，上举时手背相对，形成一个向上的喇叭口，可以先单独练习上肢动作，先沉肩，再起肘，最后提腕，下落时先松肩，再沉肘，按掌，使肩部、手臂形成一个波浪蠕动，有利于气血运行。再练习下肢动作，立腿提膝时，支撑腿伸直，下落时支撑腿随之弯曲，脚尖点地再提膝，练习鸟飞时，要上下肢协调配合，身体保持平衡。

收式

两手从身体侧前方上举,掌心向上。屈肘,两掌内合下按,自然垂于体侧,目视前方,心神宁静。

二、八段锦

八段锦是我国民间流传很广的一种健身功法,由八组不同的动作组成。八段锦的名称是将该功法的八组动作及其效应比喻为精美华贵的丝帛、绚丽多彩的锦绣,以显其珍贵,称颂其精炼完美的编排和良好的祛病健身作用。

(一)功法特点

1. 脏腑分纲,经络协调 八段锦根据中医藏象及经络理论,以脏腑经络的生理、病理特点安排导引动作。八组动作的每一组均有明确的侧重点,又注重每组间功能效应相互协调,全面调整脏腑功能及人体整体生命活动状态。

2. 神为主宰,形气神合 八段锦通过动作导引,注重以意识对形体的调控,将意识贯注到形体动作之中,使神与形相合。由于意识的调控和形体的导引,使真气在体内运行,达到神注形中、气随形动的境界。

3. 对称和谐,动静相兼 本功法动作之间展现出对称和谐的特点,形体动作在意识的导引下,轻灵活泼,节节相贯,舒适自然,体现出刚柔相济的神韵。

(二)功法操作

预备式

两臂侧起时掌心向后,在体侧45°时转掌心向前;合抱于腹前时立项竖脊,舒胸实腹,松腰敛臀,放松命门,中正安舒,如坐高凳。

扫码"看一看"

第一式两手托天理三焦

两掌向上至胸部时,翻掌上托,舒胸展体,抬头看手;抻拉时下颏微收,头向上顶,略有停顿,脊柱上下对拉拔长,力由夹脊发,上达两掌;两掌下落时要松腰沉髋,沉肩坠肘,松腕舒指,保持上体中正。

第二式左右开弓似射雕

两腕交搭时沉肩坠肘,掌不过肩;开弓时力由夹脊发,扩胸展肩,坐腕竖指,充分转头,侧拉之手五指要并拢屈紧,臂与胸平,八字掌侧撑需立腕、竖指、掌心涵空。略停两秒,保持抻拉,有开硬弓射苍鹰之势。

第三式调理脾胃须单举

单臂上举和下按时,要力达掌根,舒胸展体,拔长腰脊,要有撑天挂地之势。

第四式五劳七伤往后瞧

两掌伏按时立项竖脊,两臂充分外旋,展肩挺胸,转头不转体。

第五式摇头摆尾去心火

马步扶按时要悬项竖脊,收髋敛臀,上体中正;侧倾俯身时,颈部与尾闾对拉拔长;摇头时,颈部尽量放松,动作要柔和缓慢,摆动尾闾力求圆活连贯。

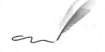

第六式两手攀足固肾腰

双手反穿经腋下尽量旋腕，俯身摩运时脊柱节节放松，至足背时要充分沉肩；起身时两掌贴地面前伸拉长腰脊，手臂主动上举带动上体立起。

第七式攒拳怒目增气力

马步下蹲时要立身中正，马步的高低可根据自己腿部的力量灵活掌握；左右冲拳时怒目瞪眼，同时脚趾抓地，拧腰顺肩，力达拳面，旋腕要充分，五指用力抓握。

第八式背后七颠百病消

提踵时脊柱节节拉长，脚趾抓地，脚跟尽量抬起，两腿并拢，提肛收腹，头向上顶，略有停顿，保持平衡；下落时沉肩，颠足时身体放松，咬牙，轻震地面。

收式

体态安详，周身放松，气沉丹田，心情愉悦。

三、太极拳

太极拳是我国传统的养生功法之一，以"太极"为名，汲取我国古代《易经》"易有太极，是生两仪"之说。其拳路招式构成动态之太极，其神韵突显了阴阳的互根互用、消长平衡、相互转化之理。太极拳源远流长，目前推广普及的是以杨氏太极拳改编的太极二十四式，比较适用于强身健体。

（一）功法特点

1. 势正招圆，阴阳相济 以圆为本，一招一式均由各种圆弧动作组成。拳路的每一招式构成了太极图形。从外形看，圆满舒展，圆活自然，连绵不断，变化无穷。

2. 形神兼备，心静意导 习练要求手、眼、身、法、步动作协调。注重神形兼备，心静意导，拳形在太极，拳意亦在太极，以太极之动而生阳，静而生阴，激发人体自身气血，以意领气，运于周身，周而复始。

3. 呼吸均匀，舒展柔和 要求呼吸匀、细、长、缓，并以呼吸配合动作，导引气机开合出入。呼气时动作为开，吸气时动作为合。动作平稳舒展，柔和不僵。

（二）功法操作（略）

预备式、起势、左右野马分鬃、白鹤亮翅、左右搂膝拗步、左右倒卷肱、左揽雀尾、右揽雀尾、单鞭、云手、单鞭、高探马、右蹬脚、双峰贯耳、转身左蹬脚、左下势独立、左右穿梭、海底针、闪通臂、转身搬拦捶、如封似闭、十字手、收势，计二十四式。

四、六字诀

六字诀即六字诀养生法，是以吐纳发音为主要手段的养生功法，最早在《养性延命录·服气疗病篇》中记载。明代以前的六字诀不配合肢体动作，只是单纯的吐纳功夫。明代以后，六字诀开始有了肢体动作，将吐纳与导引结合起来。胡文焕的《类修要诀》和高濂的《遵生八笺》等著述中都有"祛病延年六字法"总诀的记载，这是我国迄今最早的六字诀配导引动作的记载。宋代的《临江仙·八段锦》中，将六字诀融入其中，作为八段锦的辅助练习。

（一）功法特点

1. 以音引气，调节脏腑 通过特定的发音来引动与调整体内气机的升降出入。以嘘、呵、呼、呬、吹、嘻六种不同的发音分别与人体的肝、心、脾、肺、肾、三焦六个脏腑相联系，达到调整脏腑气机的作用。

2. 吐纳导引，音息相随 强调将发音与调息吐纳及动作导引相配合，使发音、呼吸、动作导引协调一致，相辅相成，浑然一体，起到畅通经络气血、调整脏腑功能的作用。

3. 动静结合，练养相兼 动作舒展，在动作中静立养气，吐气发音匀细柔长，使整套功法动中有静、静中有动、练养相兼、动静结合。

（二）功法操作

预备式

双脚平行站立，与肩同宽，双手自然下垂，周身中正，轻贴上颚，目视前下方，心静神宁。

起式

（1）屈肘，两掌十指相对，掌心向上，缓缓上托至胸前，约与两乳同高；目视前方。

（2）两掌内翻，掌心向下，缓缓下按，至肚脐前；目视前下方。

（3）微屈膝下蹲，身体后坐，同时两掌内旋外翻，缓缓向前拨出，至两臂成圆。

（4）两掌外旋内翻，掌心向内。

第一式嘘（xū）字诀

（1）两手松开，掌心向上，小指轻贴腰际，向后收到腰间；目视前下方。两脚不动，身体左转90°，右掌由腰间缓缓向左侧穿出，约与肩同高，并配合口吐"嘘"字音；两目渐渐圆睁，目视右掌伸出方向。

（2）右掌沿原路收回腰间，同时身体转回正前方；目视前下方。

（3）身体右转90°，左掌由腰间缓缓向右侧穿出，约与肩同高，并口吐"嘘"字音；两目渐渐圆睁，目视左掌伸出方向。

（4）左掌沿原路收回腰间，同时身体转回正前方；目视前下方。

如此左右穿掌各3遍。本式共吐"嘘"字音6次。

第二式呵（hē）字诀

（1）吸气，同时两掌小指轻贴腰际微上提，指尖朝向斜下方；目视前下方。屈膝下蹲，同时两掌缓缓向前下约45°方向插出，两臂微屈；目视两掌。

（2）微微屈肘收臂，两掌小指一侧相靠，掌心向上，成"捧掌"，约与肚脐相平；目视两掌心。

（3）两膝缓缓伸直，同时屈肘，两掌捧至胸前，掌心向内，两中指约与下颏同高；目视前下方。

（4）两肘外展，约与肩同高；同时，两掌内翻，掌指朝下，掌背相靠。然后，两掌缓缓下插；目视前下方。从插掌开始，口吐"呵"字音。

（5）两掌下插至肚脐前时，微屈膝下蹲，同时两掌内旋外翻，掌心向外，缓缓向前拨出，至两臂成圆；目视前下方。

（6）两掌外旋内翻，掌心向上，于腹前成"捧掌"；目视两掌心。

（7）两膝缓缓伸直；同时屈肘，两掌捧至胸前，掌心向内，两中指约与下颏同高；目视前下方。

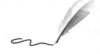

（8）两肘外展，约与肩同高，同时两掌内翻，掌指朝下，掌背相靠，然后两掌缓缓下插，目视前下方。从插掌开始，口吐"呵"字音。

重复（5）至（8）动作4遍。本式共吐"呵"字音6次。

第三式呼（hū）字诀

（1）两掌外旋内翻，转掌心向内对肚脐，指尖斜相对，五指自然张开，两掌心间距与掌心至肚脐距离相等；目视前下方。

（2）两膝缓缓伸直，同时两掌缓缓向肚脐方向合拢，至肚脐前约10 cm。

（3）微屈膝下蹲，同时两掌向外展开至两掌心间距与掌心至肚脐距离相等，两臂成圆形，并口吐"呼"字音；目视前下方。

（4）两膝缓缓伸直，同时两掌缓缓向肚脐方向合拢。

重复（3）至（4）动作5遍。本式共吐"呼"字音6次。

第四式呬（sī）字诀

（1）接上式。两掌自然下落，掌心向上，十指相对；目视前下方。

（2）两膝缓缓伸直，同时两掌缓缓向上托至胸前，约与两乳同高；目视前下方。

（3）两肘下落，夹肋，两手顺势立掌于肩前，掌心相对，指尖向上。两肩胛骨向脊柱靠拢，展肩扩胸，藏头缩项；目视前斜上方。

（4）微屈膝下蹲，同时松肩伸项，两掌缓缓向前平推逐渐转成掌心向前亮拳，同时口吐"呬"字音；目视前方。

（5）两掌外旋腕，转至掌心向内，指尖相对，约与肩宽。

（6）两膝缓缓伸直，同时屈肘，两掌缓缓收拢至胸前约10 cm，指尖相对；目视前下方。

（7）两肘下落，夹肋，两手顺势立掌于肩前，掌心相对，指尖向上。两肩胛骨向脊柱靠拢，展肩扩胸，藏头缩项；目视斜前上方。

（8）微屈膝下蹲，同时松肩伸项，两掌缓缓向前平推逐渐转成掌心向前，并口吐"呬"字音；目视前方。

重复（5）至（8）动作4遍。本式共吐"呬"字音6次。

第五式吹（chuī）字诀

（1）接上式。两掌前推，随后松腕伸掌，指尖向前，掌心向下。

（2）两臂向左右分开成侧平举，掌心斜向后，指尖向外。

（3）两臂内旋，两掌向后划弧至腰部，掌心轻贴腰眼，指尖斜向下；目视前下方。

（4）微屈膝下蹲，同时两掌向下沿腰骶、两大腿外侧下滑，后屈肘提臂环抱于腹前，掌心向内，指尖相对，约与脐平；目视前下方。两掌从腰部下滑时，口吐"吹"字音。

（5）两膝缓缓伸直，同时两掌缓缓收回，轻抚腹部，指尖斜向下，虎口相对；目视前下方。

（6）两掌沿带脉向后摩运。

（7）两掌至后腰部，掌心轻贴腰眼，指尖斜向下；目视前下方。

（8）微屈膝下蹲，同时两掌向下沿腰骶、两大腿外侧下滑，后屈肘提臂环抱于腹前，掌心向内，指尖相对，约与脐平；目视前下方。

重复（5）至（8）动作4遍。本式共吐"吹"字音6次。

第六式嘻（xī）字诀

（1）接上式。两掌环抱，自然下落于体前；目视前下方。两掌内旋外翻，掌背相对，掌心向外，指尖向下；目视两掌。

（2）两膝缓缓伸直，同时提肘带手，经体前上提至胸。随后，两手继续上提至面前，分掌、外开、上举，两臂成弧形，掌心斜向上；目视前上方。

（3）屈肘，两手经面部前回收至胸前，约与肩同高，指尖相对，掌心向下；目视前下方。然后，微屈膝下蹲，同时两掌缓缓下按至肚脐前。

（4）两掌继续向下、向左右外分至左右髋旁约15 cm处，掌心向外，指尖向下；目视前下方。从上动两掌下按开始配合口吐"嘻"字音。

（5）两掌掌背相对合于小腹前，掌心向外，指尖向下；目视两掌。

（6）两膝缓缓伸直，同时提肘带手，经体前上提至胸。随后，两手继续上提至面前，分掌、外开、上举，两臂成弧形，掌心斜向上；目视前上方。

（7）屈肘，两手经面部前回收到胸前，约与肩同高，指尖相对，掌心向下；目视前下方。然后微屈膝下蹲，同时两掌缓缓下按至肚脐前，目视前下方。

（8）两掌顺势外开至髋旁约15 cm处，掌心向外，指尖向下；目视前下方。从上动两掌下按开始配合口吐"嘻"字音。

重复（5）至（8）动作4遍。本式共吐"嘻"字音6次。

五、易筋经

易筋经，系我国传统的养生保健功法之一。易筋经相传为印度达摩和尚所创。宋元以前仅流传于少林寺僧众之中，自明清以来才日益流行。从易筋经的名称来看，"易"指变易、改变，"筋"指筋肉、经筋，"经"指规范、方法。"易筋经"就是通过形体的牵弓伸展、伸筋拔骨来锻炼筋骨、筋膜，调节脏腑经络，强壮身形的健身锻炼方法。

知识链接

金庸与易筋经

金庸《天龙八部》《神雕侠侣》等武侠小说中最强的武功非易筋经莫属，并将易筋经超越其他武功的神妙之处揭示出来。易筋经相传为达摩祖师所传，历来被国术界奉为泰山北斗，功法上吸收导引养生术，使之与武学的内功外练相结合；功效上则兼具讲究"内壮神勇"的武术技击和"伸筋拔骨、导气令和"的养生健体两大功能。易筋经是少林寺众僧演练的最早功法之一。经过千余年之实践证明，确有养生之益。习练此功，可以使人体的神、体、气三者周密地结合起来，使五脏六腑、十二经脉及全身得到充分的调理，有平衡阴阳、舒筋活络、增强人体各部生理之功能，从而达到强身健体、抗疫祛病、抵御早衰、延年益寿之目的。

（一）功法特点

1. 伸筋拔骨，形气并练 从练形入手，以神为主宰，形气并练，通过形体动作，牵引伸展，伸筋拔骨，调节脏腑功能。

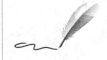

2. 刺激背俞，疏通夹脊 通过脊柱的旋转屈伸运动刺激背部腧穴，和畅任督脉，调节脏腑，防病健身，益寿延年。

3. 舒展柔畅，协调美观 动作均匀和缓，肢体与躯体之间对称协调，舒展连贯，柔畅美观。

（二）功法操作

预备式

两脚并拢，身体中正，两手自然垂于体侧；下颏微收，百会虚领，唇齿合拢，全身放松，呼吸自然，目光内含，心静神宁。

第一式韦驮献杵第一势

（1）左脚向左侧开半步，约与肩同宽，两膝微屈，成开立姿势；两手自然垂于体侧。

（2）两臂自体侧向前抬至前平举，掌心相对，指尖向前。两臂屈肘，自然回收，指尖向斜前上方约30°，两掌合于胸前，掌根与膻中穴同高，虚腋；目视前下方。

第二式韦驮献杵第二势

（1）两肘抬起，两掌伸平，手指相对，掌心向下，掌臂约与肩呈水平。两掌向前伸展，掌心向下，指尖向前。

（2）两臂向左右分开至侧平举，掌心向下，指尖向外。五指自然并拢，坐腕立掌，目视前下方。

第三式韦驮献杵第三势

（1）松腕，同时两臂向前平举内收至胸前平屈，掌心向下，掌与胸相距约一拳；目视前下方。

（2）两掌同时内旋，翻掌至耳垂下，掌心向上，虎口相对，两肘外展，约与肩平。

（3）身体重心前移至前脚掌支撑，提踵，同时两掌上托至头顶，掌心向上，展肩伸肘；微收下颏，舌抵上腭，咬紧牙关。

第四式摘星换斗势

左摘星换斗

（1）两脚跟缓缓落地，同时两手缓缓握拳，拳心向外，两臂下落至侧上举。两拳缓缓伸开变掌，掌心斜向下，全身放松。

（2）身体左转，屈膝，右臂上举经体前下摆至左髋关节外侧摘星，右掌自然张开。左臂经体侧下摆至体后，右手背轻贴命门，目视右掌。

（3）直膝，身体转正，右手经体前向额上摆至头顶右上方，松腕，肘微屈，掌心向下，手指向左，中指尖垂直于肩髃穴。左手背轻贴命门，意注命门。右臂上摆时眼随手走，定视后目视掌心。定视片刻，然后两臂向体侧自然伸展。

右摘星换斗

动作与左摘星换斗势相同，方向相反。

第五式倒拽九牛尾势

右倒拽九牛尾势

（1）双膝微屈，身体重心右移，左脚向左侧后方约45°撤步。右脚跟内转，右腿屈膝成右弓步。同时，左手内旋，向前、向下划弧后伸，小指到拇指逐个相握成拳，拳心向上。右手向前上方划弧，伸至与肩平时小指到拇指逐个相握成拳，拳心向上，稍高于肩；目视右拳。

（2）身体重心后移，左膝微屈；腰稍右转，以腰带肩，以肩带臂；右臂外旋，左臂内旋，屈肘内收；目视右拳。

（3）身体重心前移，屈膝成弓步；腰稍左转，以腰带肩，以肩带臂，两臂放松前后伸展；目视右拳。

重复（2）至（3）动作3遍。

（4）身体重心前移至右脚，左脚收回，右脚尖转正，成开立姿势；同时，两臂自然垂于体侧；目视前下方。

左倒拽九牛尾势

动作与右倒拽九牛尾势动作、次数相同，方向相反。

第六式 出爪亮翅势

（1）身体重心移至左脚，右脚收回，成开立姿势，同时右臂外旋，左臂内旋，摆至侧平举，两掌心向前，环抱至体前，随之两臂内收，两手变柳叶掌立于云门穴前，掌心相对，指尖向上；目视前下方。

（2）展肩扩胸，然后松肩，两臂缓缓前伸，并逐渐转掌心向前，成荷叶掌，指尖向上；瞪目。

（3）松腕，屈肘，收臂，立柳叶掌于云门穴；目视前下方。

重复（2）至（3）动作6遍。

第七式 九鬼拔马刀势

右九鬼拔马刀势

（1）躯干右转，同时右手外旋，掌心向上；左手内旋，掌心向下。随后右手由胸前内收经右腋下后伸，掌心向外，同时左手由胸前伸至前上方，掌心向外。躯干稍左转，同时右手经体侧向前上摆至头前上方后屈肘，由后向左绕头半周，掌心掩耳；左手经体左侧下摆至左后，屈肘，手背贴于脊柱，掌心向后，指尖向上；头右转，右手中指按压耳郭，手掌扶按玉枕；目随右手动，定势后视左后方。

（2）身体右转，展臂扩胸；目视右上方，动作稍停。屈膝，同时上体左转，右臂内收，含胸；左手沿脊柱尽量上推；目视右脚跟，动作稍停，重复3遍。

（3）直膝，身体转正；右手向上经头顶上方向下至侧平举，同时左手经体侧向上至侧平举，两掌心向下；目视前下方。

左九鬼拔马刀势

动作与右九鬼拔马刀势动作、次数相同，方向相反。

第八式 三盘落地势

（1）左脚向左侧开步，两脚距离约宽于肩，脚尖向前；目视前下方。

（2）屈膝下蹲，同时沉肩、坠肘，两掌逐渐用力下按至约与环跳穴同高，两肘微屈，掌心向下，指尖向外；目视前下方。同时，口吐"嗨"音，音吐尽时，舌尖向前轻抵上下牙之间，终止吐音。

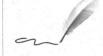

（3）翻掌心向上，肘微屈，上托至侧平举；同时缓缓起身直立；目视前方。

重复（2）至（3）动作3遍。第一遍微蹲，第二遍半蹲，第三遍全蹲。

第九式青龙探爪势

左青龙探爪势

（1）左脚收回半步，约与肩同宽；两手握固，两臂屈肘内收至腰间，拳轮贴于章门穴，拳心向上；目视前下方。然后右拳变掌，右臂伸直，经下向右侧外展，略低于肩，掌心向上；目随手动。

（2）右臂屈肘、屈腕，右掌变"龙爪"，指尖向左，经下颏向身体左侧水平伸出，目随手动；躯干随之向左转约90°；目视右掌指所指方向。

（3）"右爪"变掌，随之身体左前屈，掌心向下按至左脚外侧；目视下方。躯干由左前屈转至右前屈，并带动右手经左膝或左脚前划弧至右膝或右脚外侧，手臂外旋，掌心向前，握固；目随手动视下方。

（4）上体抬起，直立；右拳随上体抬起收于章门穴，拳心向上；目视前下方。

右青龙探爪势

动作与左青龙探爪势动作相同，方向相反。

第十式卧虎扑食势

左卧虎扑食势

（1）右脚尖内扣约45°，左脚收至右脚内侧成丁步；同时，身体左转约90度；两手握固于腰间章门穴不变；目随转体视左前方。

（2）左脚向前迈一大步，成左弓步；同时，两拳提至肩部云门穴，并内旋变"虎爪"，向前扑按，如虎扑食，肘稍屈；目视前方。

（3）躯干由腰到胸逐节屈伸，重心随之前后适度移动，同时两手随躯干屈伸向下、向后、向上、向前绕环一周。随后，上体下俯，两"爪"下按，十指着地；后腿屈膝，脚趾着地；前脚跟稍抬起；随后塌腰、挺胸、抬头、瞪目；动作稍停，目视前上方。

右卧虎扑食势

动作与左卧虎扑食势动作相同，唯方向相反。

第十一式打躬势

（1）起身，身体重心后移，随之身体转正；右脚尖内扣，脚尖向前，左脚收回，成开立姿势；同时，两手随身体左转放松，外旋，掌心向前，外展至侧平举后，两臂屈肘，两掌掩耳，十指扶按枕部，指尖相对，以两手食指弹拨中指击打枕部7次（即鸣天鼓）；目视前下方。

（2）身体前俯由头经颈椎、胸椎、腰椎、骶椎，由上向下逐节缓缓牵引前屈，两腿伸直；目视脚尖，停留片刻。

（3）由骶椎至腰椎、胸椎、颈椎、头，由下向上依次缓缓逐节伸直后成直立；同时两掌掩耳。十指扶按枕部，指尖相对；目视前下方。

重复（2）至（3）动作3遍，逐渐加大身体前屈幅度，并稍停。第一遍前屈小于90°，第二遍前屈约90°，第三遍前屈大于90°。

第十二式掉尾势

（1）起身直立后，两手猛然拔离开双耳（即拔耳）。手臂自然前伸，十指交叉相握，掌心向内。屈肘，翻掌前伸，掌心向外。然后屈肘，转掌心向下内收于胸前；身体前屈塌腰、抬头，两手交叉缓缓下按；目视前方。

（2）头向左后转，同时臀向左前扭动；目视尾闾。两手交叉不动，放松还原至体前屈。

（3）头向右后转，同时臀向右前扭动；目视尾闾。两手交叉不动，放松还原至体前屈。

重复（2）至（3）动作3遍。

收势

（1）两手松开，两臂外旋，上体缓缓直立，同时两臂伸直外展成侧平举，掌心向上，随后两臂上举，肘微屈，掌心向下；目视前下方。

（2）松肩，屈肘，两臂内收，两掌经头、面。胸前下引至腹部，掌心向下；目视前下方。

重复（1）至（2）动作3遍。两臂放松还原，自然垂于体侧；左脚收回，并拢站立；舌抵上腭；目视前方。

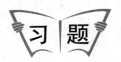

本章小结

1. 运动养生 运动养生是运用传统的导引、吐纳、按跷、武术等方法进行锻炼，通过活动筋骨关节、调节气息、宁心安神以疏通经络、行气活血、和调脏腑，进而达到强身健体、益寿延年的养生方法。

2. 运动养生的作用 增强体质，强身健体；愉悦精神，缓解压力；美容养颜，延缓衰老；维护健康，益寿延年。

3. 运动养生的原则 适量运动，动静结合；练养相兼，适度勿偏；循序渐进，持之以恒。

4. 运动养生的方法 常见的运动养生功法有五禽戏、八段锦、太极拳、六字诀、易筋经。

习题

一、选择题

1. 下列哪项不是五禽戏所模仿的动物

    A. 虎   B. 鹿   C. 熊

    D. 猿   E. 鸡

2. 目前推广普及的太极拳是以下列哪种为基础改编的

    A. 赵氏   B. 杨氏   C. 陈氏

    D. 吴氏   E. 孙氏

3. 国家体育总局推广普及的太极拳通称

    A. 太极十二式   B. 太极十六式   C. 太极二十四式

    D. 太极八式   E. 太极二十五式

4. 六字诀最早收录于

    A. 《养性延命录》   B. 《黄庭内景五脏六腑补泻图》

    C. 《备急千金要方》   D. 《童蒙止观》

    E. 《类修要诀》

5. 六字诀主要配合下列哪种功法练习

    A. 太极拳   B. 八段锦   C. 五禽戏

    D. 易筋经   E. 保健功

6. 太极拳的养生保健作用有

    A. 美容养颜   B. 疏通经络   C. 强身健体

    D. 增强免疫   E. 调节心情

7. 下列哪一项不属于六字诀

    A. 吹   B. 呼   C. 嘘

    D. 呵   E. 啊

8. 下列不属于五禽戏的治疗作用的是

    A. 疏肝理气   B. 固肾纳气   C. 滑利关节

    D. 美容养颜   E. 通调督脉

9. 下列不属于五禽戏的指导思想的是

    A. 外静内动   B. 动中求静   C. 动静相兼

    D. 形神兼备   E. 刚柔并济

10. 下列哪项不是运动养生的作用

    A. 增强体质，强身健体   B. 愉悦精神，缓解压力

    C. 防病治病，提高免疫   D. 美容养颜，延缓衰老

    E. 维护健康，益寿延年

11. 下列哪项不是运动养生的原则

    A. 适量运动，动静结合   B. 需要则练，不需则停

    C. 练养相兼，连中有养   D. 因人而异，因地制宜

    E. 循序渐进，持之以恒

12. 下列哪项不是人类健康的四大基石

    A. 合理膳食   B. 适量运动   C. 保证营养

    D. 戒烟限酒   E. 心理平衡

13. 河南温县陈家沟因下列哪项功法被评为我国武术之乡榜首

    A. 五禽戏   B. 六字诀   C. 八段锦

    D. 易筋经   E. 太极拳

14. 下列哪项不是五禽戏习练过程中必须把握的环节

    A. 精   B. 形   C. 神

    D. 意   E. 气

15. 下列哪项不是八段锦中导引动作与脏腑紧密联系的脏腑

    A. 肝脏   B. 肺脏   C. 心脏

D. 脾脏　　　　　　　　　E. 肾脏

16. 宋代《临江仙·八段锦》将下列哪种功法作为八段锦的辅助练习

　　A. 八段锦　　　　　　　B. 六字诀　　　　　　　C. 太极拳

　　D. 易筋经　　　　　　　E. 五禽戏

17. 患者，男，60岁。近日办理完退休手续，之后出现萎靡不振、意志消沉、情绪低下，伴有失眠、多梦、心悸、阵发性全身燥热。邻居推荐其练习太极拳后症状缓解。此种养生方式为

　　A. 运动养生　　　　　　B. 音乐养生　　　　　　C. 饮食养生

　　D. 书画养生　　　　　　E. 旅游养生

18. 患者，女，62岁。2周前突发胸部闷痛，胸痛彻背，呼吸欠畅，脉结代。遂到医院诊治，诊断为"胸痹"，出院医嘱建议可轻度运动。下列运动合适他的是

　　A. 游泳　　　　　　　　B. 跑步　　　　　　　　C. 太极拳

　　D. 羽毛球　　　　　　　E. 健美操

19. 患者，男，46岁。近日出现胃脘攻冲作痛，连及两胁，善叹息，食少纳呆，嗳气频频，得嗳气、矢气则舒，遇烦恼郁怒则痛，大便不畅；舌苔薄白，脉弦。医生应建议运用哪种运动养生法调节情绪

　　A. 六字诀　　　　　　　B. 易筋经　　　　　　　C. 五行掌

　　D. 回春功　　　　　　　E. 强壮功

20. 患者，男，50岁。近日发现肌肉疏松，体力活动时体力不足，计划选择一门功法锻炼筋骨、强壮身形，下列哪种功法最适合

　　A. 八段锦　　　　　　　B. 六字诀　　　　　　　C. 太极拳

　　D. 易筋经　　　　　　　E. 五禽戏

二、思考题

1. 孙思邈，唐代著名医药学家，享年102岁，著有《太上玉轴养生六字气诀》《六字延寿诀》等。六字诀以6个不同的口型，将一夜脏腑内蕴藏的浊气呼出，吸入新鲜空气，是一种简明易学的吐纳法。内经谓之"至人之息也以踵"，即一种踵息法。

请分析六字诀防病治病、强身健体的原理。

2. 金庸武侠小说中的少林和尚因修炼易筋经而成为武功高手，至今易筋经已成为大众常用养生功法之一，请说明易筋经养生功法的特点。

（刘　杰）　　　　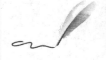扫码"练一练"

扫码"学一学"

第十一章 房事养生

学习目标

1. **掌握** 房事养生的方法与原则。
2. **熟悉** 房事养生的禁忌。
3. **了解** 房事养生的作用
4. 具备指导大众正确进行房事养生的能力。
5. 能运用房事养生知识,实施健康宣教,维护百姓健康。

故事点睛

旁白:中国历史上众多帝王中,寿命最长的是乾隆,享年89岁,仅次于乾隆位居第二长寿的是南北朝梁武帝萧衍,晚年在被叛臣囚禁的情况下活到86岁,屈居亚军。他有一个养生秘诀,这个秘诀曾被毛主席一语道破。据传他刚过50岁即停了房事,且一心向佛,4次舍身入寺当和尚,吃斋念佛,不理政事,且不近女色。毛主席曾这样评价:"萧衍善摄生,食不过量,中年以后不近女人。然予智自雄,小人日进,良佐自远,以至灭亡,不亦宜乎。"

人物:由1名学生扮演梁武帝萧衍。

请问:

1. 为什么梁武帝萧衍晚年被囚禁还能如此高寿?
2. 毛主席是如何评价梁武帝萧衍的养生?
3. 从这个故事中我们得到了什么启示?

房事即性生活,男女之间的性生活是人类的一种本能,自古以来有着周公之礼、床笫之乐等说法。房事养生,又称性保健,是根据人体生命活动规律的生理心理特点,采取健康适度的性行为,或通过必要的保健方法,和谐夫妻生活,以强身健体、祛病延年的养生方法。

性生活是人类最基本的需求之一,有人把性生活和物质生活、精神生活一起列为人类三大生活内容。中医医学文献历来强调房事养生的积极意义,在《汉书·艺文志·方技类》所载的医学类36家中,有关房中术的占有8家,共著述168卷。长沙马王堆出土的竹简医书中,也有大量的内容涉及房事养生。医学巨著《黄帝内经》更是全面论述了房事与人体生命健康的关系。总体而言,房事养生要遵循自然、客观规律,是健康长寿的基础。

第一节 房事与养生

随着时代的发展,以单纯的繁衍为目的的性生活在人们的生活中所占比重越来越小,

而以养生保健、提高生活质量为目的的性生活则成为人类生活中不可或缺的重要内容。人类性行为既合乎天地自然之道，也合乎社会伦理。和谐适度的性生活，能够提高幸福指数和生活质量，有益于身心健康乃至益寿延年。

扫码"看一看"

一、房事养生的作用

正常的房事生活是人类的天性和生理所需，与人的心跳、呼吸、排泄一样，也是生活情趣中不可缺少的，房事养生的作用可归纳为以下几个方面。

（一）和谐愉悦，家庭和睦

夫妻和谐健康的性生活往往会使双方有着和谐愉悦、幸福愉快的感觉，夫妻双方以性生活为纽带，通过身体的接触，灵与肉的贴合，可以使夫妻情感更为紧密，使爱情得到巩固和升华，使美满的婚姻历久弥新，富有魅力。夫妻双方性爱能使人们保持轻松愉快的良好心态，从而预防、减少抑郁情绪，使家庭更为和睦幸福。

（二）增强体质，调节功能

从医学角度看，夫妻间和谐美满的性生活会增强机体的调节功能，使内分泌相对平衡，生理功能正常，从而避免过早衰老。反之，缺乏和谐的性生活甚至关系紧张的夫妻，很可能会削弱正常的生理功能，罹患各种疾病，甚至早衰。现代医学研究表明，性生活时人会不知不觉地加深呼吸，从而增加体内的氧含量，有利于机体血液循环与新陈代谢；性爱能刺激人的大脑，使大脑活动变得异常活跃，提高了智商，起到增强体质、调节生理功能的作用。

（三）美容养颜，缓解疼痛

和谐的性生活能够调气行血，通畅脉络，缓解以不通为机制的疼痛，如关节痛、项背部疼痛、头痛等，适度的性生活可以加速气血运行、调和脏腑，使皮肤更加光洁细嫩，从而起到美容养颜和缓解疼痛的作用。

（四）防治疾病，益寿延年

适度性生活可刺激性激素分泌，延缓衰老。肾中精气可以生髓、化血、滋养脏腑，保持合理适度的性欲，是肾中精气充盈的表现。有研究认为，男人在性爱期间，特别是性高潮或射精时，体内自然释放的雄激素比平时高 3～5 倍。女性可增加雌激素水平，使月经正常化，延缓绝经时间。特别是已过更年期者，更有防止生殖器官萎缩老化的作用。因此，和谐的性生活有着防治疾病、益寿延年的作用。

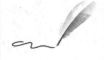

考点提示

房事养生的作用及原则。

二、房事养生的原则

房事养生要从年轻时起养成一种健康的、科学的生活方式，并做到坚持不懈，其原则有以下几点。

（一）注意卫生

性生活之前夫妻双方要养成清洗外阴的良好生活习惯，如果不注意卫生会引起许多疾病的发生。注意性生活卫生，一方面能有效预防妇科及男科相关疾病的发生，另一方面可以有效地提高性生活质量。

（二）适度房事

适度房事是指不单纯注重性生活的次数，而是把握好性生活质量。《素女经》曰："人年二十者，四日一泄；年三十者，八日一泄；年四十者，十六日一泄；年五十者，二十一日一泄；年六十者，即当闭精，勿复更泄也。若体力犹壮者，一月一泄。凡人气力自相有强盛过人者，亦不可抑忍；久而不泄，致痈疽。若年过六十，而有数旬不得交接，意中平平者，可闭精勿泄也。"对于性生活的适度要根据具体情况灵活掌握，对于中年以前应适当节制，对于老年人更应视情况而论，一般以夫妻双方身心愉悦且不影响次日的工作及生活为宜。

古人认为一年四季不同的季节，度的标准也不相同，应遵循"春二、夏三、秋一、冬无"的原则，即春天每周二次，夏天每周三次，秋天每周一次，冬天避免房事。孙思邈《千金要方》卷二十七曰："人年四十以下，多有放恣，四十以上即顿觉气力一时衰退。衰退即至，众病蜂起。久而不治，遂至不救。"对于性生活次数的适度，没有一个统一的标准和规定，而要根据性生活的个体差异性，综合夫妻双方的具体情况，灵活掌握，把握其度。

（三）适时婚育

历代中医养生家均主张"欲不可早"。明龚廷贤在《寿世保元》曰："男子破阳太早，则伤其精气；女子破阴太早，则伤其血脉。"故青少年不可近欲。元代李鹏飞《三元延寿参赞书》曰："精未通而御女，以通其精，则五体有不满之处，异日有难状之疾。"又曰："未笄之女天癸始至，已近男色，阴气早泄，未完而伤。"这告诉我们，性生活不可过早，要在人体发育成熟之后方可进行，也不能过晚，因此应适时婚育，这样既不影响夫妻双方的身体，保证健康，又可以优生优育，保证下一代的健康、聪明、长寿，促进社会和谐稳定。

（四）遵守禁忌

唐·孙思邈《千金翼方·养生禁忌》曰："上士别床，中士异被，服药百裹，不如独卧。"《孙真人养生铭》曰："秋冬固阳事，独卧是守真。"以上告诉我们一些特殊情况下，应采用独卧养生之法，杜绝性生活，调养精血，有利于疾病的康复。独卧可作为一种辅助保健方法，针对不同情况，分别对待。性生活有着其科学规律，不能为所欲为，应从中获得益处，而不是造成不必要的不良后果，一定要遵守性生活相关禁忌。

知 识 链 接

《素女经》

《素女经》是一本论述房中术的古代性学著作，素女是中国古代文献中屡有记载的一位性爱女神。东汉王充《论衡·命义》曰："素女对黄帝陈五女之法。"汉朝张衡《同声歌》中有"素女为我师，仪态盈万方"之句。《素女经》忌讳"男欲接而女不乐，女欲接而男不欲，二心不和，精气不感忌讳。"提倡"男欲求女，女欲求男，情意合同，俱有悦心。男欲接而女不乐，女欲接而男不欲，二心不和，精气不感忌讳。"承认了女性的性权利。"男致不衰，女除百病"，而不知规律则会渐以衰损。提出要适度"定气、安心、和志，三气皆至，神明统归"。在性交技巧与性反应方面，提出了"五征""五欲""十动""七损八益"等，并提出关于性交姿势的"九法"。

第二节　房事养生的方法

科学合理的房事养生可以提高性生活质量，益寿延年。房事养生的方法是中医养生的重要内容之一。应当掌握其方法和禁忌，合理安排性生活。

一、房事养生的方法

房事养生的方法除了把握性生活的适度、技巧和注意房事卫生，还必须重视房事的禁忌。

（一）房事规律节制

古代性保健认为"欲不可纵"，十分重视节欲保精，认为纵欲过度会损伤肾精，耗散元气，可谓"纵欲催人老，房劳促短命"。中医把性生活纵欲不节作为劳倦内伤的重要原因。古代性保健还认为"欲不可绝"，禁欲，阴阳不相交合，会造成精神情绪的抑郁不畅、精道闭塞不通、气血瘀滞、脏腑功能失调而滋生病变，对人的健康有害无益。但性生活也不可纵，而应根据自然规律，合理适度安排。性生活是否适度，应参考以下几点：第一，性欲是自然而然激起的，而且强烈到愿意性交的程度，任何勉强或应付式的性交都不是适欲；第二，性生活的全过程是自然而然地进行和完成的，没有出现身体上和心理上不舒适的感觉；第三，性生活后，不影响睡眠及次日的精神状态。性生活的频率应当根据不同的年龄、体质和其健康状况来定。《玉房秘诀》认为："人有强弱，年有老壮。"因此房事的安排只能"各随其气力"。

中医学认为，"精"是人体生命的活性物质，有其一定的代谢规律。"精盈必泻，精出必补"，由于"精"的充盈度与性欲的冲动是相关的，所以性生活的间隔时间应由"精"的充盈程度来决定。由于人有体质强弱、年龄老幼之不同，精的生成时间也不一致，因此性生活施泄的频率亦因之不同。《素女经》及《千金方》都提出，泄精的间隔应随年龄的增长而延长，这一观点与现代性医学观点可以说是一致的。老年人的性生活，应根据各自的具体条件来考虑。孙思邈认为，60岁以上的老年人，如果尚有性欲而强行抑制的话，会导致疾病发生。因此，老年人也可根据各自的体质条件，安排适度的性生活。患病体弱者，性生活的次数应注意控制，切不可恣意频繁。

另外，古代养生家主张推迟初次性生活年龄，主张男女婚育不宜过早。《论语》曰："少之时，血气未充，戒之在色。"认为青少年正处在身心发育的重要阶段，不可近欲，否则"男破阳太早，则伤其精气；女破阴太早，则伤其血脉。"（《寿世保元》）

（二）掌握房事技巧

性生活是身心和谐统一的生命活动，有一定的方法和技巧。从古到今对此均十分重视，并有许多精辟的论述。

1. 房事前做好准备　性生活是一种身心高度协调的生理心理活动过程，性生活过程既有肉体的密切接触，又有精神情感的相互交融。因此男女双方只有在彼此感情高度和谐统一的情况下进行性生活，才能享受到性生活带来的快乐，并有助于健康。

男女在性生活之前，先应互相嬉戏娱乐，以增进彼此感情，等到双方都产生了强烈的性欲时再行交合。在其中一方没有欲望时，另一方不能强行进行性生活。强行进行性生活，古人称之为"绝"，即使人陷入绝境，这样对于健康非常有害。由于男女双方在性心理、性生理方面存在着较大的差异，女方的性欲冲动产生较为慢，必须采用激发、引导等方式取得相对的同步，以期达到两情相悦的境界。性生活前的准备活动，古人称之为"戏道"，马王堆汉墓竹简医书详细介绍了性交前男方如何激发女方性欲之方法，所谓"五欲之征"：一

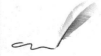

是"气上面热，徐啕"；二是"乳坚鼻汗，徐抱"；三是"舌薄而滑，徐屯"；四是"下汐股湿，徐操"；五是"嗌干咽唾，徐撼"。女方有了以上的"五欲之征"，男方阴茎表现为"怒、大、坚、热"的"四至"之候，即说明性兴奋已激发，性欲望已高涨，遂可进行性生活。这样会使夫妻双方气血舒畅，情绪和谐，性欲满足。因此，只有重视并做好性生活前的准备，才有可能使双方都达到健康、和谐、愉悦、舒畅的欢乐境界，享受性生活给男女双方带来的快感。对于患有性冷淡、性感缺乏的男女而言，采用性交前的怡畅情志方法可能使他们获得正常的性快感和性高潮，从而达到性生活的保健作用。

2. 房事中把握技巧　在性生活过程中要注意把握技巧，首先要做好体位的选择。合适的性交体位不仅可以获得满意的性快感，保证性生活的质量，而且可以纠治一些性功能障碍的疾病。

在性生活过程中，男女双方要做好协调配合，共赴高潮。性生活的过程就是全身整体生命活动高度协调统一的过程。男女双方都应该相互体察，心身融合。若心神外驰，配合不当，不仅会影响性生活的质量，而且对身体会产生损害，不利于健康。要达到灵肉相合、身心相融的境界，中医养生家特别指出在性生活中要注重把握性交过程中男女双方的身心变化反映，以相互配合、渐次深入、和谐统一。

此外，在性生活过程中要把握好交合的深浅和射精的时机。古代养生家认为交合当以浅入为主，深入不宜过多，提倡"九浅一深"之法。

3. 房事后平息静养　和谐高质量的性生活，是在人体五脏六腑和筋、骨、肉，及气、血、精、神等共同参与下完成的。性生活的激情刚过，则气血未平，五脏未定，此时可采用吸气提肛、收腹缩阴、手护丹田、安神定志等方法以静养神气，安和五脏气血。切忌性交一结束就起床活动。另外，由于性生活过程中体力消耗过大，也损耗了不少精华物质，因此性生活结束后，男女双方均进入一种松快的疲乏状态，此时也需要得到很好的休息以恢复。因此要使性生活发挥其养生保健作用，应当重视性交后的适时静养。性生活时间的安排应以临睡前为最佳，这样能保证在性生活结束后有充足的时间平息静养、恢复体力。

在性生活过程中，把握技巧，可以提高性生活质量，提高男女双方的幸福感。

（三）注意房事卫生

注意房事期间的卫生，对男女双方的健康至关重要。不论男女，平时都要保持外生殖器清洁。因为女子外生殖器阴蒂和大小阴唇之间以及男子外生殖器龟头和包皮下面都会堆积分泌物，容易藏污纳垢。临床资料表明，男女性生活不注意卫生保洁，可以引起许多疾病，如女性疾病有月经不调、慢性阴道炎、宫颈炎、子宫内膜炎、阴道黏膜溃疡等，男性疾病有前列腺炎、泌尿系感染等。无论是性生活前，还是性生活后，男女双方都要清洗外阴及肛门部，保持卫生清洁。注重性生活的卫生保洁不仅可以有效预防妇科及男科疾病，而且是提高性生活质量、保证健康的必要前提。

> **考点提示**
> 房事养生的方法及禁忌。

二、房事养生的禁忌

房事具有两重性，即性生活得当会有养生保健作用，性生活不当会对人体健康造成损害，甚至危及生命。因而在以下情况下不宜进行性生活，否则不仅有害健康，还可能造成不良后果。

（一）环境不当禁房事

房事环境包括气候环境和地域环境。中医学认为，人体与外部环境是一个有机的整体，故在中医养生过程中十分强调人与自然的和谐，《灵枢·岁露》曰："人与天地相参也，与日月相应也。"天地相交而生万物，男女相交而生子女。人与天地自然互相沟通、互相辉映，自然界的各种变化时刻影响着人的生命活动。当自然界发生了剧烈变化，超过人体的自我调节能力时，势必会打破人体阴阳平衡，发生气血逆乱，若在这种环境进行性生活，将会对人体造成极大的损害。健康和谐的性生活应选择良好、适宜的环境，良好的环境是性生活和谐成功的重要条件之一。而在恶劣的环境进行性生活，会对男女双方产生沉重压力，甚至因此患病。古代养生家尤为强调，在自然界发生急剧变化时，在不良的环境之中，在庄严的场所之内均应禁止进行性生活。

（二）七情过极禁房事

性生活是男女双方精神情志上的相互交融，若在男女双方精神愉悦、情投意合的状态下进行更容易和谐完美，这样的性生活有益于健康。《千金方·房中补益篇》曰："人有所怒，血气未定，因以交合，令发痈疽。"如果在男女双方心情不佳，或气愤恼怒，或惊吓恐惧，或忧愁悲伤，或抑郁思虑等情况下勉强进行性生活，不但起不到愉悦精神、养生保健的作用，反而易损害健康。若仅是男女某一方情志不遂，而另一方强意为之，则非但自身得不到满意的快感，而且会造成对方的强烈反感，其结果将会导致男女双方在生理和心理上的伤害，造成性欲下降、性冷淡、性交疼痛等性功能障碍。中医学认为，情志过激可导致气机失常，脏腑功能紊乱，精气亦为之闭塞，性反应机制无法循序发展，此时进行性生活则气血更加逆乱壅滞，而导致内伤病变的产生，如果受孕则会影响胎儿的生长发育。因此古代养生家强调，只有在双方精神愉快、情绪和畅的情况下，性生活才能完美和谐，才有益于身心健康。

（三）醉酒之后忌房事

醉酒房事，是指大量饮酒之后进行性生活。古人认为酒性大热，既能灼耗人体精液，又能煽动性欲之火。由于醉酒者处于高度兴奋和情绪失控的状态，往往会任意放纵情欲，施泄无度，不但损伤身体，而且会造成其他危害。

其一，醉酒后房事极易造成房劳损伤，引起各种疾病，甚至使人早衰短命。《在史记·扁鹊仓公列传》中记载了西汉医家淳于意的25个"诊籍"，其中有8例"诊籍"是关于性功能疾病患者，2例"病得之饮酒且内"，即由于经常醉酒后进行性生活而致病。唐代名医孙思邈在《千金要方》中谈到，经常醉酒后房事，长期伤阴损精，易患消渴病（糖尿病）。

其二，醉酒后房事必然会降低性生活的质量。在醉酒状态下进行性生活，头脑昏昏沉沉，只是醉酒者的一种性宣泄，根本谈不上双方精神情感的交流。况且醉酒后情绪过于亢奋，行为不能自控，甚至不知所以，动作粗暴，不但使自身造成房劳损伤，而且会使对方所受伤害尤重，根本不能给双方带来快乐。因此，为了保证性生活的质量，应戒除醉酒纵欲的不良习惯。

其三，醉酒后房事有害于胎孕，对优生优育不利。这一点亦是历代诸家反对醉酒入房的重要原因之一。如《素女经》曰："醉饱之子，必为病癫。"认为醉饱后房事而受孕，其所生子女易患精神病。《玉房秘诀》曰："大醉之子必痴狂，劳倦之子必夭伤。"醉酒行房者的精子易被酒精杀伤，容易使胎儿发育不良、智力低下，甚至会产生痴呆或肢体残障的

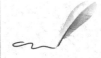

畸形儿。

另外，对于经常醉酒后房事男子的性功能易造成损伤，引起阳痿、早泄或精子稀少，导致不育症。醉酒后房事往往纵欲无度，使性器官受累或造成损伤，容易出现阳痿不举，即使能勉强进行性生活，时间也很短暂，易出现早泄，影响性生活质量。

（四）体虚及病中慎房事

身体虚弱，会使体力精力下降，抵抗力降低，此类人群应及时调养休息，不宜进行性生活。若在这种情况下进行性生活，势必会耗伤精血，导致脏腑虚损，引起一系列疾病。

患病期间，正邪交争，若病中行房，必然损伤正气，加重病情。患病过程中性生活而受孕，不仅对母体的健康不利，而且对胎儿的生长发育可能产生较大的危害。孙思邈《千金要方》中指出，病中行房受孕，精气薄弱、血脉不充，胎伤孩病而脆，"重重相生，病病相孕"，代代相因，贻害无穷。

病后康复阶段，精气尚弱，正气没有完全恢复，此时需要静心调养。如果不顾元气没有恢复，强行进行性生活，会使精气更耗，正气难以复原，轻者旧病复发，重者可能危及生命。对于一些慢性疾病患病或恢复期间，应注意适度性生活，不能对身体健康造成影响。

总之，对于体虚者或患病期间及病后恢复阶段的性生活，要根据体质强弱、疾病的不同特点和情况而慎重把握，对于病情较重、体质虚弱者，要严格禁止性生活，确保身体健康。

（五）妇女经产孕期禁（慎）房事

妇女性生活的养生保健要密切注意特殊生理时期，即妇女的月经期、孕期、产期等特殊生理时期。

妇女在月经期要绝对禁止性生活。《千金要方·房中补益》曰："妇人月事未绝而与交合，令人成病。"《诸病源候论》曰："月水未绝，以合阴阳，精气入内，令月水不节，内生积聚，令绝子，不复产乳。"临床实践证实，如果妇女在月经期进行性生活，容易引起痛经、月经不调、带下异常、不孕症、盆腔感染等多种妇科疾病。

妇女在怀孕期间，对于性生活必须谨慎，严守禁忌。《保产要录》曰："则两月内，不露怒，少劳碌，禁淫欲，终身无病。"妊娠期妇女需集全身精血养育胎儿，此时若不注重孕期养生，进行不适宜的性生活，对母体及胎儿均会产生不良影响。尤其是在妊娠的前3个月和后3个月内这两个阶段要避免性生活。故在妇女妊娠期要节制性生活，保证母子健康，确保胎儿良好发育。

产后百日应禁房事。妇女在生产后，百脉空虚，体质虚弱，需要补养调理，恢复健康，同时还需哺育乳儿。孙思邈在《千金要方·妇人方》曰："妇人非只临产需忧，至于产后，大须将慎，危笃之至，其在于斯……所以妇人产后百日以来，需极殷勤，忧畏勿纵心犯触及即便行房。"因此妇女产后百日不可行房。

总之，性生活要根据具体情况，遵守禁忌，保证质量，以利于男女双方身体健康。

本章小结

1. 房事养生的作用 和谐愉悦，家庭和睦；增强体质，调节功能；美容养颜，缓解疼痛；防治疾病，益寿延年。

2. 房事养生的原则　注意卫生；适度性生活；适时婚育；遵守禁忌。

3. 房事养生的方法　房事规律节制；掌握房事技巧；注意房事卫生。

4. 房事养生的禁忌　环境不当禁房事；七情过极禁房事；醉酒之后忌房事；体虚及病中慎房事；妇女经产孕期禁房事。

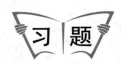

一、选择题

1. 下列哪项不属于房事养生的运用原则
   A. 禁欲或纵欲　　　　　B. 注意卫生　　　　　C. 遵守禁忌
   D. 适度性生活　　　　　E. 适时婚育

2. 下列哪项不是房事养生的作用
   A. 和谐愉悦，家庭和睦　　　　B. 增强体质，调节功能
   C. 美容养颜，缓解疼痛　　　　D. 防治疾病，益寿延年
   E. 随心所欲，乐在其中

3. 下列哪项不属于房事禁忌
   A. 环境不当　　　　　B. 精神愉悦　　　　　C. 醉酒入房
   D. 体虚病中　　　　　E. 经产孕期

4. 下列哪项不属于适度性生活
   A. 把握性生活质量　　　　B. 无身体心理不适
   C. 次日精神不振、食欲下降　　　　D. 不影响次日工作
   E. 次日精神饱满

5. 下列哪项不是房事的解释
   A. 周公之礼　　　　　B. 房中事务　　　　　C. 床笫之乐
   D. 性生活　　　　　E. 房中术

6. 下列哪项不属于不适合性生活的环境
   A. 狂风暴雨　　　　　B. 奇寒异热　　　　　C. 寺庙
   D. 酒店客房　　　　　E. 礼堂展厅

7. 下列哪项不属于不适合性生活的状态
   A. 情投意合　　　　　B. 心情不佳　　　　　C. 气愤恼怒
   D. 惊吓恐惧　　　　　E. 忧愁悲伤

8. 下列除哪项外均不适合性生活时期
   A. 经期　　　　　B. 孕期第 2 个月　　　　　C. 孕期第 5 个月
   D. 产后百日内　　　　　E. 产后 1 个月

9. 下列哪项关于性生活的说法不正确
   A. 性生活后应不影响睡眠
   B. 性生活全过程应自然而然
   C. 性生活后头昏心慌、精神不振、食欲不振是正常的

D. 妇女经产孕期禁房事

E. 性生活的环境要适宜

10. 下列哪项说法不正确

 A. 性生活前应互相嬉戏，增进感情

 B. 性生活后应适当休息

 C. 性生活应选择合适体位

 D. 性生活有一定方法和技巧

 E. 性生活应直截了当

11. 下列哪本巨著全面论述房事与人体生命健康的关系

 A. 汉书　　　　　　　　　　B. 黄帝内经　　　　　　　　C. 寿世保元

 D. 千金要方　　　　　　　　E. 玉房秘诀

12. 下列哪项不属于房事禁忌

 A. 醉酒之后忌房事　　　　　B. 心情愉悦忌房事　　　　　C. 七情过极禁房事

 D. 体虚及病中慎房事　　　　E. 妇女经产孕期禁房事

13. 下列说法哪项不正确

 A. 妇女在怀孕期，须谨慎对待性生活

 B. 产后百日禁房事

 C. 妊娠期前3个月禁房事

 D. 妊娠期间禁房事

 E. 妊娠期后3个月禁房事

14. 下列说法哪项不正确

 A. 性生活应适度　　　　　　B. 性生活有一定的技巧

 C. 禁欲有利于健康　　　　　D. 性生活应事前准备

 E. 性生活后应适当休息

15. 下列哪项说法不正确

 A. 未成年人有性欲可以过性生活

 B. 适度性生活有益健康

 C. 老年人身体具备可以适当安排性生活

 D. 性生活是有技巧的

 E. 心情不佳、气愤恼怒可通过性生活调整

16. 患者，男，28岁。新婚蜜月刚结束，近日出现腰膝酸软、精神萎靡、身体虚弱乏力。应采用的养生方式为

 A. 运动养生　　　　　　　　B. 书画养生　　　　　　　　C. 音乐养生

 D. 房事养生　　　　　　　　E. 药物养生

17. 患者，男，56岁。1周行房约2次，近日出现腰膝酸软而痛，早泄，畏寒肢冷，浮肿，腰以下为甚，面色白，头目眩晕，面色黧黑无泽，小便频数、清长，夜尿多，舌淡胖苔白，脉沉弱而迟。推荐的养生方式为

 A. 运动养生　　　　　　　　B. 书画养生　　　　　　　　C. 音乐养生

 D. 房事养生　　　　　　　　E. 药物养生

18.《血证论》中提到"血之营运，听命于气，气乃先天肾水之中……若以房劳伤其精血，则水虚而火发，气动而血升，乌有病之不发乎？……若不忌房劳，是自促命期，于医何咎？"这段话提出了哪种养生方式的重要性？

  A. 运动养生   B. 书画养生   C. 音乐养生

  D. 房事养生   E. 药物养生

19. 中医学认为，精、气、神为人身三宝。倘若色欲过度，会损伤肾精，精伤则气馁，气馁则神散。这段话告诉我们生活中应注意

  A. 运动养生   B. 书画养生   C. 音乐养生

  D. 房事养生   E. 药物养生

20.《天下至道谈》中提出："气有八益，有七损。不能用八益去七损，则行年四十而阴气自半也……阴气不用，涕泣俱出，令之复壮有道，去七损以抵其病，用八益以补其气，是故老者复壮，壮不衰。"文中提到了哪种养生方式的重要性

  A. 运动养生   B. 书画养生   C. 音乐养生

  D. 房事养生   E. 药物养生

二、思考题

《素问·上古天真论》曰："以欲竭其精，以耗散其真，……故半百而衰也。"《养性延命录》曰："壮而声色有节者，强而寿。"《金匮要略》曰："房室勿令竭乏，……不遗形体有衰，病则无由入其腠理。"孙思邈指出："人年四十以下，多有放恣，四十以上，即顿觉乏力，一时衰退，衰退既至，众病蜂起"，"所以善摄生者，凡觉阳事辄盛，必谨而抑之，不可纵心竭意以自贼也"。

请结合以上材料分析房事养生的重要性。

扫码"练一练"

（刘　杰）

扫码"学一学"

第十二章　药物养生

学习目标

1. **掌握**　中药的四气五味；常用养生中药的功效；汤剂煎煮法；常用养生药膳的制法及用法。

2. **熟悉**　中药养生、药膳养生的概念和基本原则；常用中药养生方法。

3. **了解**　中药的配伍禁忌；药膳的制作要求。

4. 学会药膳制作技术；具备指导大众正确煎煮和服用中药汤剂的能力。

5. 具有使用中药养生和药膳养生"治未病"，维护百姓健康的意识。

故事点睛

旁白： 唐代著名医药学家孙思邈幼时体弱多病，因病学医。为了解中草药的特性，他走遍深山老林，博览众家医书，有"药王"之誉。他探索养生之术，从 35 岁起长年服食灵芝，102 岁无疾而终。他在《备急千金要方》中有这样的论述："（凡人）四十以上则不可服泻药，须服补药。五十以上，四时勿缺补药。"他还提出服长寿药物需根据季节特点，这些用药经验对后世中药养生有很大的启发和促进作用。

人物： 由 1 名学生扮演孙思邈。

请问：

1. 孙思邈为何被称为药王？

2. 孙思邈长寿的原因是什么？他有哪些药物养生经验？

中药养生是指运用具有抗老防衰、延年益寿作用的药物来保养生命，达到强身健体目的的养生方法。

第一节　药物与养生

一、药物性能与养生

药物性能又称药性，主要内容包括四气五味、升降浮沉、归经、有毒无毒、配伍等。要想正确地使用中药养生防病，就必须掌握药物性能。

1. 四气　又称四性，是指药物的寒、热、温、凉四种不同的药性，是药性理论重要的组成部分。

四气是从药物作用于机体所发生的反应中概括出来的，与所治病证的寒热性质相对。凡能减轻或消除热证的药物，属于凉性或寒性；凡能减轻或消除寒证的药物，属于温性或热性。寒凉药大多具有清热泻火、凉血解毒的功效，如黄连、石膏等；温热药大多具有温

扫码"看一看"

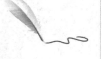

里散寒、助阳通脉的功效，如桂枝、干姜等。药物用于养生，调理偏热的体质可以用寒凉药，调理偏寒的体质可以用温热药。只有熟悉中药的四性，才能对《素问·至真要大论》中"寒者热之，热者寒之"及《神农本草经》中"疗寒以热药，疗热以寒药"的治法有正确的理解。

四性之外还有平性药，它是指寒热性质不是很明显、药性平和、作用较缓和的一类药，如山药、甘草等。

2. 五味　是指药物辛、甘、酸、苦、咸五种不同的滋味。此外，还有淡、涩二味，习惯上淡附于甘味，涩附于酸味，故不另立，仍称为"五味"。

辛："能散、能行"，有发散、行气、行血等作用。解表药、芳香化湿药、行气药等多具有辛味，如薄荷、佩兰、木香等。

甘："能补、能和、能缓"，有滋补、和中、缓急等作用。补虚滋养、调和药性、缓急止痛的药物多具有甘味，如熟地、大枣、甘草等。另外，有"甘能解毒"之说，如用甘草解药食中毒。

酸："能收、能涩"，有收敛、固涩等作用。固表止汗、敛肺止咳、涩肠止泻、固精缩尿、固崩止带的药物多具有酸味，如五味子、乌梅、五倍子等。另外，酸味药还有生津作用，可用于津伤口渴之证，如五味子等，此作用涩味不具备。

苦："能泄、能坚、能燥"，有泻火、通泄、坚阴、燥湿等作用。泻下通便、清热泻火、燥湿的药物多具有苦味，如大黄、黄芩、黄连等。另外，有些苦味药具有坚阴的作用，如知母，可"泻火存阴"，用于肾阴亏虚、相火亢盛之证。

咸："能下、能软"，有泻下通便、软坚散结等作用。泻下通便药、软化散结的药物多具有咸味，如芒硝、海藻、昆布等。

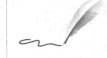

扫码"看一看"

考点提示
　四气五味的概念及作用。

3. 升降浮沉　是指药物在人体内的作用趋向。升、浮药多有向上、向外的作用；沉、降药多有向里、向下的作用。解表、升阳、透疹、涌吐、开窍等药多具有升浮作用；止呕、平喘、利尿、泻下、固涩、潜阳、镇惊安神等药多具有沉降作用。

4. 归经　是指药物对脏腑、经络或特定部位的选择性作用，是药物作用的定位概念。药物的归经能提高用药的针对性、准确性，如柴胡、羌活、独活、白芷、吴茱萸同为治头痛之药，柴胡善治少阳经头痛，羌活善治太阳经头痛，独活善治少阴经头痛，白芷善治阳明经头痛，吴茱萸善治厥阴经头痛。

5. 毒性　有广义和狭义之分，广义的毒性是指药物的偏性，古人将毒药作为一切药物的总称，即平常人们所讲的"是药三分毒"。这是由于古人认为药物之所以能纠正人体阴阳的偏盛偏衰，治疗疾病，就是因为其有偏性，这种偏性就是它的"毒性"。狭义的毒性是指药物的毒性作用，即指对机体有损害作用的有毒之药，如砒石、芫花、乌头等。

6. 配伍禁忌　是指选药组方时应当避免一起合用的药物。金元以来，将配伍禁忌概括为"十八反""十九畏"。

"十八反"：本草明言十八反，半蒌贝敛及攻乌，藻戟遂芫俱战草，诸参辛芍叛藜芦。即乌头反半夏、瓜蒌、贝母、白敛、白及；甘草反海藻、大戟、甘遂、芫花；藜芦反人参、沙参、丹参、玄参、细辛、芍药。

"十九畏"：硫黄原是火中精，朴硝一见便相争，水银莫与砒霜见，狼毒最怕密陀僧，巴豆性烈最为上，偏与牵牛不顺情，丁香莫与郁金见，牙硝难合京三棱，川乌草乌不顺犀，人参最怕五灵脂，官桂善能调冷气，若逢石脂便相欺。即硫黄畏朴硝，水银畏砒霜，狼毒畏密陀僧，巴豆畏牵牛，丁香畏郁金，牙硝畏三棱，川乌、草乌畏犀角，人参畏五灵脂，官桂畏赤石脂。

扫码"看一看"

二、中药汤剂煎煮法

正确的煎煮中药，是保证中药汤剂质量和获得预期疗效的重要因素。

1. 煎药器具 宜用砂锅或瓦罐，忌用铁、铜、锡锅等，以避免和中药的化学成分发生反应。

2. 煎药用水 生活中洁净的饮用水均可用来煎煮中药。一般用水量为液面没过中药2~3厘米为宜，质地坚硬黏稠需久煎的药物，用水量宜略多一些。

3. 煎前浸泡 煎药前浸泡中药有利于有效成分的煎出，缩短煎煮时间。一般浸泡时间为30~60分钟，以种子、果实、根为主的中药浸泡时间宜60分钟。夏天气温高，浸泡时间可略短，冬天应长些。浸泡用水，以常温或温水（25℃~50℃）为宜，忌用沸水。

4. 火候与时间 火候的控制及煎煮时间应考虑药物的性质和质地。通常一剂药煎煮2~3次，遵循"先武后文"的原则，未沸时用大火（武火），沸后用小火（文火）保持微沸状态。一般药第一次沸后煎煮30分钟，第二次沸后煎煮25分钟；解表药及芳香类药物，第一次沸后煎煮20分钟，第二次沸后煎煮15分钟；滋补药及有效成分不易煎出的药，第一次沸后煎煮60分钟，第二次沸后煎煮50分钟。

5. 特殊煎法 有的药物因其性质、功能及临床用途不同，需作特殊处理。

（1）先煎 目的是增加药物的溶解度，降低药物的毒性，充分发挥药物疗效。适用于甲壳类、矿石类药物，如生石膏、龟板、鳖甲、代赭石、牡蛎、石决明、穿山甲等，可打碎先煎30分钟；有毒的药物，如附子、乌头等，要先煎1~2小时。

（2）后下 目的是减少挥发油的损耗，避免有效成分分解破坏。适用于芳香含挥发油多的药物，如薄荷、藿香、豆蔻、砂仁等，一般在中药汤剂煎好前5~10分入药即可；不宜久煎的药物，如钩藤、大黄、番泻叶等。

（3）包煎 目的是避免药物溢出、沉淀、黏锅及药渣不易滤除等。适用于容易溢出或沉淀的药物，如蒲黄、海金沙、青黛、灶心土等；细小种子类药物，如车前子、葶苈子、青葙子等；有绒毛的药物，如枇杷叶、旋覆花等。

（4）另煎 一些名贵中药如人参、冬虫夏草、西洋参、鹿茸等，宜单煎或研细冲服，否则易造成浪费。

（5）烊化 又称溶化。胶质药物如阿胶、鹿角胶等，为避免黏锅，往往用水或黄酒加热溶化后用药汁兑服。

第二节　药物养生的方法

一、中药养生

中药是我国传统药物的总称。中药养生是指在中医理论指导下使用中药保养生命的方法。其作为中医养生的重要组成部分，历史源远流长，经过历代医家的不断充实，逐步完善了理论和方法，为人类的健康长寿做出了贡献。

中药养生广泛适用于促进青少年生长发育、增强青春期体质、养护孕妇及产妇、调理更年期、延长老年人寿命、预防常见疾病，也适用于大病之后的康复、慢性疾病的治疗、不同年龄段处于亚健康状态人群的调理等。

（一）中药养生的基本原则

中药养生若用之得当，在一定程度上能增强体质、益寿延年，若用之不当，则会有"误补益疾"之弊，故应用时要掌握以下原则。

1. 补忌盲目，辨证遣药　补养类中药一般适用于体质虚的人，如体弱多病之人或老年人。体健无病之人不能盲目进补，如体内无虚而进补，则易导致体内气血阴阳平衡失调而损害健康。故需在辨清阴阳、寒热、虚实、脏腑、气血的基础上使用进补，否则不仅无益于养生，还可能导致不良的后果。如阳虚有寒者误用寒凉的补阴药，会助寒伤阳；阴虚有热者误用温热的补阳药，会助热伤阴。故只有科学地辨证施补，才能取得益寿延年之效。

2. 补勿过偏，合理适当　中药补养之目的在于平衡阴阳、调和气血，应恰到好处，不可过偏。如部分补虚中药的药性滋腻，不容易消化，过用或用于脾运不健者容易妨碍脾胃运化，应掌握好剂量，或适当配伍健脾消食、理气化痰之药。再如气虚患者一味大剂量补气，不顾及脾胃，补之太过，易致气机壅滞，出现胸腹胀满；阴虚患者如一味大剂量养阴，补阴太过，反而损伤阳气，出现阴盛阳衰之候。故补宜适度，合理得当。

3. 实者宜泻，泻不伤正　中药养生是年老体弱者益寿延年的有效方法，故补虚为常用之法。但邪实正不虚者也不少见，只言其虚而不论其实，难免不切实际，故要防止不该补而误补。随着生活水平的提高，膏粱厚味过多而致脂醇充溢，形体肥胖，气血痰湿壅滞已成为隐患。因此，泻实之法也是抗衰延年的一个重要原则，如《中藏经》曰："其本实者，得宣通之性必延其寿。"但要注意中药调养中攻泻之药的适度运用，应尽量做到清不过寒，汗不太过，下不太猛，以不伤其正气为原则。

4. 用药缓图，不宜过急　人体的衰老是个复杂而缓慢的过程，任何益寿延年的调养，都不是一朝一夕即能见效的，中药养生也不例外，不能指望在短时期内靠药物来达到养生益寿的效果。因此，用药有一个渐进过程，宜缓图其功，不宜急于求成。若不明此理，则欲速而不达，非但无益，而且有害。这是应用中药养生的原则，也是千百年来历代养生医家的经验之谈，应该予以足够的重视。

（二）常用养生中药举例

有养生作用的中药在历代医家著述及本草均有所记载，这类中药在具有延年作用的同时也能疗疾，即有病祛病，无病强身延年，可以单味服用，亦可以配方。现选取常用的补益养生中药予以介绍，分为补气药、养血药、滋阴药、补阳药四类。

1. 补气药　凡具有补气功效，改善气虚体质，能调治气虚证的药物称为补气药。

人参：性温，味甘微苦。《本经》曰："主补五脏，安精神"，"明目开心益智，久服轻身延年"。本品能大补元气，生津止渴，安神益智。对年老气弱，久病虚脱者，尤为适宜。人参一味煎汤，名为独参汤，具有益气固脱的功效，年老体弱之人常服此汤，可强身健体，延缓衰老。人参切成薄片，每日嚼化，可补益身体，增强机体抵抗能力。服用人参时不宜吃萝卜或喝茶，否则会影响其补气之力。

黄芪：性微温，味甘。本品能补气升阳，固表止汗，利水消肿，补益五脏。久服可强

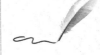

身壮骨,治气虚诸证。清代宫廷保健,多用黄芪补中气,益荣血。单味黄芪480 g,煎熬3次过滤去滓,炼蜜成膏,以白开水冲服。

山药:性平,味甘。《本经》曰:"补中益气力,长肌肉,久服耳目聪明。"本品能健脾补肺,固肾益精。体弱多病的中老年人,适宜经常服用山药。用干山药片45~60 g(或鲜山药100~120 g,洗净切片),粳米60~90 g同煮成山药粥。此粥四季可食,早晚可用,温热服食。常食此粥,能健脾益气,对老年糖尿病、慢性肾炎等均有益处。

茯苓:性平,味甘淡。《本经》曰:"久服安魂养神,不饥延年。"本品能健脾和胃,宁心安神,利水渗湿。历代医家均将茯苓视为常用的延年益寿之品,因其药性缓和,补而不峻,利而不猛,可扶正,可去邪,故属平补之佳品。将白茯苓15 g磨成细粉,与粳米煮粥,名为茯苓粥,李时珍曰:"茯苓粉粥清上实下。"常食茯苓粥,对肥胖症、老年性浮肿,以及预防癌肿均有益。

薏苡仁:性凉,味甘淡。《本经》将其列为上品,曰:"主筋急拘挛,不可屈伸,风湿痹,久服轻身益气。"本品能健脾、补肺、利尿。历代均有用薏苡仁煮饭和煮粥的记载,沿用至今。可将薏苡仁洗净,与粳米同煮成粥,也可用单味薏苡仁煮粥,具有健脾胃、利水湿、抗癌肿的作用,中老年人宜经常食用。

2. 养血药 凡具有补血功效,改善血虚体质,能调治血虚证的药物称为补血药,亦称养血药。

当归:性温,味甘辛。《名医别录》曰:"补五脏,生肌肉。"本品能补血活血,调经止血,润肠通便。通常补血用当归身,活血用当归尾,和血用全当归。本品可浸酒、炖、蒸、焖、煮等。《金匮要略》记载了当归生姜羊肉汤,可用当归9 g,生姜15 g,羊肉200 g煮汤,对产后腹中痛、虚寒腹痛等,可起到温中补虚、祛寒止痛的作用。

熟地黄:性微温,味甘。《本草纲目》曰:"填骨髓,长肌肉,生精血,补五脏内伤不足,通血脉,利耳目,黑须发。"本品能补血滋阴,益精填髓,为温补精血之要药。《千金要方》记载的熟地膏是将熟地黄300 g煎熬3次,分次过滤去滓,合并滤液兑白蜜适量炼成膏,装瓶藏之。每服2汤匙(约9~15 g),白开水送服,日服1~2次。对血虚、肾精不足者,可起到养血滋阴、补肾益精的作用。本品质黏腻,脘腹胀满、食少便溏等忌服。

阿胶:性平,味甘。《本经》曰:"久服轻身益气。"本品能补血滋阴,止血安胎,利小便,润大肠,为补血之佳品。本品单服,可用开水或热黄酒烊化,或隔水炖化,每次3~6 g。适用于血虚诸证。

何首乌:性温,味苦甘涩。《开宝本草》曰:"益气血,黑髭鬓,悦颜色,久服长筋骨,益精髓延年不老。"制首乌能补肝肾,益精血,乌须发,强筋骨,化浊降脂。明代医家李中梓曰:"何首乌老年尤为要药,久服令人延年。"本品多为汤、丸、散剂所用,与其他药物配伍后使用居多。

紫河车:性微温,味甘咸。《本草经疏》曰:"人胞乃补阴阳两虚之药,有返本还元之功。"本品能养血,补气,益精,可单味服用,也可配方服用,单味服用,可炖食,也可研末服。用新鲜胎盘一个,挑去血络,漂洗干净后,炖熟食用,或洗净后烘干,研成细末,每次3~10 g,温水冲服。

3. 滋阴药 凡具有滋阴生津功效,改善阴虚体质,能调治阴虚证的药物称为补阴药,亦称为滋阴药或养阴药。

枸杞子：性平，味甘。《本经》曰："久服坚筋骨，轻身不老。"《本草经疏》曰："枸杞子，润血滋补，兼能退热，而专于补肾润肺，生津益气，为肝肾真阴不足、劳乏内热补益之要药。"本品能滋补肝肾，益精明目。《太平圣惠方》记载枸杞粥，用枸杞子30 g，粳米60 g，煮粥食用，用治中老年因肝肾阴虚所致的头晕目眩、腰膝酸软、目昏不明等。《本草纲目》曰："枸杞子粥，补精血，益肾气。"对血虚肾亏的老年人也适宜。

玉竹：性平，味甘。《本草拾遗》曰："主聪明，调气血，令人强壮。"本品能养阴润肺，除烦止渴，对老年阴虚之人尤为适宜。《太平圣惠方》记载服葳蕤法："二月九日，采葳蕤根切碎一石，以水二石煮之，从旦至夕，以手按烂，布囊榨取汁熬稠，其渣晒，为末，同熬至可丸，丸如鸡头子大。每服一丸，白汤下，日三服，导气脉，强筋骨，治中风湿毒，去面皱益颜色，久服延年。"本品补而不腻，津液不足之证皆可应用。痰湿盛者，应慎用或忌用。

黄精：性平，味甘。《本经逢原》曰："宽中益气，使五脏调和，肌肉充盛，骨髓坚强，皆是补阴之功。"本品能益脾胃，润心肺，填精髓。《太平圣惠方》记载服黄精法，将黄精根茎不限多少，洗净、切细，用流水去掉苦汁，九蒸九晒后，食之。适用于气阴两虚、身倦乏力、口干津少者。

女贞子：性凉，味甘微苦。《本经》曰："主补中，安五脏，养精神，除百疾，久服肥健，轻身不老。"《本草纲目》曰："强阴健腰膝，变白发，明目。"本品能滋补肝肾、清热明目，适用于肝肾阴虚、目睛不明、须发早白等。脾胃虚寒及阳虚者慎用。

桑椹：性寒，味甘。《本草拾遗》曰："利五脏、关节，通血气。久服不饥……变白不老。"《镇南本草》曰："益肾脏而固精，久服黑发明目。"本品能补益肝肾，滋阴养血。本品煎煮，过滤去滓，文火熬成膏，兑入适量白蜜，贮存。用温开水调服，每日2次，每次9～15 g（约1～2汤匙），能滋补肝肾，聪耳明目。

4. 补阳药　凡具有补助阳气功效，改善虚寒体质，能调治阳虚证的药物称为补阳药，亦称为助阳药。

鹿茸：性温，味甘咸。《本经》曰："益气强志，生齿不老。"《本草纲目》曰："生精补髓，养血益阳，强筋健骨。"本品能补肾阳，益精血，强筋骨，调冲任。单味鹿茸研末冲服，每服0.5～1 g；炖服时，鹿茸用1.5～4.5 g，放杯内加水，隔水炖服。阴虚火旺及肺热、肝阳上亢者忌用。

菟丝子：性微温，味甘辛。《本经》曰："补不足，益气力。"《名医别录》曰："久服明目，轻身延年。"本品能补肝肾，益精髓，坚筋骨，益气力。《太平圣惠方》曰："服之令人光泽。惟服多甚好，三年后变老为少。……久服延年。"具体方法是用酒一斗浸，曝干再浸，又曝，令酒尽乃止，捣筛，每次酒服6g，日服2次。本品既可补阳，也可补阴，具有温而不燥、补而不滞的特点。

杜仲：性温，味甘。《本经》曰："补中，益精气，坚筋骨，强志……久服轻身耐老。"本品能补肝肾，强筋骨，安胎。肝肾不足所致的腰膝酸痛、肢软无力，可单用本品6～10 g酒煎服。

肉苁蓉：性温，味甘。《本经》曰："养五脏，益精气。"《药性论》曰："益髓，悦颜色，延年。"本品能补肾助阳，润肠通便。单味水煎内服，每次6～15 g；亦可煮粥食用，《本经

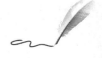

考点提示
　常用养生中药的功效及适应证。

逢原》曰："肉苁蓉，老人燥结，宜煮粥食之。"以肉苁蓉加大米、羊肉煮粥，有补益肝肾、强壮身体的功效。

（三）常用中药养生方法

中药养生方法是以中医整体观念、辨证论治及中药方剂理论为指导，有选择地运用药物进行调理，从而起到养生保健、防治疾病目的的方法，可以分为内服法和外治法两大类。

1. 内服法 中药内服，是养生保健、防治疾病常用的给药形式，需要根据患者具体情况，辨证处方，并选用适宜的用药剂型。内服中药常用的剂型有汤剂、丸剂、膏剂、酒剂、散剂、颗粒剂、胶囊剂、茶剂、露剂、冲剂、丹剂等。除了汤剂之外，其他剂型都有使用方便的特点，应按照药品的使用说明书或遵照医嘱服用，如六味地黄丸、十全大补膏、杜仲酒等。汤剂使用起来虽然不太方便，但可以因人制宜，随证加减，且调养效果比较迅速，临床使用广泛。内服药的调养效果受到剂型等因素的影响，但也与服药时间、服药次数、服药温度等服用方法及药后调护有关。

扫码"看一看"

（1）服药时间 适时服药是合理用药的基础。多数中药都宜饭前服用，尤其是滋补药和调理胃肠的中药，因饭前胃肠空虚，有利于药物的吸收；消食导滞药和对肠胃有刺激的中药，宜饭后服，这样可以使食物与药物混合，减少药物对胃肠道的刺激；安神药宜睡前30 分钟到 1 小时服用，以利于助眠；润肠通便药宜睡前服用，以利于次日清晨排便；调养上焦病的药宜饭后服用，调养下焦病的药宜饭前服用，有利于药达病所；调经药，宜在行经前数日开始服用，月经来后停服；涩精止遗的药物，宜在晚间服用；慢性病的调治药应按时服用，有些病证定时而发，只有发病前服药才能发挥药效；特殊中药的服药时间应遵医嘱。

（2）服药次数 服用汤剂，一般每日 1 剂，分 2～3 次服用。根据需要，有的一日只服 1 次，有的一日连服 2 剂，也有的一日数次或煎汤代茶饮。对于服药易呕吐者，宜加入少量姜汁，或先服少许姜汁，然后服药，亦可采取冷服、少量多次频服的方法；病在口腔或咽喉者，宜缓慢频服或随时含服；发汗药、泻下药应取效即止，以得汗、得下为度，以免汗、下太过，损伤正气。

（3）服药温度 服药温度有热服、冷服之分，一般而言，汤剂以温服为宜。治疗热证可以寒药冷服，治疗寒证可以热药热服，这样可以辅助药力，增加药效。凉血止血药宜冷服；发汗解表药宜热服，用辛温解表药治疗风寒表实证，不仅要热服，服后还应温覆取汗，以助解表；对于患者热在肠胃欲饮冷的，汤剂可凉服；而热在其他脏腑不欲饮冷的，汤剂仍然要以温服为宜。

（4）药后调护 一般服解表药，应取微汗为宜，不可大汗，但亦不能汗出不彻。服泻下剂后，应注意不宜进食生冷难消化的食物，以免影响脾胃的运化功能。同时要注意服药期间的饮食禁忌。

总之，应根据患者的体质、病情、病性和药物的特点等来决定不同的服药方法。

知识链接

膏方进补最适宜的五类人群

膏方，也称为膏滋和煎膏，是指经过特殊工艺加工后形成的一种膏状的内服方剂。这种制剂一直被认为是用来调养强身的。目前，用膏方养生也越来越受到人们的欢迎，很多医院为此每年都举办膏方节。实际上膏方也是一种治病的良药。临床上，常用且比较出名的膏方有十全大补膏、梨膏、益母草膏等。通常认为，膏方最适宜于下列五类人群的调治和调养：体虚易感者，亚健康状态者，放化疗后患者及癌症患者的调养，慢性疾病患者，更年期妇女、产后妇女和术后患者。

2. 外治法 药物外治法是使用炮制加工后的中草药，对患者的特定穴位或体表施以膏药、烫洗、熏蒸、敷贴、熨帖等，发挥调营卫、扶正气、祛邪毒作用的方法。

（1）膏药 古称薄贴，中药外治法的一种。是用中药加植物油或动物油熬成胶状物，涂在布、纸或皮的一面，可较长时间地贴在患处，主要用于消肿痛、治疗疮疖等。

基本操作：根据具体病证，选择相应的膏药，贴于穴位、患处或相应解剖部位。

临床应用：①改善形体功能。这类膏药具有祛风湿、通经络、消肿痛、化瘀血、续筋骨的功效，能消除肢体、筋骨、关节的运动功能障碍。如跌打损伤而致伤筋者可选用消肿止痛膏、跌打风湿膏等；风寒湿痹者可选用麝香追风膏、万应膏等。②调理脏腑虚实。此类膏药具有补虚扶弱或祛除病邪的作用。如清肺膏可用于肺热咳嗽；滋阴壮水膏可用于男子阴虚火旺、女子骨蒸潮热。

（2）烫洗 又称洗浸法，是指选用特定的中药配方制成煎剂，趁热进行局部或全身浸洗，以促进疾病康复的办法。

基本操作：将药物浸泡 15 ~ 20 分钟，煮沸后再文火煎煮 20 分钟左右，滤出药汁，倒入容器中，趁药液温度高、蒸汽多时，先予熏蒸，待药液温度降低适宜时，再浸泡或用毛巾蘸药液洗浴全身或局部，每日 1 ~ 2 次，一剂药可用 2 ~ 3 次。凡皮肤破溃、妇女月经期间禁用本法。

临床应用：可直接清洁皮肤，杀虫止痒，借助药性和温热的作用，可祛风除湿、行气活血、温经散寒等，常用于治疗全身或局部的皮肤瘙痒、早期小儿麻痹后遗症、痔疮，以及痹证、痿证、疳证和外伤诸证等。

（3）熏蒸 是指利用中药煎剂煎煮沸腾后产生的蒸气，或中药燃烧时产生的烟气，熏蒸患者的肌肤，以促使疾病康复的一种方法。

基本操作：将配制好的中药装入纱布袋内，放入器皿中，加入适量水煎煮至沸，20 分钟后即可使用，或将配制好的中药置入器皿，点燃起烟（无火焰）后开始使用，每日 1 ~ 2 次，每次 30 分钟。

临床应用：通过温热和药气两方面的作用，具有疏通毛窍、调畅气血、解毒止痒、温经散寒、化瘀消肿、除痹止痛等功效，可用于各种皮肤顽疾、风湿痹痛、头痛、瘫证、痿证及外伤性筋骨肌肉酸痛等病证的康复。

（4）敷贴 是指用加工炮制过的中草药直接敷贴于患部或穴位，以促使疾病康复的一种方法。

基本操作：将所选鲜药捣烂成泥，或将干药研成细末，加适量水或醋、蜜、麻油、蛋清、凡士林等调和成膏状，直接敷于患处或某个穴位，一般每隔 1 ~ 3 天换药 1 次。皮肤局部破溃及孕妇腹部、腰骶部慎用。

临床应用：可用于失音、咳喘、头痛、眩晕、失眠、腹痛、鼓胀、痛经、痹证、痿证、

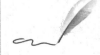

小儿疳证、骨折及软组织损伤等证。

（5）熨帖　是指将中草药加热后直接敷于患处或穴位，或中草药以布袋盛装外熨以促进疾病康复的一种方法。

基本操作：直接将加热后的药物敷于患处或穴位，用布包扎。若冷却，则设法再加热。也可用2个布袋盛装蒸热或炒热的药物，交替使用，一般每日1~2次，每次30分钟左右。注意温度适宜，勿致烫伤。皮肤破溃处及孕妇腹部、腰骶部禁用。

临床应用：借热力和药力的作用，具有温经散寒、活血通络、行气导滞等功效，常用于各种头痛、风湿痹痛、脘腹冷痛、小便不畅、阳痿、宫寒不孕、久泻脱肛等病证。

二、药膳养生

药膳是指在中医药理论指导下，将药物与食物进行合理的搭配，采用科学的烹调和食品加工技术进行加工制作，制成具有色、香、味、形、效的特殊食品。药膳强调的是一个"膳"字，即以食物为主，配以少量的药物。因为良药苦口，难以下咽，故借"性味相投"的饮食相调之，变"良药苦口"为"良药可口"，从而达到药助食之功，食借药之力，共同起到调节功能、养生健体、辅助治疗及促进康复等作用。药膳是一种配伍更严格、针对性更强、功效更显著的食疗食品。

知识链接

药食同源目录大全（2018最新版）

国家卫生健康委员会公布的既是食品又是药品的中药名单：

*2012年公示的86种中药材：*丁香、八角、茴香、刀豆、小茴香、小蓟、山药、山楂、马齿苋、乌梢蛇、乌梅、木瓜、火麻仁、代代花、玉竹、甘草、白芷、白果、白扁豆、白扁豆花、龙眼肉（桂圆）、决明子、百合、肉豆蔻、肉桂、余甘子、佛手、杏仁、沙棘、芡实、花椒、红小豆、阿胶、鸡内金、麦芽、昆布、枣（大枣、黑枣、酸枣）、罗汉果、郁李仁、金银花、青果、鱼腥草、姜（生姜、干姜）、枳椇子、枸杞子、栀子、砂仁、胖大海、茯苓、香橼、香薷、桃仁、桑叶、桑椹、橘红、桔梗、益智仁、荷叶、莱菔子、莲子、高良姜、淡竹叶、淡豆豉、菊花、菊苣、黄芥子、黄精、紫苏、紫苏籽、葛根、黑芝麻、黑胡椒、槐米、槐花、蒲公英、蜂蜜、榧子、酸枣仁、鲜白茅根、鲜芦根、蝮蛇、橘皮、薄荷、薏苡仁、薤白、覆盆子、藿香。

*2014新增15种中药材：*人参、山银花、芫荽、玫瑰花、松花粉、粉葛、布渣叶、夏枯草、当归、山奈、西红花、草果、姜黄、荜茇。

*2018新增9种中药材：*党参、肉苁蓉、铁皮石斛、西洋参、黄芪、灵芝、天麻、山茱萸、杜仲叶，在限定使用范围和剂量内作为药食两用。

（一）药膳应用的基本原则

药膳是由传统中草药和食物共同组成，与中药方剂一样具有特定的性能和功效，达到养生、防病治病的效果。药膳在应用过程中必须遵循一定的原则。

1. 注重整体　中医学认为人体是一个有机的整体，这就决定了实施药膳时对局部的问题必须从整体出发，这种施膳的整体观始终贯穿于药膳的理论研究和实践活动。如小儿佝偻病，根据"肾主骨"的理论，可以诊断为肾虚证，配备相应的药膳方应以补肾为主。此外，中医学认为人与自然息息相通，人体的内环境与自然的外环境之间呈动态平衡，药膳的使用还应因人制宜、因时制宜、因地制宜。

（1）因人制宜　人体的生理、病理状况随着年龄变化会有明显区别，药膳应根据不同的年龄阶段来配置适宜的膳食。如儿童生机旺盛，但脏腑娇嫩，宜选用药性平和、健脾开胃的药膳，如山药粥、山楂蜜饯等，慎用滋腻、峻补之品；老年人脏腑功能减退，阴阳渐衰，宜选用有补益作用的药膳，如菟丝子虾仁、虫草茶等。男女在生理上有别，男性消耗体力相应较多，应注意守护阳气，宜多食补气助阳的药膳，如肉苁蓉鲜鱼汤、杜仲腰花等；女性因有经、孕、产、乳等特殊生理时期，容易耗伤阴血，宜选用滋阴补血药膳，如阿胶红枣粥、当归黄芪鸡等。

（2）因时制宜　一年四季的更迭，一日晨昏的交替，对人体的生理功能、病理变化均会产生一定的影响。故安排药膳时，应与当时的气候环境相适应。如四季寒热温凉的变化，人体的腠理开合、阴阳盛衰也会随之变化，药膳也应相应地调整。春季气候转暖，阳气升发，人体的阳气也顺应自然，向上向外抒发，药膳应以升发为主，温补阳气，助阳升发，如虾仁香椿头等；夏季炎热酷暑，万物茂盛，腠理开泄，机体易津伤气耗，药膳应消暑生津，如荷叶粥等。秋季凉爽干燥，万物肃杀，机体以肺主收敛为特征，药膳应平补润肺，如银耳百合羹等。冬季天寒地冻，万物伏藏，机体的各种功能活动也处于低潮期，此时最易感受寒邪，药膳宜温补，如当归生姜羊肉汤等，亦可适当选择药酒，以助导阳气。

（3）因地制宜　我国幅员辽阔、物产资源丰富，但由于人们生活的地域、生态及人文环境差别较大，故人们的生活方式、饮食习惯、身体体质及所患疾病各有所异。药膳必须因地域不同，采用相应地的手段。如东南沿海地区潮湿温暖，宜予味清淡、长于除湿的药膳；西北高原地区气候寒冷干燥，宜予性温热，长于散寒、生津润燥的药膳。

2. 辨证施膳　辨证论治是中医学的精髓所在，在此理论的指导下制定的辨证施膳的原则，是指要根据不同的病证选择有相应治疗作用的药膳。一般情况下，要实者泻之，虚者补之，热者寒之，寒者热之，滞者通之，瘀者散之。具体到虚证，又当审因论治，阳虚者宜用补阳之品，如羊肉、狗肉等；阴虚者宜用滋阴之物，如百合、鸭肉等；阴阳两虚者还当阴阳双补。由于同病可出现异证，异病也可出现同证，故药膳配置时，可以采取"同病异膳"或"异病同膳"的方法来处理。"同病异膳"是指相同的疾病，因证候不同而施以不同药膳。如感冒，风寒感冒可选用生姜红糖茶、紫苏粥、生姜粥、姜糖苏叶饮等辛温解表，祛风散寒；风热感冒可选用菊花茶、薄荷粥、桑菊豆豉饮、薄荷芦根饮、白菜绿豆饮、银花饮等辛凉解表，疏风清热；暑湿感冒可选用藿香饮、香薷饮、苦瓜茶、荷叶冬瓜汤等祛暑解表，清热化湿；气虚感冒可选用黄芪苏叶饮、葱白鸡肉粥、苏叶人参汤等益气解表，调和营卫。"异病同膳"是指不同的疾病，因出现相同的证候，而施以相同的药膳。如脱肛、久泻、便血、崩漏、子宫下垂等，在各自不同的疾病中，可表现出相同的中气下陷证，药膳均可选用提升中气的参苓粥、归芪鸡等。所以，辨证施膳是根据疾病的本质，有针对性地选择药膳，能够提高药膳的使用效果。

3. 辨病施膳　中医药膳不仅重视辨证，也很重视辨病，不仅从横向方面辨别不同的证候类型，还从纵向方面辨别疾病的类型，主张将两者有机地结合使用。在药膳中必须注意病的特殊性，讲究辨病施膳。如遗精病，不论呈现何证均可用莲子；高血压，皆宜用芹

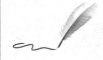

菜汁、玉米须、冬瓜；夜盲症，宜用猪肝、羊肝；肿瘤，宜用薏苡仁、芦笋等。有时，食物或药物所含有的物质成分对某一种或几种疾病有特异性的作用，故以辨病施膳来指导实践也具有一定的意义。在药膳实践中，辨证与辨病，两者相辅相成，不可顾此失彼。

考点提示
药膳应用过程中必须遵循的基本原则。

（二）药膳的制作要求

药膳是一种特殊的膳食，其制作必须符合卫生法规，食材药材要精挑细选，烹调要讲究技艺，调味要尽量可口，还需掌握药膳烹调的特殊要求。

1. 精于烹饪　因药膳中有药物，且药物的理化性质及功效与药物加工有着密切的关系，故要重视用法，精于烹饪。如难溶的药要久煎才能更好地发挥药效，而易挥发的药物又不宜久煎；补气的药膳不宜多加芳香类调味品，以防伤气；滋阴的药膳不宜多用辛辣类调味品，以防伤阴等。

2. 注重疗效　药膳讲究色香味形，更要注重疗效，首先应最大可能地保持和发挥药食的保健、抗衰老和美容作用。作为膳食，药膳需要具有普通膳食的作用，这就要求其必须在色、香、味、形诸方面制作加工有特点，才能激发起用膳者的食欲。

3. 严谨配料　遵循中医理法方药的原则，选料配料要注意药与药、药与食之间的性味组合，应尽量发挥相互促进的协同作用，避免配伍后功效上相互制约，更须避开药食搭配的配伍禁忌，以免导致副作用的产生。

4. 隐药于食　药膳的功效很重要，但药膳烹调的感官感觉更重要。故药膳的制作在某些情况下还要求将药物"隐藏"于食物中，在感官上保持膳食的特点。大多数的单味药或本身形质色气很好的药物，或较名贵的药物不必隐藏，如人参、黄芪、天麻、枸杞、冬虫夏草、田七等，可直接与食物一起烹调，作为"膳"的一部分展现于用膳者的面前，这属于见药的药膳；某些药物因药味较多或形色气味的原因，不宜将药物本身呈现于药膳之中，如药味太重、色泽不良而影响食欲的，必须药食分制，药物制作后取有效的部分与一定的食物混合，这属于不见药的药膳。不见药的药膳制作可有不同的方法，或将药物煎后取汁，用药汁与食物混合；或将药食共同烹饪后去除药渣，仅留食物供食用；或将药物研成粉末，再与食料共同烹制。这种隐药于食的方法可让用膳者免受不良形质气味药物的影响，达到用膳的目的。

考点提示
常用养生药膳的制作方法及养生功效。

（三）常用养生药膳举例

1. 健美减肥

茯苓饼子

【来源】《儒门事亲》。

【组成】白茯苓120 g，精白面60 g，黄蜡适量。

【制法与用法】将茯苓碾成极细的粉末，与白面混合均匀，添加适量水，调成稀糊状，用黄蜡代油制成煎饼。当成主食，每周食用1~2次。

【养生功效】益气健脾，减食减肥。主要用于单纯性肥胖，伴见食欲旺盛者。

【使用注意】本方食后可致食欲降低，凡贫血、营养不良、脾虚食欲不振、神经性厌食者等禁用，小便多者及老年脱肛患者不宜服食。

2. 美发乌发

煮料豆

【来源】《增补内经拾遗方论》。

【组成】制首乌、枸杞子各 24 g，生地黄、熟地黄、当归、牛膝、炒杜仲各 12 g，菊花、川芎、陈皮、白术、白芍、甘草、牡丹皮各 3 g，黄芪 6 g，黑豆 500 g，食盐 18 g。

【制法与用法】上药与黑豆同煮，煮熟后去药渣与汤液，将黑豆晒干，当零食随意取食，每天约 30 ~ 50 g。

【养生功效】滋补肝肾，乌须黑发，固齿明目。主要用于肝肾精血亏虚所致的须发早白，齿松脱落，视物模糊，面唇色淡，爪甲不荣等。

【使用注意】腹满便溏、外感时邪者不宜使用。

3. 润肤养颜

玫瑰五花糕

【来源】《赵炳南临床经验集》。

【组成】干玫瑰花 25 g，红花、凌霄花、鸡冠花、野菊花各 15 g，大米粉、糯米粉各 250 g，白糖 100 g。

【制法与用法】将玫瑰等诸干花揉碎备用；糯米粉与大米粉拌匀，糖用水溶开；再拌入诸花，迅速搅拌，徐徐加糖开水，使粉均匀受潮，并泛出半透明色，成糕粉。糕粉湿度为手握一把成团，放开一揉则散开。糕粉筛后放入糕模内，用武火蒸 12 ~ 15 分钟。当点心吃，每次 30 ~ 50 g，每日 1 次。

【养生功效】行气解郁，凉血活血，疏风解毒。主要用于肝气郁结，情志不舒所致的胸中郁闷，面部黄褐斑、雀斑等。

4. 延年益寿

长生固本酒

【来源】《寿世保元》。

【组成】枸杞子、麦冬、天冬、怀山药、人参、五味子、生地黄、熟地黄各 60 g、白米酒 3000 ml。

【制法与用法】将枸杞子、五味子拣净杂质，天冬、麦冬切分两半，人参、山药、生地黄、熟地黄切片。将所有药物用绢袋盛，扎紧袋口；酒倒入干净的坛中，放入药袋，坛口用湿棉纸封固加盖。再将酒坛放置在锅中，隔水蒸约 1 小时，取出酒坛，待冷却后埋于土中以除火毒，过 3 ~ 5 日取出，开封，拿掉药袋，再用细纱布过滤 1 遍，将药酒贮入净瓶中，静置 7 日即可饮用。每日早、晚各饮药酒 1 次，每次视酒量大小饮服 50 ~ 100 ml。

【养生功效】益年寿，乌须发，养心神。主要用于腰膝酸软，神疲体倦，须发早白，头晕目眩，心悸健忘，失眠多梦等气阴两虚证候。

【使用注意】证属阴盛阳衰、痰湿较重者，或久患滑泄便溏者不宜使用。

5. 明目增视

决明子鸡肝

【来源】《医级》。

【组成】决明子 10 g，鲜鸡肝 200 g，胡萝卜 10 g，黄瓜 10 g，精盐 3 g，白酒 2 g，绍酒 5 g，香油 3 g，味精 3 g，淀粉 5 g，鲜汤 20 ml。

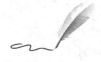

【制法与用法】将决明子焙干，研细末；鸡肝洗净切片，放入碗内，加精盐 1 g、香油 1 g，腌渍 3 分钟后加一半淀粉拌匀；胡萝卜、黄瓜洗净切片。炒锅内加 500 g 食用油，烧至 6 ~ 7 成热时，把肝片放入油内煎炸片刻，用漏勺捞出沥干油，锅内留少许油，放入胡萝卜、黄瓜、姜、葱、绍酒、精盐、味精、白糖、决明子末，用淀粉、鲜汤调芡入锅，再将鸡肝片倒入锅内翻炒均匀，加香油、蒜末，出锅装盘即可。作佐餐食用。

【养生功效】清肝明目，补肾健脾。主要用于肝血亏虚所致的各种目疾，如目翳昏花、目赤肿痛、青盲内障、雀目夜盲及肠燥便秘等；也可用于高血压属肝阳上亢者。

【使用注意】实火上攻所致目疾不宜食用。

6. 聪耳助听

磁石粥

【来源】《寿亲养老新书》。

【组成】磁石 60 g，猪腰子 1 个，粳米 100 g。

【制法与用法】将磁石打碎，放入砂锅中煮 1 小时，滤去渣；猪腰子去筋膜，洗净，切片，备用；粳米淘洗干净，加猪腰片，兑入磁石药汁煮粥服食。

【养生功效】补肾平肝，聪耳益阴。主要用于老年肝肾不足，耳鸣耳聋，目视昏花，腰膝酸软等。

【使用注意】本膳性偏寒凉，脾胃虚弱者慎用。磁石为氧化物类矿物尖晶石族天然磁铁矿的矿石，长期服用或内服过量易发生铁剂中毒。

7. 益智健脑

琼玉膏

【来源】《医学入门》。

【组成】人参 60 g，白茯苓 200 g，白蜜 500 g，生地黄汁 800 g。

【制法与用法】将人参、茯苓制成粗粉，与白蜜、生地黄汁一起拌匀，装入洗净的瓷质容器内，封口；再用大锅一口，锅内盛净水，将瓷器放入，隔水煎煮，先用武火，再改用文火，煮 3 天 3 夜后取出；重新密封瓷器口，将其浸入冷水中，勿使冷水渗入，浸 1 天后再入原锅内煎煮 1 天 1 夜即可。每日 2 次，每次服 10 ml，温服。

【养生功效】补气阴，填精髓。主要用于气阴精髓不足所致的心悸，神疲乏力，记忆力减退，注意力不集中等。

【使用注意】证属阳虚畏寒、痰湿过盛者不宜多食。

8. 增力耐劳

牛骨膏

【来源】《济众新编》。

【组成】黄犍牛骨（带骨髓者）500 ~ 1000 g，怀牛膝 20 g。

【制法与用法】大锅中加足水，放入牛骨、怀牛膝熬煮；煮沸后加黄酒 150 ml，煎至水耗至半，过滤，去牛骨、怀牛膝不用，放入容器中，待其凝固；凝固后去除表面浮油，只取清汤；上火熬化，煮沸后用小火再煮 30 分钟，入葱、姜、精盐少许。随量饮用，或佐餐饮用。

【养生功效】滋补肝肾，填精益髓，强筋壮骨。主要用于肝肾不足，腰膝酸软，或用于骨损伤者的辅助治疗。

【使用注意】高血脂患者不宜使用。

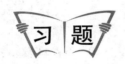

本章小结

1. 药物养生　药物养生是运用具有抗老防衰、延年益寿作用的药物来保养生命，达到强身健体目的的养生方法。

2. 中药养生及适宜人群　中药养生是在中医理论指导下使用中药保养生命的方法。广泛用于促进青少年生长发育，孕妇、产妇及更年期调理，年高体弱、大病之后、慢性疾病的治疗及各年龄有亚健康状态的人群。

3. 中药养生的基本原则和方法　中药养生的基本原则是补忌盲目，辨证使用；补勿过偏，合理适当；实者宜泻，泻不伤正；用药缓图，不宜过急。常用中药养生方法分为内服法和外治法。

4. 药膳养生及适宜人群　药膳是将药物与食物进行合理的搭配，采用科学的烹调和食品加工技术进行加工制作，制成具有色、香、味、形、效的特殊食品。药膳既可用于健康人群的养生、亚健康人群的调理，又可用于各种疾病的预防、治疗或辅助治疗。

5. 药膳应用的基本原则和常用药膳　药膳应用的基本原则是注重整体、辨证施膳和辨病施膳。常用具有养生作用的药膳可分为健美减肥类、美发乌发类、润肤养颜类、延年益寿类、明目增视类、聪耳助听类、益智健脑类、增力耐劳类等八类。

习　题

一、选择题

1. 下列哪项不是中药养生的应用原则

　　A. 渐进施药　　　　　B. 补勿过偏　　　　　C. 实者宜泻

　　D. 辨证遣药　　　　　E. 多用补药

2. 下列哪项不属中药性能的范畴

　　A. 四气五味　　　　　B. 升降浮沉　　　　　C. 归经

　　D. 有毒无毒　　　　　E. 配伍禁忌

3. 平性药是指

　　A. 无毒之药　　　　　B. 寒热偏胜之性不显著，药性比较平和的药物

　　C. 治疗作用广泛的药物　　D. 毒性不显著的药物

　　E. 以上均非

4. 具有补益作用的药味是

　　A. 辛味　　　　　　　B. 甘味　　　　　　　C. 苦味

　　D. 酸味　　　　　　　E. 咸味

5. 《本经》称为"久服安魂养神，不饥延年"的药物是

　　A. 麦芽　　　　　　　B. 山楂　　　　　　　C. 神曲

　　D. 鸡内金　　　　　　E. 茯苓

6. 具有补血、滋阴功效的药物是
   A. 白术 　　　　 B. 黄芪 　　　　 C. 山药
   D. 熟地黄 　　　 E. 甘草

7. 具有滋补肝肾益精、补血明目功效的药物是
   A. 百合 　　　　 B. 枸杞子 　　　 C. 玉竹
   D. 石斛 　　　　 E. 麦冬

8. 煎药的容器一般忌
   A. 砂锅 　　　　 B. 搪瓷锅 　　　 C. 陶瓷锅
   D. 玻璃器皿 　　 E. 铁锅

9. 中药养生的外治法不包括
   A. 膏药 　　　　 B. 烫洗 　　　　 C. 膏滋
   D. 敷贴 　　　　 E. 熏蒸

10. 常用养生药膳不包括
    A. 健美减肥 　　 B. 润肤养颜 　　 C. 延年益寿
    D. 清热利湿 　　 E. 明目增视

11. 茯苓饼子的主要作用是
    A. 益气健脾，渗湿利水 　　 B. 益气利水，美容美颜
    C. 降气化痰，消食减肥 　　 D. 补益心脾，利水消肿
    E. 补气健脾，减食减肥

12. 药膳煮料豆适用于
    A. 聪耳助听 　　 B. 美发乌发 　　 C. 益智安神
    D. 增力耐劳 　　 E. 壮腰健肾

13. 下列哪项不是药膳施膳的制作要求
    A. 注重疗效 　　 B. 严谨配料 　　 C. 隐药于食
    D. 隐食于药 　　 E. 精于烹饪

14. 使用敷贴法养生，错误的表述是
    A. 中草药需加工炮制 　　 B. 中药调成膏状直接敷于患处
    C. 1~3 天换药 1 次 　　　 D. 皮肤局部破溃者慎用
    E. 中草药需加热后直接敷于患部

15. 膏药具有的功能不包括
    A. 祛风湿 　　　 B. 解热毒 　　　 C. 化瘀血
    D. 消肿痛 　　　 E. 通经络

16. 患者，男，32 岁。心悸、失眠、多梦 3 月余，舌淡白，脉细无力。选用了当归、阿胶等中药调养，请问属于哪类养生中药
    A. 补气类 　　　 B. 养血类 　　　 C. 滋阴类
    D. 补阳类 　　　 E. 阳阳双补类

17. 患者，女，56 岁。在使用中药烫洗过程中突然出现头晕、心慌、干呕，处理宜首选
    A. 暂停烫洗 　　 B. 继续烫洗 　　 C. 饮热开水

D. 饮冷开水   E. 掐人中、合谷

18. 患者，男，81 岁。平素耳鸣，近日耳聋明显，腰膝酸软，目视昏花，舌红，尺脉弱。宜首选的药膳是

A. 磁石粥   B. 女贞子粥   C. 枸杞子粥

D. 熟地粥   E. 黄精粥

19. 患者，女，52 岁。平素常自汗，怕风，经常患感冒，宜首选的养生中药是

A. 茯苓   B. 阿胶   C. 黄芪

D. 桑椹   E. 何首乌

20. 张某，女，36 岁。因皮肤出现黄褐斑服用玫瑰五花糕调理，用药不应包括

A. 干玫瑰花   B. 红花   C. 凌霄花

D. 月季花   E. 鸡冠花

二、思考题

1. 王某，女，36 岁，职员。2 个月来因工作繁忙，连续加班，常常夜不能寐，时而做梦易醒，容量忘事，精神疲惫，少气懒言，面唇色白，舌淡，脉细。

要求：请辨证属于何证？如何选用中药进行养生调理？

2. 黄某，女，63 岁，演员。几十年来服食祖传的药膳养生美颜，至今气色好，皮肤能够跟年轻人媲美。药膳配方是：当归、川芎、党参、黄芪各 10 g，阿胶 5 g，生鸡蛋 1 枚。

要求：请写出本药膳制作的步骤，药膳服食的适宜时间和方法。

（丁 勇）

扫码"练一练"

第十三章　体质养生

学习目标

1. **掌握**　九种体质的养生方法。
2. **熟悉**　体质的概念、构成要素、分类和养生原则。
3. **了解**　体质的生理学基础和形成。
4. 学会为不同人群进行中医体质测试，并具制定调整体质方案的能力。
5. 具有使用体质养生"治未病"，维护大众健康的理念。

案例导入

患者，女，24岁。素日不爱讲话，声音低微，易乏困，稍有活动就出汗，劳累后容易头晕、心慌，常在天气突变时感冒、流涕。舌淡红，边有齿痕，苔薄白，脉缓。

请问：

1. 请判断该患者属于何种体质？
2. 采用何种养生方法来调整该患者的偏颇体质？

体质养生是基于九种不同体质的固有特征，通过精神摄养、起居宜养、饮食保养、药物调养、经络养生和运动锻炼等方式来保养生命，达到强身健体、预防疾病目的的养生方法。

第一节　体质与养生

中医养生的方法众多，善养生者，无论选择何种养生方法，都必须根据个人体质的不同进行有针对性的养生保健，故对体质要有所认识。

一、体质的概述

中医体质学说是以中医理论为指导，研究人的各种体质的概念、形成、特征，以及生理、病理特点，并依此分析其在疾病发生、发展、演变过程中的影响，并指导疾病的诊断、治疗、预防、养生、康复的一门学说。中医体质学说是中医理论的重要组成部分，是中医整体观念、辨证论治思想的高度体现，是指导中医临床诊疗、养生的基本理论之一。

1. 体质的概念　体质，又称禀赋、禀质、气禀，是指在个体生命过程中，在先天禀赋和后天获得的基础上表现出的形态结构、生理功能和心理状态方面综合的、相对稳定的固有特性，是人类在生长、发育过程中形成的与自然、社会环境适应的人体个性特征。

2. 体质的构成要素 人体的生命活动是形神合一表现出来的结果，"形神合一"是中医学最基本的生命观。一定的形态结构必然产生相应的生理功能和心理特征，而良好的生理功能和心理特征是正常形态结构的反映，两者相互依存、相互影响，在体质的固有特征中综合地表现出来。体质由形态结构、生理功能和心理特征三方面构成。

（1）形态结构的差异性 人体的形态结构主要包括外部形态结构和内部形态结构两方面的内容。内部形态结构是体质的内在基础，外部形态结构是体质的外在表现。在人体的内部形态结构平衡、协调的基础上，人的体质特征首先通过个体的外部形态结构体现出来，而身体外形特征主要表现为体型、体格等方面的差异。

体型，是指身体外观形态上的特征，是衡量体质的重要指标。中医观察体型，主要观察形体之高矮胖瘦，皮肉之薄厚坚松，肤色之黑白苍嫩等各方面的差异。其中尤以胖瘦最具代表性。

体格，是指反映人体生长发育水平、营养状况和锻炼程度的状态。一般通过观察和测量身体各部分的大小、形状、匀称程度以及体重、肩宽、胸围、骨盆宽度和皮肤与皮下软组织情况来判断，是反映体质的标志之一。

（2）生理功能的差异性 人体的生理功能和形态结构密切相关，是内部形态结构完整、协调的反映，具体说是脏腑经络及精气血津液功能协调的体现。人体生理功能的差异，反映脏腑功能和精气血津液的盛衰，体现在人体呼吸、消化、血液循环、生长发育、生殖、感觉运动、精神意识思维以及机体的抗病能力、新陈代谢、自我调节能力等各方面功能的强弱。具体表现在心率、心律、面色、唇色、脉象、舌象、呼吸状况、语声高低、食欲、口味、体温、寒热的喜恶、二便情况、性功能、生殖功能、女子月经情况、形体的动态及活动能力、睡眠状况、视听觉、触嗅觉、耐痛的程度、皮肤肌肉的弹性、毛发的多少和光泽等方面的不同。通过观察上述内容可以了解不同个体脏腑经络及精气血津液生理功能的盛衰强弱，从而得知其体质状况。

（3）心理特征的差异性 心理是指客观物质世界在人体大脑中的主观反映，是人格、认知、情感、意志、思维、性格、气质、能力等的总称，属于中医学神的范畴。不同个体的心理特征有一定的差异性，主要表现为人格、性格、气质、态度、智慧等方面。中医学认为形与神是统一的，某种特定的形态结构往往表现为某种相应的心理倾向。精气血津液是神的物质基础，不同脏腑的功能活动总是表现出特定的情感、情绪和认知活动，如《素问·阴阳应象大论》曰："人有五脏化五气，以生喜怒悲忧恐。"因此，个体脏腑经络以及气血津液功能活动不同，所表现的情志活动也有差异，如有人乐观、有人悲观、有人勇敢、有人胆怯等。一定的形态结构与生理功能，是心理特征产生的基础，使个体表现出相应的心理特征，而心理特征又影响着形态结构与生理机能，并表现出相应的行为特征。

> **考点提示**
> 体质的概念、构成要素和分类。

二、体质的生理学基础

体质是对个体身心特性的概括，是在个体遗传的基础上，内外环境的影响下，生长发育的过程中形成的个性特征。它通过人体形态结构、生理功能和心理特征上的差异性表现出来。体质的构成离不开脏腑经络的生理功能和精气血津液作为物质基础。

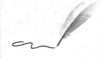

1. 体质与脏腑的关系　中医理论认为，脏腑是构成人体、维持正常生命活动的中心，人体的各项生理活动均离不开脏腑，所以，个体体质的差异必然以脏腑为中心，反映出构成身体诸要素的某些或全部的素质特征。脏腑的形态和功能特点是构成并决定体质差异最根本的因素。在个体先天遗传性与后天环境因素相互作用下，不同个体常表现出某一藏象系统的相对优势或劣势化的倾向。

2. 体质与精气血津液的关系　精气血津液是决定体质特征的重要物质基础。《素问·金匮真言论》曰："夫精者，身之本也。"《素问·调经论》曰："人之所有者，血与气耳。"精气血津液既是脏腑生理活动的产物，通过经络的转输作用，输布于人体各脏腑、形体、官窍。脏腑精气的盛衰、经络气血的多寡，决定了人体体质的强弱和类型，故精气血津液是决定人体体质特征的重要物质。

3. 体质与经络的关系　经络内属于脏腑，外络于肢节，是人体气血运行的道路。所以人体是以五脏为中心，以精、气、血、津液为重要物质，通过脏腑、经络、形体、官窍的联络与功能活动，调节着体内外环境的协调平衡。体质不仅取决于内脏功能活动的强弱，还有赖于各脏腑功能活动的协调，经络正是通过这种联系沟通以协调脏腑功能的结构基础。

总之，脏腑、经络及精气血津液是体质形成的生理学基础。不同的个体，脏腑精气津液的盛衰及经络气血的多少不同，表现于外的形体也就有了差异性。

三、体质的形成

体质的形成是机体内外多种复杂因素共同作用的结果，可归纳为先天因素和后天因素两方面。

1. 先天因素　俗称禀赋，就是人体出生前在母体内所授受的一切特性。既包括父母赋予的遗传性，又包括在母体内所授予的营养状态和其他影响。除此以外，父亲的元气盛衰、饮食起居、精神心理等也都影响着子代的质量。先天因素是体质形成的基础，是决定人体体质盛衰的前提条件。父母体质的强弱，影响着子代禀赋的多少，从而表现出体质的差异，如胖瘦、肤色、刚柔、五迟、五软等。在体质的形成中，先天因素虽然起决定性作用，但对体质的发展提供了可能性，而在子代发育过程中，体质强弱的表现，则有赖于后天环境、营养和身体锻炼等因素。

2. 后天因素　是人出生之后赖以生存的各种因素的总和。包括的因素很多，总体可分为机体内在因素和外界环境因素两方面。机体内在因素又包括性别、年龄、心理，外界因素又包括自然环境和社会环境。人的体质在生长发育过程中不是一成不变的，而是在后天各种因素的影响下不断发展变化的。适宜的生活工作环境、良好的饮食起居习惯、乐观积极的心理情绪、适当的运动锻炼，可以不断增强体质，促进身心健康；反之，则会使体质衰减，甚至导致疾病。

随着社会文明的进步和科学技术的发展，人们对于健康和长寿的要求日益增强，如何保持良好的体质，根据体质养生，变得日趋重要。当先天因素一定时，改善后天影响体质形成的条件，可以弥补或充实先天禀赋之不足，从而达到后天养先天、增强体质、预防疾病、延年益寿的目的。

四、体质的分类

2009 年 4 月 9 日中华中医药学会颁发了《中医体质分类与判断标准》，该标准将体质分为平和质、气虚质、阳虚质、阴虚质、痰湿质、湿热质、血瘀质、气郁质、特禀质九个类型。

体质既是相对稳定的，又是动态可变的，正因为其动态可变，体质才具有可调性，使其更具有临床实用价值。九种体质中仅平和质属于健康体质，其他八种体质均属于偏颇体质。根据体质的可调性，可以针对偏颇体质的特点，及早采取适当的干预措施，如精神、起居、饮食、药物、经络和运动等养生方法进行调养，改善或纠正体质的偏颇，恢复其阴阳协调之平和质，以预防疾病，促进健康。

第二节　体质养生的方法

体质养生，是指根据不同体质人群的个体在形体、功能、心理上存在的特征状态，采取维持或增进健康的活动。现将九种体质的养生方法介绍如下。

一、平和质（A 型）

【体质表现】阴阳气血脏腑调和，以体态适中、面色红润、精力充沛、体形匀称健壮等为主要特征，头发稠密有光泽，目光有神，嗅觉通利，味觉正常，唇色红润，不易疲劳，耐受寒热，睡眠良好，食欲良好，大小便正常，适应力强，舌色淡红，苔薄白，脉和缓有力。性格随和开朗。

【养生原则】调养气血，协调阴阳。

【精神养生】平和质者性格积极乐观，精力充沛，情志调节能力强，各方面素质都较佳，这都得益于机体脏腑功能正常，气血充沛，阴阳协调，故需长期努力，保持状态，并根据不同年龄阶段特点得以调整，逐步磨炼而成。

【起居养生】平和质者应保持日常生活有规律，养成良好的起居习惯，合理作息，保证充足的睡眠时间和良好的睡眠质量，以补养气血，不要过逸过劳，注意劳逸结合，着衣宜宽松舒适。

【饮食养生】"早饭宜好，午饭宜饱，晚饭宜少"是古人养生的饮食原则。饮食须节制，不过饥过饱，也不吃过冷或过热食物，不吃不干净食物，精细搭配，多吃五谷杂粮，瓜果蔬菜，少吃辛辣油腻，不吸烟酗酒。

【药物养生】平和质者可以吃一些药食同源之品，如药性和缓的党参、薏苡仁、山药、大枣、蜂蜜、龙眼肉、阿胶、枸杞、桑椹、百合、山楂、黑芝麻、灵芝等。也可服用一些滋补类方剂，如六味地黄丸、龟苓膏等，但须注意防范温燥滋腻之性。

【经络养生】平和质者阴阳协调，气血充沛。养生应多注重足阳明胃经。足三里是重要的保健穴，常用拇指点按该穴，以感觉酸胀为度，时间选在早 7 时至 9 时为宜，因此时胃经气血最为旺盛。也可采用艾条灸。

【运动养生】选择舒缓温柔的运动方式，运动强度不宜过大，如散步、慢跑、游泳、八段锦、太极拳等有氧运动，并养成健身习惯，持之以恒，以增强体质，延年益寿。

二、气虚质（B 型）

【体质表现】元气不足，以疲乏、气短、自汗等气虚表现为主要特征，少气懒言，声音低落无力，易心慌，易头晕或站立时眩晕，易出虚汗，易感冒，喜静恶动，舌淡红，舌边

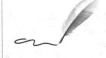

扫码"看一看"

有齿痕，脉弱。性格内向，不喜冒险。

【养生原则】补脾益气，养肾固元。

【精神养生】气虚质者性格偏内向，胆小，情绪易不稳定。忌多思忧虑，久思伤脾，思则气结，思虑太过，令脾失健运，化生无常，久则伤正，气血不足。气虚质者应避免过度思虑，七情郁结。

【起居养生】气虚质者身体娇弱，不耐受风寒暑湿，须谨避风寒，避免虚邪贼风，注意保暖，宜居南方。季节变化或剧烈天气变化时常须防范。还应注意不要过劳，劳则气耗，容易引起水土不服。

【饮食养生】气虚质者可以食用些补气健脾之物，如大枣、龙眼肉、蜂蜜、山药、红薯、黄豆、白扁豆、莲子、白果、香菇、南瓜、小米、鸡肉、鹅肉、淡水鱼、泥鳅等。少食生萝卜、空心菜、槟榔等耗气之品。饮食宜温补，不宜寒凉油腻。

【药物养生】主要以补脾益气的药物和方剂为主，常用药物有人参、党参、西洋参、黄芪、山药、白术、甘草等，代表方有四君子汤、参苓白术散、补中益气汤、玉屏风散、生脉散等。忌用苦寒泻火之品。

【经络养生】气虚质者脾、肺、肾不足，经络养生以补益气血为主，可经常按揉或艾灸膻中、气海、关元、足三里、神阙等穴位。饭后或睡前施以摩腹，以助脾气运化。

【运动养生】气虚质者体能偏弱，避免过度运动、劳作，以防气耗，故选择一些低强度的运动，如散步、慢跑、太极拳、瑜伽等和缓的有氧运动，不宜大量出汗，且贵在坚持，以达益肺脾、固肾气、强筋骨。

三、阳虚质（C型）

【体质表现】阳气不足，以畏寒怕冷、手足不温等虚寒表现为主要特征，腰膝腹背发冷，喜多穿衣且裹严，喜热恶冷，易感冒，食冷易致腹胀腹泻，喜饮热水，喜蜷卧，舌淡胖嫩，脉沉迟。性格多沉静、内向。

【养生原则】补肾助阳，益火之源。

【精神养生】阳虚体质人群多以沉稳内敛较常见，调养应注意因势利导。可听一些轻快活泼或激扬豪迈的音乐，调节情绪，促进兴奋，但不可强行令其亢奋、张扬。阳虚体质患者还容易在情绪低落、环境变化、阴霾天气、寒冷季节时陷入忧愁、抑郁、悲伤的情绪中不可自拔，故要鼓励与他人交流，以调节情志。

【起居养生】秋冬多注意保暖，多加衣物，尤其是足部、腰背部及下腹部的防寒保暖，夏季少吹空调电扇，避免穿露腰露脐衣物，避免在树荫、水阁及过道久停。还应注意冬季要早睡晚起，多晒太阳，以培补阳气。

【饮食养生】多食温热之品，如龙眼肉、榴莲、板栗、核桃、韭菜、葱、姜、蒜、花椒、茴香、桂皮、芥末、牛肉、羊肉、狗肉、鹿肉、海参、鲍鱼等。少食生冷食物，如黄瓜、西瓜、梨、柿子、莲藕等。可适饮红茶，少饮绿茶。

【药物养生】主要以温补阳气的药物和方剂为主，常用药物有鹿茸、附子、杜仲、肉桂、干姜、菟丝子、补骨脂、桑寄生、益智仁等，代表方有右归丸、金匮肾气丸、地黄饮子、龟鹿二仙胶、参茸丸等。忌用苦寒泻火之品。

【经络养生】阳虚质者经络养生以温补阳气、畅通气血为主。常用的温阳穴有百会、神阙、气海、关元、命门、腰阳关、肾俞等，可在三伏天或三九天，艾条温灸以上穴位。还可经常捶打腰背部的命门、腰阳关、肾俞等穴，温养全身。

【运动养生】增加户外活动，多见阳光，接纳自然清气，可做一些舒缓柔和的运动，如散步、慢跑、太极拳、广播体操等，也可适当泡温泉、蒸桑拿。不适宜游泳，运动不宜大汗，因为游泳与出汗均易损伤阳气。

知识链接

偏颇体质易患疾病

体质的偏颇常是疾病孕育的温床，与疾病发生有着密切的联系：

气虚质：平时身体虚弱，易患感冒，发病后康复缓慢；易患内脏下垂等病证。

阳虚质：发病多寒证，易患泄泻、痰饮、肿胀等病证。

阴虚质：发病易趋热化，易患发热、不寐、虚劳、失精等病证。

痰湿质：易患咳喘、消渴、中风、眩晕、胸痹等病证。

湿热质：易患疮疖、黄疸、热淋等病证。

血瘀质：易患癥瘕、痛证、血证等病证。

气郁质：易患梅核气、脏躁、胸痹、郁证、乳癖、月经不调等病证。

特禀质：易患哮喘、花粉症、荨麻疹、药物过敏，遗传性疾病如血友病、先天愚型，胎传性疾病如五迟、五软、解颅、胎惊等病证。

四、阴虚质（D型）

【体质表现】主要是阴亏血少，以口燥咽干、手足心热等虚热表现为主要特征。体形偏瘦，皮肤干燥，眼睛干涩，面颊潮红，大便干燥或便秘，易失眠，舌红少津，脉细数。性情急躁，外向好动，活泼。

【养生原则】滋补肾阴，壮水制火。

【精神养生】中医学认为，静能生水、养阴，阴虚质者宜宁静安神，遇事冷静，控制情绪，正确看待顺境逆境。可以采用画画、书法、下棋来恬淡怡情，陶冶情操。多听一些轻柔、舒缓、抒情的音乐，防止急躁。

【起居养生】阴虚质者易失眠，故要保持午休习惯，避免熬夜，睡觉是很好的滋阴方法；生活工作有节，不在高温酷暑下工作；夏宜清凉，避免过汗，以免大汗伤阴；还应节制房事，保精存液，因为肾阴为一身阴气之本。

【饮食养生】多食黑芝麻、银耳、燕窝、百合、麦冬等药食同源之品，还有石榴、葡萄、枇杷、桑椹、罗汉果、丝瓜、冬瓜、菠菜、猪肉、兔肉、鸭肉、蚌肉、海参、鳖肉等。少食辛辣温燥之品，如花椒、桂皮、茴香、辣椒、韭菜、桂圆、羊肉、鹿肉等。

【药物养生】主要以补肾滋阴的药物和方剂为主，常用药物有熟地黄、山茱萸、山药、枸杞、桑椹、女贞子等，代表方有左归丸、六味地黄丸、大补阴丸、炙甘草汤等，并要根据归属脏腑而选用合适的药物或方剂。用药忌辛热温散、苦寒沉降之品。

【经络养生】阴虚质者经络保健以滋补肝肾、养阴降火为主，常用养阴穴有三阴交、太溪、照海、太渊、肾俞、涌泉等。点按以上穴位，可达到滋补阴气、改善体质的作用，如

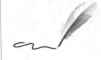

阴虚者有火，可以加按阴陵泉穴，起到清热泻火的作用。

【运动养生】适合低强度的体育活动，如瑜伽、散步、八段锦、太极拳、固精功等动静结合的健身项目，锻炼时要控制汗出量，及时补充水分，皮肤干燥者可多游泳。不适合蒸桑拿，也不要在炎热或闷热的环境中运动。

五、痰湿质（E 型）

【体质表现】痰湿凝滞，以形体肥胖、腹部肥满、口黏苔腻等痰湿表现为主要特征。眼睑浮肿，面额皮肤出油，汗多，身体困重，易倦怠，或痰阻咽喉，苔腻，脉滑。性格偏温和、稳重，多善于忍耐。

【养生原则】健脾祛湿，化痰泻浊。

【精神养生】痰湿质者性格温和稳重，善于忍耐，但懒动怕事，所以要培养积极向上的人生观，增加兴趣爱好，树立学习工作的目标，参加积极活泼的文体活动，适度改变沉稳的性格。

【起居养生】痰湿质者容易受梅雨季节或潮湿环境的影响而加重，生活、工作环境宜选择向阳干燥处，不宜在低洼阴冷湿冷之处；经常晒太阳或日光浴，可以驱散湿气，振奋阳气；合理作息，避免熬夜，保护肝脾，预防痰湿加重。

【饮食养生】饮食宜清淡，节制食量，忌食油腻肥甘。可进食一些健脾利湿的食物，如薏苡仁、山药、白扁豆、赤小豆、葱、姜、蒜、海藻、萝卜、冬瓜、鲫鱼等。少吃生涩、寒凉、黏腻、酸性的食物，如乌梅、雪梨、香蕉、西瓜、肥肉等。

【药物养生】脾主运化，是生痰之源。药物保健以健脾利湿化痰为主，常用药物有白术、苍术、茯苓、泽泻、防己、白扁豆、薏苡仁、砂仁、白芥子、陈皮等。代表方有参苓白术散、五苓散、三子养亲汤、防己黄芪汤等。忌服阴柔滋补类药物。

【经络养生】痰湿常因脾失运化而致，故经络养生以脾胃经及其腧穴为主，常用的有丰隆、阴陵泉、承山、太冲、列缺、地机、天枢、蠡沟等，日常施以点按推拿，以达健脾祛湿、化痰泻浊的功效。

【运动养生】此类人群体内常痰湿郁久，阳气不举，微出汗的户外运动可提升阳气，排逐湿邪，长期坚持可以改善痰湿体质。运动可选择一些易于坚持的有氧运动，如慢跑、游泳、八段锦、太极拳等，或适合的舞蹈和球类运动。

六、湿热质（F 型）

【体质表现】主要是湿热内蕴，以面垢油光、口苦、苔黄腻等湿热表现为主要特征。鼻部发亮，口干，嘴有异味，皮肤时痒，易生痔疮或疥疮，大便黏腻，小便黄赤，男性易阴囊潮湿，女性易带下增多，舌质偏红，脉滑数。情绪易心烦急躁。

【养生原则】疏利肝胆，清热利湿。

【精神养生】湿热质者容易急躁易怒，紧张焦虑，所以要注意修身养性，心无杂念，静养心神。要保证睡眠质量，必要时可练习瑜伽、气功，或舒缓优雅的舞蹈等。还可多听悠扬流畅的音乐。

【起居养生】湿热质者较难适应长夏季节湿气重或温度高的环境，故避免在炎热潮湿的环境下长期工作和生活；着衣宜宽松透气，多选棉麻、丝绸制品；起居有常，不要过劳熬夜。

【饮食养生】宜清淡素食，少食油甘肥腻、辛辣刺激之物，戒烟酒。可多食赤小豆、绿豆、苦瓜、芹菜、黄瓜、竹笋、海带、绿茶、花茶、兔肉、田螺等。少食生姜、辣椒、花椒、韭菜、羊肉、狗肉等。不宜食用银耳、阿胶、蜂蜜、燕窝、雪蛤等滋补之品。忌食烹炸烧烤类食物。

【药物养生】以清热利湿为主，常用药物有藿香、山栀子、石膏、龙胆草、茵陈、大黄、羌活、独活、地骨皮、苦参、车前草、淡竹叶等，代表方有龙胆泻肝汤、茵陈蒿汤、八正散、三仁汤、甘露消毒丹等。忌服温燥辛热、甜腻柔润、滋补厚味之品。

【经络养生】湿热质者经络养生以利胆排湿泄热为主，可选清热利湿功效的腧穴，如合谷、曲池、肺俞、八髎、阴陵泉、阳陵泉、支沟、太冲等，施以点按等手法，以刺激经气，疏通气血，将湿热瘀滞排出体外。

【运动养生】该类人群体内阳气过亢，内有蕴热，适宜做大幅度、高强度的体育活动，以舒展筋骨关节，排泄体内多余水分，如游泳、中长跑、爬山、球类运动、散打等。在盛夏暑湿较重的季节，应减少户外活动，运动后要及时补充水分。

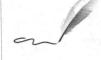
考点提示

九种体质的养生原则和调养方法。

七、血瘀质（G型）

【体质表现】血行不畅，以肤色晦暗、舌质紫暗等血瘀表现为主要特征。易有瘀斑，有刺痛感；易患痛经、闭经、血证、癥瘕，常有表情抑郁、呆板，面部肌肉不灵活，舌下络脉紫暗或增粗，脉涩。性格易烦，健忘。

【养生原则】行气活血，祛瘀通络。

【精神养生】养生必养心，心主神志，主行血，为五脏六腑之大主。《素问·举痛论》曰："喜则气和志达，荣卫通利，故气缓矣。"舒畅欢快的状态，能使气血调和，脉道通利，血液运行通畅，可减少血瘀的发生，因此培养乐观豁达的心态、保持心情的愉悦、保持血脉通利，对于瘀血体质者有一定的防治作用。

【起居养生】中医学认为，血得温则行，得寒则凝。因此血瘀质者注意不要冒寒受冷，秋冬季节注意保暖，适时增减衣物，穿衣适宜宽松，头发尽量蓬松，避免情志抑郁，不宜久坐不动，多进行户外活动，利于气血的流通。

【饮食养生】多食活血化瘀、软坚散结的食物，如黑豆、黄豆、胡萝卜、黑木耳、红糖等。凡性寒凉、温燥、油腻、涩滞的食物都应忌食，如乌梅、苦瓜、柿子、石榴、花生仁等。高脂肪、高胆固醇的食物也不可多食。慎食雪糕、冰淇淋、冷冻饮料等寒凉之品。

【药物养生】主要以行气活血、软坚散结等药物和方剂为主，常用药物有红花、当归、香附、益母草、桃仁、丹参、五加皮、川芎、地榆、续断、佛手、香橼、紫菜、山楂，代表方有血府逐瘀汤、复元活血汤、温经汤等。

【经络养生】此类人群的经络养生以活血通络为主，常用的腧穴有膈俞、血海、肝俞、膻中、委中、曲池等，通过保健按摩来激发经气，促进血液循环，气血得以通畅，瘀得疏，滞得行，从而达到行气活血、祛瘀通络的作用。

【运动养生】瘀血体质人群可进行适当的体育锻炼、沐浴阳光，吐故纳新，提高身体功能，促进血液循环。小强度的有氧运动可以有效预防与控制心血管疾病的发生，如五禽戏、易筋经、八段锦等，能有效改善血液循环，促进新陈代谢，稳定血压。

八、气郁质（H型）

【体质表现】气机郁滞，以神情抑郁、忧虑脆弱等气郁表现为主要特征。形体消瘦或偏胖，面色苍白或萎黄，急躁易怒，易于激动，或忧郁面貌，闷闷不乐，胸胁胀满，走窜疼痛，经常叹气，舌质淡红，苔白，脉弦。性格多内向，情绪不稳定，敏感多疑。

【养生原则】疏肝理气，解郁安神。

【精神养生】气郁质者尤其应注意调畅情志，避免抑郁。适当进行文娱活动，日常调理以疏肝理气为主。多听轻快柔和的音乐，多读积极、富有乐趣的、展现美好生活前景的书籍，以培养开朗、豁达的性格。

【起居养生】气郁质者一般都喜静，故所居之处宜安静、少喧哗，室内宜通风，装修明快亮丽。规律作息，按时就寝，不过度劳累，多到户外活动，多参加社会活动或文娱活动，以放松身心，和调气血。

【饮食养生】可少量饮酒以促进血液循环，提高情绪。多食具有疏肝理气功能的食物，如佛手、橙子、荞麦、萝卜、韭菜、茴香、黄花菜、海带、大蒜、薄荷、柚子、柑橘、玫瑰花、茉莉花、山楂等，平时可常饮菊花茶。

【药物养生】可服用疏肝理气的药物或方剂，常用药物有柴胡、山楂、川芎、陈皮、佛手、枳壳、青皮、香附、郁金、槟榔、玫瑰花、大麦、荞麦、合欢等，代表方有柴胡疏肝散、逍遥散、甘麦大枣汤等。

【经络养生】气机舒畅得益于肝的条达功能，故可选用足厥阴肝经及其腧穴为主，可沿足厥阴肝经循行路线进行经络拍打，每日1次，10次为1个疗程，也可按揉一些常用穴位，如太冲、悬钟、行间、肝俞、膈俞、后溪等。

【运动养生】气郁质者由于长期气机郁滞，故运动锻炼的目的以调节气机、舒畅情志为主。可以参加一些高强度的运动以宣泄，如登山、器械运动、打球、武术等。也可以参加一些休闲乐观的活动以平和心情，如下棋、瑜伽、气功、垂钓等。

九、特禀质（I型）

【体质表现】主要表现为先天禀赋不足，以生理缺陷、过敏反应等为主要特征。常见哮喘、咽痒、鼻塞、喷嚏、风团等；患遗传性疾病者有垂直遗传、先天性、家族性特征；患胎传性疾病者具有母体影响胎儿个体生长发育及相关疾病特征。

【养生原则】益气固表，养血消风。

【精神养生】特禀质者常因过敏反复发作，而出现悲观、消极、胆怯的性格，故此类人群应培养乐观积极的态度，做到精神愉悦，独立自主，自力更生，树立生活的信心，并且充分知晓自己的特禀质状态，掌握正确的应对措施。

【起居养生】特禀质者对环境适应力差，如过敏者对春季、冬季、花粉、气候、环境，甚至沙尘、雾霾、温度等适应力差，易导致过敏，或引发宿疾，所以特禀质者在起居生活中应尽量避免接触过敏原，致敏后要采取积极应对措施，注意自身卫生、家居环境整洁，勤晒衣被，尽可能地杜绝一切不利因素。

【饮食养生】特禀质者可食用性味平和的食物，如绿色、深色蔬菜，宜多吃补养肺气的食物，如红薯、山药、马铃薯、栗子、雪梨等。特禀质者对食物的敏感性因人而异，凡能诱发过敏的食物一律禁食，如香菇、西红柿、毛桃、西瓜、海鲜、香菜等。

【药物养生】特禀质者的表现一般无固定规律，可根据表现辨证用药，常用药物有黄芪、防风、白术、益母草、蝉蜕、当归、川芎、生地黄、牡丹皮、黄芩等，代表方有玉屏风散、消风散等。忌服致敏药物。

【经络养生】特禀质者常易发生胃肠道紊乱症状和皮肤过敏，故在经络养生中以手太阴肺经和手阳明大肠经为主，可以采用穴位按摩和艾条熏灸，也可沿经络循行路线进行拍打。可选取的穴位有迎香、尺泽、血海、风门、鱼际等。

【运动养生】特禀质者可通过运动加强气血运行，增进免疫力，改善过敏体质。运动方式可选择瑜伽、气功、健身操等，坚持体育锻炼，多晒太阳，持之以恒。过敏体质人群在锻炼时如出现气喘、咳嗽等现象时，应及时停止运动。

综上所述，体质有九种之分，中医养生应根据人体体质的不同而采取相应的方法，体现了因人制宜、辨证论治的中医思想，具有深刻的理论内涵和外延。体质养生拓展了中医养生的思维方式，为临床应用提供了坚实的理论基础和现实价值。

本章小结

1. 体质及体质的要素 体质指在个体生命过程中，在先天禀赋和后天获得的基础上表现出的形态结构、生理功能和心理状态方面综合的、相对稳定的固有特性。体质构成的三要素：形态结构差异性、生理功能差异性、心理特征差异性。

2. 体质的生理学基础 脏腑的形态和功能特点是构成并决定体质差异最根本的因素；精气血津液是决定体质特征的重要物质基础；经络是联系沟通协调脏腑功能的结构基础。

3. 体质分类及养生 我国人群体质分为平和质、气虚质、阳虚质、阴虚质、痰湿质、湿热质、血瘀质、气郁质、特禀质等九类。根据这九种不同体质人群采取精神、起居、饮食、药物、经络和运动等养生方法进行调养，以纠正偏颇体质，恢复其阴阳协调之平和质。

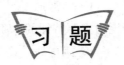

习 题

一、选择题

1. 嗜食肥甘厚味，易形成

    A. 气虚质   B. 痰湿质   C. 阳虚质

    D. 气郁质   E. 湿热质

2. 具有亢奋、偏热、多动等特征的体质为

    A. 平和质   B. 阴虚质   C. 阳虚质

    D. 气郁质   E. 痰湿质

3. 具有抑制、偏寒、多静等特征的体质为

    A. 平和质   B. 阴虚质   C. 阳虚质

   D. 气郁质   E. 痰湿质

4. 多食生冷寒凉，易形成
   A. 特禀质   B. 痰湿质   C. 气虚质
   D. 阳虚质   E. 气郁质

5. 平和质者的养生原则为
   A. 调养气血，协调阴阳   B. 补脾益气，养肾固元
   C. 补肾助阳，益火之源   D. 益气固表，养血消风
   E. 行气活血，祛瘀通络

6. 特禀质者的养生原则为
   A. 调养气血，协调阴阳   B. 补脾益气，养肾固元
   C. 补肾助阳，益火之源   D. 益气固表，养血消风
   E. 行气活血，祛瘀通络

7. 血瘀质者的养生原则为
   A. 调养气血，协调阴阳   B. 补脾益气，养肾固元
   C. 补肾助阳，益火之源   D. 益气固表，养血消风
   E. 行气活血，祛瘀通络

8. 湿热质者的养生原则为
   A. 健脾祛湿，化痰泻浊   B. 补脾益气，养肾固元
   C. 疏利肝胆，清热利湿   D. 补肾助阳，益火之源
   E. 行气活血，祛瘀通络

9. 痰湿质者的养生原则为
   A. 健脾祛湿，化痰泻浊   B. 补脾益气，养肾固元
   C. 疏利肝胆，清热利湿   D. 补肾助阳，益火之源
   E. 行气活血，祛瘀通络

10. 以形体肥胖、腹部肥满、口黏苔腻等表现为主要特征的体质是
    A. 特禀质   B. 阴虚质   C. 阳虚质
    D. 气郁质   E. 痰湿质

11. 以肤色晦暗、舌质紫暗等表现为主要特征的体质是
    A. 痰湿质   B. 阴虚质   C. 血瘀质
    D. 气郁质   E. 气虚质

12. 以口燥咽干、手足心热等表现为主要特征的体质是
    A. 气虚质   B. 阳虚质   C. 阴虚质
    D. 气郁质   E. 痰湿质

13. 以疲乏、气短、自汗等表现为主要特征的体质是
    A. 气虚质   B. 阳虚质   C. 特禀质
    D. 气郁质   E. 湿热质

14. 性格偏温和、稳重，多善于忍耐，其体质多为
    A. 气虚质   B. 阳虚质   C. 特禀质
    D. 气郁质   E. 痰湿质

15. 性格多内向，情绪不稳定，敏感多疑，其体质多为
  A. 气虚质   B. 阳虚质   C. 特禀质
  D. 气郁质   E. 痰湿质

16. 患者，男，36 岁。身体强壮，胖瘦适中，饮食无偏嗜，二便通调，面色红润，性格开朗随和，精力充沛，举动灵活，睡眠良好。属于
  A. 阳虚质   B. 阴虚质   C. 平和质
  D. 气虚质   E. 痰湿质

17. 患者，男，26 岁。形体偏胖，面部油光，口苦有异味，小便短赤，大便不爽，阴囊潮湿。属于
  A. 痰湿质   B. 湿热质   C. 血瘀质
  D. 阴虚质   E. 气郁质

18. 患者，女，29 岁。形体偏瘦，两颧潮红，口干咽燥，喜饮水，大便干燥，怕热不怕冷。属于
  A. 阴虚质   B. 阳虚质   C. 血瘀质
  D. 气郁质   E. 特禀质

19. 患者，女，34 岁。面色萎黄，常闷闷不乐，胸胁胀满，经常叹气。属于
  A. 阴虚质   B. 阳虚质   C. 血瘀质
  D. 气郁质   E. 特禀质

20. 患者，男，47 岁。常感腰膝背后发冷，喜多穿衣，恶冷，食冷后易腹泻，喜饮热水，喜蜷卧。属于
  A. 气郁质   B. 阴虚质   C. 阳虚质
  D. 血瘀质   E. 特禀质

二、思考题

1. 宗某，女，36 岁。每逢天气变化急骤，即出现鼻塞，流涕，打喷嚏，咽喉干痒，甚至喘咳，接触花粉后皮肤瘙痒起疹，抓后留下划痕。舌淡，苔白，脉弱。
  要求：请辨识宗某属于何种体质？应选用什么养生方法调理？

2. 郝某，男，42 岁。体形偏瘦，皮肤干燥，常眼睛干涩，口燥咽干，面颊潮红，手足心热，易失眠，便秘。舌红少津，脉细数。
  要求：请辨识郝某属于何种体质？应选用什么养生方法调理？

（王 菁）   扫码"练一练"

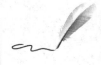

第十四章 雅趣养生

学习目标

1. **掌握** 琴、棋、书、画四雅趣的养生措施。
2. **熟悉** 雅趣养生的分类、作用及原理。
3. **了解** 雅趣养生的注意事项。
4. 学会雅趣养生的养生措施，具备指导大众进行雅趣养生的能力。
5. 具有使用雅趣养生"治未病"，维护大众健康的理念。

故事点睛

旁白：宋·欧阳修因为遭受政治打击，郁愤难抒，患了忧劳之疾，久治不愈。后来跟着友人孙道滋习琴而愈。欧阳修记述音乐疗疾的体会："予尝有幽忧之疾，退而闲居，不能治也。既而学琴于友人孙道滋，受宫音数引，久而乐之，不知其疾之在体也。"不知不觉地在弹琴中除去了幽忧之疾。悠扬的琴韵竟然有如此效验的心身康复作用。

人物：由 1 名学生即兴扮演欧阳修。

请问：

1. 欧阳修通过何法治愈了忧劳之疾？
2. "悠扬的琴韵竟然有如此效验的心身康复作用"，为什么？
3. 音乐畅怀有哪些养生措施？

雅趣，指风雅的意趣，又指情趣高雅的娱乐活动。雅趣养生又称娱乐养生，是指通过轻松愉快、活泼多样的活动，在美好的生活气氛和高雅的情趣中，使人们舒畅情志，怡养心神，增加智慧，活动筋骨，调理气血，增强体质，寓养生于娱乐之中，从而达到养神健形、益寿延年的目的。

第一节 雅趣与养生

用于养生的各种雅趣，内容健康，情趣高雅，生动活泼，通过培养自身高雅的情趣来颐养身心，如琴、棋、书、画，古代称之为"四雅趣"。雅趣还包括花木鸟鱼、旅游观光、艺术欣赏等，凡轻松愉快、情趣雅致的活动，在日常生活的氛围中，给人以美的享受，能让人赏心悦目，颐养神情，达到既可调养心神，又能活动筋骨目的的养生方法均属于雅趣养生。

一、雅趣养生的作用

1. 寓养于乐，身心兼养 雅趣养生将养生与娱乐有机结合，在轻松愉快的环境和气氛中，能让人情志畅达，使百脉疏通，气血调和，在美好的生活气氛和高雅的情趣之中，使人益智养心，增加智慧，活动筋骨，锻炼身体，增强体质，寓养于乐，养乐结合，故有身心兼养的作用。

2. 动静结合，刚柔相济 雅趣养生形式多种多样，动静不拘，可动静结合，刚柔相济。通常认为早上适合动，晚上适合静。早上天地气机处于升发，人应顺应天地气势，随着太阳的升起，顺着同样的频率和波段走，晚上太阳落山，阳气也收敛。动是抒发的，静是收敛的，故雅趣养生有动静结合、刚柔相济的作用。

3. 调和气血，益寿延年 雅趣养生多来源于人们的日常生活，具有浓厚的生活气息。以这种养生方法调节和丰富业余生活，人们喜闻乐见，能够陶冶情操，调畅情志，怡养心神。其中不少的雅趣养生方法，还可以锻炼形体，调畅人体脏腑的气机，促进肢体气血的运行，故而有益寿延年的作用。

二、雅趣养生的原则

不同的雅趣适合于不同的人群，不同的人群也可以选择不同的雅趣方法进行养生。雅趣养生应遵循如下的基本原则。

1. 因人制宜 娱乐养生的活动主要在日常生活中，必须因人而异，科学合理地运用，才能起到良好作用。根据不同的年龄、职业、生活环境、文化修养、性格、气质选择合适的娱乐形式，才能达到预期的效果。

2. 愉悦心情 开展各项雅趣活动，均需以保持轻松愉快的心情为要，只有身心放松，脏腑功能协调，抵抗力增强，才不容易生病，生活质量也能提高。俗话说："心态决定一切。"心情愉悦，可以激发积极乐观的心境，使内心充满正能量，缓解工作生活带来的压力，有利于把工作做得更好，把事情安排得更加合理，使人际关系更加和谐，且能保持良好记忆力，防止老年痴呆，预防衰老。

3. 和谐适度 凡事都有度，如何做到"中庸"，对于雅趣养生也是必不可少。若娱乐太过，则会影响健康，如《素问·上古天真论》曰："勿快其心，逆于生乐。"背离养生之道的娱乐行为，对身体健康无益，因此不可过度沉迷。雅趣养生强调这些娱乐活动既要有"趣"的环节，还必须要有"雅"的取向。仅拘泥于"乐"，一旦过了头，不仅不是"养"生，还可能是"害"生。故从事各种娱乐活动，必须掌握"养"和"害"之间的度。

第二节 雅趣养生的方法

雅趣养生的方法很多，包括音乐畅怀、书画怡情、诵读养性、对弈益智、旅游健体、垂钓宁神、花鸟悦心等内容，具体如下。

一、音乐畅怀

音乐畅怀是指人们聆听音乐，在相应的音乐环境中，使人的精神状态、脏腑功能、阴阳气血等内环境得到改善，达到调养身心、保持健康的养生方法。

琴居四雅之首，是各种美妙乐声奔流飘逸出来的工具，这说明在修身养性方面，音乐最有力量。一曲活泼欢快的乐曲能使人振奋精神，激发情趣；一首优美雅静的乐曲能让人畅志抒怀，安定情绪；而一曲悲哀低沉的音乐却能催人泪下，触动伤感。所以音乐可用来调节心理上的不平衡状态，对于人的心理具有重要的养生意义。

扫码"看一看"

（一）养生原理

1. 平衡阴阳，延年益寿　美好的乐曲不仅丰富了人们的精神生活，还能增进健康，防治疾病，使人延年益寿。《史记·乐书》曰："故音乐者，所以动荡血脉，通流精神而和正心也。"音乐指挥家在指挥乐队或个人演奏过程中，不仅身体得到了锻炼，而且心灵也时时受优美乐曲的熏陶，使身心两方面享受一种高尚的自我满足。心理学家鲍达列夫说："音乐以不可思议的形式激发人们的精神和体力。"指出了音乐能够养生的原因所在。

2. 抒发情感，调节情志　音乐用其特殊的语言形式，满足了人们宣泄情绪、表达愿望的需求，而情感的适当抒发对人的健康十分有利。音乐不仅可以表达情感，还能通过其优美旋律的起伏和节奏的强弱调节人的情志，令人消愁解闷，心绪安宁，胸襟开阔，乐观豁达。正如音乐家冼星海所说："音乐，是人生最大的快乐；音乐，是生活中的一股清泉；音乐，是陶冶性情的熔炉。"

3. 调和血脉，怡养五脏　音乐通过调节情志，使人欢悦，故而令周身脉道通畅，气血调达。中医学认为，五音阶中的角、徵、宫、商、羽五音分别与五脏相关，有不同的调节作用。角音调畅平和，善消忧郁；徵音抑扬激越，通调血脉；宫音悠扬谐和，助脾健运；商音铿锵肃劲，善制躁怒；羽音柔和透彻，启迪心灵。说明音乐确能起到调和气血、协调五脏功能的作用。

4. 动形健身，身心愉悦　音乐不仅可以通过听赏而令人心情舒畅，气血和调，演奏不同的乐器或伴随优美的乐曲而翩翩起舞，可使人动形健身。吹、拉、弹、拨各种不同的乐器，可以心、手并用，既舒发情感，也活动肢体，手指的活动还可以健脑益智。在音乐旋律的中，轻歌曼舞使人情动形动，从而达到动形健身的目的。

5. 舒畅情志，调节呼吸　音乐产生的美感可以调节人的喜、怒、忧、思、悲、恐、惊等情志的变化，进而可以改变人的情绪，使人产生愉悦。人们在欣赏音乐时，往往精神专注，身心放松，有利于呼吸功能的调节，增加肺活量，进而使气血通畅，而到达呼吸、脉搏、血压、新陈代谢等的和谐。

> **考点提示**
> 音乐畅怀的原理和措施。

（二）养生措施

1. 徵音养心　徵音风格欢快，轻松活泼，像火一样升腾，具有炎上的特性。徵调入心，对心血管的功能具有促进作用，对血脉瘀阻的各种心血管疾病疗效显著。心为五脏六腑之主，精神之所舍。如果生活和工作压力大、睡眠减少以及运动过少等不良因素长期作用，就会伤害心气，很容易引起心慌、胸闷、胸痛、烦躁等症状。徵音多活泼轻松，代表曲如《紫竹调》《步步高》《狂欢》《解放军进行曲》，具有拍打的快感，对调理心脏功能有较好效果。心气不足者，宜选用徵音如《喜相逢》《百鸟朝凤》《喜洋洋》等。

2. 角音养肝　角音乐曲悠扬，生机勃勃，象征春天万木皆绿，角音入肝，对诸如胁肋疼痛、胸闷、脘腹不适等肝郁不舒诸症作用尤佳。如果长期被一些烦恼的事情所困扰，会逐渐引起肝气郁结，产生抑郁、易怒、乳房胀痛、口苦、痛经、眼部干涩、胆小等症。角音多亲切爽朗，代表曲如《胡笳十八拍》《江南好》《春风得意》《江南竹丝乐》，具有疏通经络、调和气血之效，与拔罐的功效似有异曲同工之妙。欣赏该曲，有利于平调旺盛的肝气，起到疏理肝气的作用。肝气郁结、怒伤肝等肝胆疾病患者，应该选择角音如《草木青青》《绿叶迎风》《春天在哪里》等。

3. 宫音养脾　宫音风格主要是悠扬沉静、温厚庄重，给人以浓重厚实的感觉。根据五音通五脏的理论，宫音入脾，对脾胃系统作用比较明显，促进消化系统，滋补气血，旺盛食欲，同时能够安定情绪，稳定神经系统。脾胃为后天之本、气血生化之源。饮食不节、思虑过度等常损害脾胃之气，产生腹胀、便溏、口腔溃疡、肥胖、面黄、月经量少色淡、疲乏、内脏下垂等症。宫音悠扬沉静，代表曲如《十面埋伏》《春江花月夜》《月儿高》《月光奏响曲》，有平衡的感觉。在进餐期间或餐后1小时内欣赏这类乐曲，有助于调节脾胃功能。思伤脾致脾气虚脾胃不和者，可选宫音如《秋湖月夜》《鸟投林》等。

4. 商音养肺　商音风格铿锵有力，高亢悲壮，肃劲嘹亮。听商音可以增强机体抗御疾病的能力。商音入肺，可以加强呼吸系统的功能，改善肺之宣肃，益气固表。肺主气，司呼吸，主管人体气体交换，与环境直接相通。环境污染、空气质量下降，各种病邪容易袭肺，引起咳嗽、吐痰、鼻塞、气喘等症状。商音高亢悲壮，铿锵雄伟，代表曲如《阳春白雪》《第三交响曲》《悲怆》《嘎达梅林》，具有火灸的作用。在这类音乐旋律中，不断调理呼吸，能起到调补肺气、促进肺宣发肃降的作用。忧伤肺所致肺气虚、肺失宣降所致咳喘者，可选商音激发人的斗志，如《阳关三叠》《黄河大合唱》《保卫黄河》等。

5. 羽音养肾　羽音清幽柔和，哀婉，有如水之微澜。羽音入肾，故可以增强肾的功能，滋补肾精，有益于阴虚火旺，肾精亏损，心火亢盛而出现的各种症状，如耳鸣、失眠、多梦等。肾精有补髓生脑之功，故羽调式的音乐有益智健脑的作用。肾藏元阴元阳，是人体精气的储藏之所，当人体精气较长时间耗损，会产生面色晦暗、形寒肢冷、小便清长、腰酸膝软、性欲低下等表现。羽音清纯，如行云流水，可调理肾气，代表曲如《梅花三弄》《二泉映月》《汉宫秋月》《喜洋洋》，有按摩的享受。欣赏此类乐曲，可以促进补益肾中精气。肾气虚、肾不纳气所致的咳喘者，可选择羽音如《昭君怨》《塞上曲》《我爱你塞北的雪》等。

知 识 链 接

现代养生音乐

1. 催眠类　《二泉映月》《平湖秋月》《烛影摇红》《军港之夜》《杨翠花》《出水莲》《春思》《银河会》《仲夏夜之梦》等有安神催眠作用。

2. 镇静类　《塞上曲》《春江花月夜》《平沙落雁》《高山流水》《仙女牧羊》《西江月》《小桃红》等有安静平和作用。

3. 舒心类　《喜洋洋》《春天来了》《渔舟唱晚》《茉莉花》《悲痛圆舞曲》等有舒心解郁作用。

4. 消除疲劳类　《娱乐生平》《步步高》《狂欢》《彩云追月》《金蛇狂舞》等有缓解疲劳作用。

5. 激发灵感类　《广陵散》《平沙落雁》《渔樵问答》《帝舜楚辞》等有激发灵感作用。

6. 促进食欲类　《北国之春》《花好月圆》《欢乐舞曲》《飞花点翠》《河南筝歌》等有促进食欲、调节胃肠作用。

（三）注意事项

1. 择时选曲　欣赏音乐要根据不同时间有针对性地选择。如进餐时，听轻松活泼的乐曲能促进消化吸收；临睡前，听缓慢悠扬的乐曲有利于入睡；工间休息时，听欢乐、明快

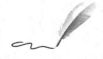

的乐曲有利于解除疲劳等。

2. 因人选乐 老年人、体弱者、心脏病患者，宜选择慢节奏的乐曲；年轻人宜选择强节奏的乐曲。无论民族乐、管弦乐，还是地方戏曲，均应根据个人爱好选择音乐。练习、演奏乐曲，要在心闲气静之时，方能达到养生健身的目的。情绪波动，忧伤恼怒之时，以暂不弹奏为佳。

二、书画怡情

书指书法，画指绘画。书画是一种以静为主的、静中有动的活动。书画，外讲究指、腕、肘、臂的协调动作；内则讲究运气，不仅要画笔走而调呼吸，更需以心意引导，已近于气功，所以是一种有助于气血流通、经络循行的锻炼方式。书画可自己动手，或习字或作画，也可融学习、健身及艺术欣赏于一体。书画欣赏是指对古今名家的书画碑帖艺术珍品的欣赏，在艺术美的享受中，达到养生健身的目的。

（一）养生原理

1. 调养血气，疏通经脉 宋代陆游有"一笑玩笔砚，病体为之轻"之名句。写字作画必须集中精力，心正气和，灵活自若地运用手、腕、肘、臂，从而调动全身的气和力。这样，很自然地通融全身血气，使五脏和谐，百脉疏通，体内各部分功能得到调整，让大脑神经兴奋和抑制得到平衡，促进血液循环和新陈代谢，精力自然旺盛。

2. 凝神静志，思想娴静 作画习书必须用意念控制手中之笔，"用心不杂，乃是入神要路"。绝虑凝神，志趣高雅，便能以"静"制"动"。这样，书画活动可以静心宁神，使人消除紧张，遇事沉着，让心理达到平衡。

3. 陶冶情操，提升素养 书画创作是一个培养高尚情操的理想行为，在书画创作中体现出来的高尚道德情操，古人称之为"书卷气"。这种书卷气又使书画娱乐的境界得以提高，从而增强了书画养生中的智慧含量和解郁力量。

4. 防病治病，意守丹田 书画也是一种防病、治病的手段。在心理方面，楷书能除烦，隶书使人恬静，行草使人激情，故称书法是纸上进行的气功和太极拳。写字要求凝神静虑，集中精力，心平气和，意沉丹田，气运形体，灵活自如地运动手、腕、臂以至全身，正所谓"以通身之气之功之力而用之"，使体内各部功能得到柔和调整，促进血液循环和新陈代谢。

（二）养生措施

1. 动作规范，形神兼养 习书作画要有正确的姿势。头部端正，两肩平齐，胸张背直，两脚平放，这样才能提全身之力，使全身松紧有度，在练习书画时养成良好的习惯，也才不至于太疲倦。古人就有"肩欲其平""身欲其正""两手如抱婴儿""两足如踏马镫"的严格要求。

2. 练习规律，持之以恒 书画有规律性，"功到自然成"，不可操之过急，作为一种养生方法来习字绘画，要有规律地进行，坚持经常练习。最好是有一个时间表来规定从事这一艺术活动，只有持之以恒，才能达到提高书画技艺、养生延年的功效。

3. 排除杂念，领略意境 书画要意境美，作书绘画必须要有平静的心态，烦躁激动都难以入静，起不到养生的效果。习书时心要完全静下来，排除

考点提示
书画怡情的原理、措施、注意事项。

196

一切杂念，思想高度集中。中国书画都特别注重追求意、气、神，意指意境，气指气势，神指神韵。既要求书画时要静息凝神，精神专注，也要求全神贯注于笔端，令作品体现出自身的气势和神韵。

（三）注意事项

1. 工欲善其事，必先利其器　工具对写字绘画有一定的影响，书画前首先要选择书写工具，无论是钢笔还是圆珠笔等应以书画流畅、线条粗细均匀为好。

2. 握笔姿势，舒服为宜　书画对于握笔姿势没有严格的要求，有人用三指握笔，有人用四指握笔，完全以自己握笔是否舒服为准则，但是要注意做到"指实掌虚"。

3. 书画构思，练习得法　开始书画时，应该先心中了了，下笔要认真，起笔、行笔、收笔都要认真考究，先从简单的字开始练习，练习一段时间后再练习难度大的作品，要心中有数。

4. 坐姿端正，心态良好　书画时坐姿也很重要，身体要端正，心态要好。要心平气和、内心平静，具有心若冰清、天塌不惊的修为，还要善始善终，不能心浮气躁，敷衍了事，写字时要一丝不苟，不可以偷懒。若情绪不良，不必勉强。劳累之时或病后体虚者，不必强打精神，本已气虚，再耗气伤身，会加重身体负担，不易恢复。

三、诵读养性

诵读，指朗诵与阅读。诵读养生是指以读鉴诵唱为主要方式的养生方法，包括诵读诗文、吟诵歌赋、品鉴书画、读书等。诵读不仅要求诵读者声音洪亮，疾徐有致，还要眼到、口到、耳到、心到，全身心地投入，从诵读中体会节奏感，品味作品的情趣和神韵。

（一）养生原理

1. 养性怡神　诵读养生可以丰富知识，增长智慧，涵养德行，陶冶情操，优化生活，归根到底在于养性。无论是诗词、书画，还是散文、小说，其深远的意境、优雅的情趣、激扬文字的精神、精深的哲理，都能使人沉醉。"腹有诗书气自华，胸藏文墨虚若谷"，其实这种"气自华"和"虚若谷"就是一种优雅的精神气质，能使人不断提高自身的修养。

2. 激励心智　读书能激励心智。健康的身体需要有健康的心态、良好的心理素质。养成良好的心理素质，很重要的途径就是诵读欣赏古往今来各种优秀的文化成果，使人在心理上获得不同感受，形成一种良好的精神境界，怡养心神。

3. 调整情绪　读书能调整情绪。春秋时期的政治家管仲就曾说过："止怒莫若诗，去忧莫若乐。"清代学者钟菱说："忧愁非书不释，忿怒非书不解。"一书在手，受苦而不悲，受挫而不馁，受宠而不惊，如闲云野鹤，能保持一种雍容恬雅、潇洒达观的境界。

4. 延缓衰老　读书可延缓衰老。中国古代养生家认为，书卷乃养生第一妙物。人的衰老，首先是脑的衰老。大脑用则进，不用则退。读书最有益于预防老年性痴呆，相当于大脑在做体操，可使脑功能得到锻炼，只有大脑功能健全，人才可以延年益寿。

国外曾有一项研究，挑选了20世纪以来欧美伟人400名，分析比较其寿数，结果是读书人居首，平均75岁。我国也有人对秦汉以来的1万名读书人的寿命进行过统计分析，他们的平均寿命远远超过其他行业人的平均寿命。

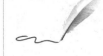

（二）养生措施

1. 声情并茂，乐而忘忧　诵读时，读者在自我欣赏自己声音的同时，久而久之，有利于诵者形象思维能力的自我培养。诵读每篇文章、书籍可以让人感受到"诗"一般的美，体会作者美的灵感，而大声读，可以将这种美还原，有利于"诗性美"的再现。

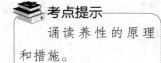考点提示

　　诵读养性的原理和措施。

2. 名篇名画，赏心悦目　诵读内容需要选择，正所谓"有益身心书常读"。应有计划地购置积累，培养自己读书赏画的兴趣爱好。有益身心的书画应当是多种多样的，不仅仅局限于一种一类，可以是书法、名画、名著、诗词等，从不同的艺术角度品味，从而有益于养生。

3. 领会精髓，懂得赏析　书法的秀美飘逸、雄浑豪迈，需要细细欣赏；诗词的激扬豪壮、凄婉缠绵，需要慢慢咀嚼；文章的潇洒激越，需要反复领会。读书品画，不能如过眼云烟，一部好的作品需要仔细品味，反复吟咏，甚至熟读成诵，铭记于心，真正领会到作品的精彩，才能读出兴趣，吸取到营养，达到养生的目的。

4. 勤奋学习，汲取营养　书画欣赏是一种高雅的情趣，并不是所有人都有这样的爱好，大多需要自我培养，持之以恒，才能增强诵读欣赏的能力，成为养生的途径。特别是老年人，离开工作岗位，赋闲在家，多半在生活上静多动少，用读书来填补这一空缺，养成一种勤读书、善品鉴、会欣赏的习惯，对老年性的生理退化如老年性痴呆等，都是很好的养生保健方法。

知识链接

诵读作品鉴赏

　　中华优秀传统文化是中华民族的魂，是中华民族的根。国学经典中蕴含着许多关于做人、做事、从政的道理，以及关于理想、志向、气概、胸襟、正气、修身等哲理，其分类如下：①古典诗文类：唐诗、宋词、元曲、明清美文等，如李白的《望庐山瀑布》、岳飞的《满江红》等；②古今贤文类：如《三字经》《增广贤文》《弟子规》《诗经》《论语》《孟子》《老子》《庄子》等；③现代类：如《春》《海燕》《再别康桥》《致橡树》《大堰河我的保姆》《荷塘月色》《热爱生命》《相信未来》《我希望》《面朝大海，春暖花开》等。

（三）注意事项

1. 培养兴趣，学会欣赏　兴趣好比船桨，带着你驶向远方；兴趣好比羽翼，领着你翱翔天际。对诗词书画、妙文博论的爱好和欣赏并不仅仅是读书人的专利，要意识到欣赏诵读具有养生的良好效果，而不是闲来无事的浏览，要选择一些优秀的文化成果，品味其中的情趣，养成品鉴阅读的习惯，从而达到养生的目的。

2. 内容丰富，涉猎面广　要选择广泛的诵读内容，不要仅仅局限于通俗流行的小说故事，应该根据养生的要求选择，如唐诗宋词、书法画卷、散文哲学等，古今中外各种优秀文化作品都可根据自身的条件纳入养生诵读的范围，以利于广泛获取营养。

3. 坚持诵读，养成习惯　要养成良好的诵读习惯，如制定一个适合自身的诵读时间表，并持之以恒；也可以坚持每天阅读一页书，不要有任何负担，从而形成一种良好的习惯。

4. 把握时间，劳逸有度　饭后先活动一会儿再开始诵读，使气血流通，不可饭后立即伏案读书，否则会影响消化功能；不宜长时间坐着不动，要注意调节肢体活动，如极目远眺，伸腰蹬腿，听听音乐，或者更换另一种养生方法；注意保持良好的体位，躺在床上、蹲在马桶上均不宜长时间阅读，容易阻滞气血流行。

四、对弈益智

对弈即下棋。对弈养生是指人们在对弈的过程中，享受对弈的乐趣，使人的精神情绪专一宁静，从而使脏腑功能、阴阳气血等内环境得到改善，达到调养身心、保持健康的养生方法。

（一）养生原理

1. 健脑益智　棋是一种千变万化、奥妙无穷的文娱活动。下棋是一种积极的脑力活动，棋盘上瞬息万变的形势，要求对弈者全力以赴，开动脑筋，以适应不同的棋局变幻。两军对垒，行兵布阵，是智力的角逐，也是思维的较量。经常下棋，能锻炼思维，保持智力聪慧不衰，特别是中老年人，经常对弈可以保持活跃的脑神经活动，防止老年性痴呆。

2. 吐纳调息　对弈不仅是智力竞赛，更是有利身心、延年益寿的娱乐活动，是一种良好的养生之道。对弈需要精神专一，凝神静气，意守棋局，全神贯注，消除杂念，谋定而动。当一招制胜，则心中得意；一着失误，则牵动全局，紧张分析，专意谋略，心潮一起一伏，可起到气功练习中的调息、吐纳作用，从而有益于健康，培养良好的性情。

3. 增进交流　与棋友会棋，切磋技艺，能增进朋友之间的往来，特别是中老年人，下棋作为一种活动，还可使人精神愉快，有所寄托，身心舒畅。对弈时，棋友之间谈笑风生，乐在棋中，客观上起着调节心情的作用，故有"善弈者长寿"之说。

（二）养生措施

1. 择地对弈，身心舒适　一盘棋的胜负，往往难以在短时间内决出，对弈双方会较长时间处在一种环境中，因而要选择良好的环境，使身心舒适。一般来说，可选择在棋室或家中对弈，这样能方便地获取茶水、点心，增加对弈舒适度。若在户外对弈，夏天可在树荫之下，凉爽而不受暴晒；春秋季节宜选择风小之时，避风、避寒而弈；冬天应避免在户外对弈。

2. 选择对手，旗鼓相当　对弈中的恬淡、豁达、风雅、机智和军事、哲学、诗词、艺术共聚一堂。下棋既是一种雅趣，也是一个学习提高的过程，因此与水平相当或稍高的棋友下棋，能更好地提高自身的棋艺。若总是与水平低的棋友下棋，胜利得来太易，对弈的热情反而会很快消退。

3. 开发智力，增智健脑　进行棋类运动往往需要储存记忆棋谱和复盘，久而久之，可以锻炼记忆力。对弈可以振奋人的精神，陶冶人的情操，使人头脑清晰，聪明灵巧，有增智健脑的功效。

4. 适时活动，气血流通　在对弈过程中，双方往往都会长时间处在一种姿势，直至棋局结束，这样不利于周身气血的流通，尤其对于深蹲或坐低凳对弈的人，骤然站起会引起

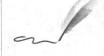

体位性低血压，老年人甚至会因此而危及生命。同时，长时间坐位会使下肢静脉血液回流不畅，出现下肢麻木、疼痛等症。因此，对弈期间，可在等待对方落子的间隙起身稍作活动，适当地站立或伸腿，活动颈、肩、腰、背，以促进气血循环。

（三）注意事项

1. 聚精会神，因时制宜 下棋时，需要集中注意力思考计算和周旋，有利于锻炼专注力，培养全面思考问题的能力。饭后适当休息，有利于食物消化吸收，因而不宜饭后立即面对棋局，否则会使大脑紧张，减少消化道供血，导致消化不良和肠胃病。更不要挑灯夜战，老年人生理功能减退，若夜间休息减少，则抵抗力会下降，容易发生疾病。

2. 输赢坦然，笑对得失 要有一笑对输赢的宽阔胸怀，培养良好的个性。对弈者常说："胜败乃兵家常事。"这种态度有利于我们面对生活中的挫折，拥有比常人更高的逆商（AQ）。两军对垒，总会有输有赢，不要因为棋局的输赢而过分激动或争强好胜，过度激动对老年人十分有害，往往可诱发中风、心绞痛等。

五、旅游健体

旅游健体是指通过长距离旅游、远足郊游，以观赏风景、游乐嬉戏的方式，舒缓心情、缓解压力、恢复精力、愉悦心境的养生方法。历代养生家多提倡远足郊游，而道家、佛家的庵、观、寺、庙也多建立在环山抱水、风景优美之处，以得山水之清气，修身养性。旅游不仅可以一览大好河山之壮丽景色，而且还能借以舒展情怀，心胸开阔，锻炼身体，增长见识，是一种有益于身心调养的活动。

（一）养生原理

1. 领略自然，神清气爽 当人们投身于大自然中，不禁让人耳目一新。呼吸大自然的新鲜空气能使人神清气爽，空气中含有丰富的负离子，清新的空气对人的健康很重要。乡村、山地空气中含负离子较多，海边、瀑布等地空气中负离子含量最多，因此经常去空气新鲜的地方游玩，对人的身体会有好处，既可预防疾病，保持身体健康，又能对某些疾病起到良好的康复治疗作用。

2. 陶冶性情，增长知识 当身处海边山顶瞭望自然风光时，不良情绪会立即化为乌有。了解不同的风土人情和不同的地理环境，既饱眼福，又广见闻。所以旅游不但可以陶冶性情，修身养性，还能开阔眼界，增长知识。我国有许多著名的旅游胜地，如西安、杭州、曲阜、敦煌等，均能使人在旅游的同时学到许多传统文化知识；若能去国外旅游，还能知晓许多异国情调的文化。

3. 跋山涉水，锻炼体魄 在远足跋山涉水之中，不仅观赏了大自然的奇妙风景，也活动了身体筋骨关节，锻炼了旅行者的体魄。国内外许多学者研究认为，运动脚趾像运动手指一样，有助于大脑健康，甚至有人认为脚掌为人体的"第二心脏"。脚趾活动的减少已成了腰痛等系列"文明病"的病因，因此要保持身体健康，就应多远足郊游。

4. 开阔眼界，精神享受 人类社会的进步，其本身就是一个征服未知的过程。好奇是人的本能，变未知为已知，到陌生的地方去旅行，开阔眼界，着眼整个世界，这对大部分人来说永远是一种向往，有着巨大的吸引力。只要条件具备，人们就会欣然踏出自己的生活环境，投身到大自然中去。

考点提示

旅游健体的原理、措施及注意事项。

（二）养生措施

1. 郊游为主，适当远游　旅游观光可适当选取较近郊游，以欢愉畅快心情、呼吸新鲜空气、缓解疲劳、消除压力为要，也可适当选取具有养生价值的他乡异国远游，领略世界各国风景。对于年老体弱者，应只求漫步消遣，不必求快求远，可缓步而行，时辍时行；对体胖者，旅行是减轻体重的一种好方法。

2. 野外为主，尽享自然　凡外出远足，如果不是因天气原因，都应以野外活动为主，室内仅仅为旅游时的休息场所。如果外出所玩的仍然是打牌等的室内活动，则是对环境和时间的浪费，应该充分享用野外大自然的清新空气。

3. 群体为主，结伴而行　旅游宜选择群体活动为主，大家结伴而行，既能沟通情感，相互交流，又可制造出更多的欢乐气氛。适宜的游伴有利于身心愉快，独自一人的旅游容易产生孤独感，不利于身心健康。

（三）注意事项

1. 择时出游　出游要考虑季节，春季春芽初萌，自然生发之气始生，逢春踏青便是一项有益活动；夏季天气炎热，暑热之气难耐，此时若去海滨或森林，则可避暑养气；秋季秋高气爽，是旅游的黄金季节，无论登山临水，还是游览古迹，均使人惬意；冬季雨雪偏多，一般不宜远游，但近处踏雪赏梅，看漫天飞絮，也颇有情趣。

2. 提前做功课　旅游前应提前了解景区的民俗文化及风土人情。如果对当地的风土人情、文化习俗不了解，往往会闹出笑话，甚至破坏旅游兴致。很多民族文化中的奥秘，只有深入其中，才能体会其绝妙。游风景名胜，从某种角度说，也是在看一部历史作品。提前做好功课，能深谙风景名胜的内在美，从而使旅游获得最佳的养生效果。

3. 注意安全　安全包括人、财、物等的安全。山高水长，地势险要，外出必须做好防护，以免发生不测。管理好随身物品，带好常用药物，以备不时之需。还要注意饮食卫生，防止胃肠系统疾病发生。不要接触易过敏的花草，以防引发他疾。

六、垂钓宁神

垂钓是指通过钓鱼为主的野外活动，以得到恬淡凝注、悠闲清爽心境的养生方法。尤其对久病康复、年老体弱者，垂钓是一种积极的修身养性、益智养神的好方法。

（一）养生原理

1. 气候适宜，沐浴阳光　垂钓最好选在天气暖和、气候宜人的时间进行。太热的天气容易中暑，且出汗太多对心脑血管患者不适宜。呼吸清新的空气，沐浴灿烂的阳光，舒缓的节奏令人心旷神怡。

2. 钓友合宜，增加交流　选择性情脾气相宜的钓友，既可相互照应，又可闲谈交流，有利于加深友谊。增加钓友之间沟通的欲望，可以增进人与人经验、情感的沟通交流，使他们对交流有希冀和期待，更愿意跟别人交流，久而久之就会养成与人交流的习惯。

3. 无问功利，贵在身心　垂钓情绪最好以悠闲娱乐、愉悦身心为主，收获大固然可喜，但是即使空手而回也无须失落，把垂钓的良好心境作为最大的成果。通过垂钓培养泰然处之的心态才是养生的要领。

4. 磨炼意志，豁达大度　钓鱼需耐心和细心，钓鱼不可性急，不求收获，但求意境。若一味追求钓到大鱼，反而会心浮气躁，不利于健康。应将钓鱼视为磨炼意志、克服急躁情绪的手段，培养稳重的性格。

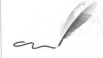

（二）养生措施

1. 动静结合，以静制动 钓鱼往往要远足水边，才能寻到垂钓的好地方。不论是步行，还是骑车前往，这本身就是一种身体锻炼，行至途中，预想着鱼儿上钩，此番情趣，使人周身轻松愉悦。钓鱼时守竿要有耐心，不可急功近利，要宁心静气，以静制动，耐住寂寞。

2. 远离污染，尽享宁静 垂钓前应全面了解湖泊水库、江河溪流等主要野钓水域的情况和特点。有些地区工业较发达，难免有环境污染，尽量避开环境污染的地方。另外，垂钓的环境多处于群山环抱、绿林深处或秀水清溪地，这种环境使人摆脱城市的喧闹及空气污染，令人安静，悠然自得。

3. 练意养神，形神兼练 垂钓时身体会极度放松，但思想必须集中。若思绪纷杂，即使有鱼也很难钓到。钓鱼时应脑、手、眼配合，静、意、动相助，眼、脑专注于浮标，形体虽静，而内气实动，这种动静结合，对提高视觉和头脑灵敏性均有好处。

（三）注意事项

1. 注意安全 不要选择在酷暑、严寒之时，或高山、陡峭等地进行垂钓，以免染病。风湿病患者不宜垂钓，因为近水可使病情加重，身体不适。风雨无常，烈日暴虐之时，身体须有承受能力，以防意外发生。同时，还要注意人身、财物、食品安全。

2. 时间适度 要注意把握适宜的时间，不可过长，不应太专注于此，更不要因未钓到鱼而垂头丧气，以免破坏了垂钓的良好初衷。适度的时间有利于保持旺盛的战斗力，从而达到锻炼身体、愉悦身心的目的。

3. 避免独行 唐代柳宗元的《江雪》曰："孤舟蓑笠翁，独钓寒江雪。"这固然是一道美丽风景，但孤身独处并不利于垂钓养生，最好多人结伴，与野游、野炊等活动结合，更为有趣。特别是中老年人，无论身体的意外，还是气候环境的突变，都需要相互关照。

七、花鸟悦心

花鸟悦心指通过培植花卉、驯养鸟兽宠物、养鱼等，达到愉悦身心的养生方法。自古以来，鲜花以其颜色、馨香、风采和风格，赢得了人们的喜爱，是有益于人们身心健康不可缺少的物质资源。

（一）养生原理

1. 调节情绪 现代人的生活、工作环境充满压力、竞争，也充斥着空气、食物、噪音的污染，很容易使人烦躁，情绪不稳定，影响正常的心理健康。回到家里侍弄花草或逗弄鸟儿，可使情绪平静下来，起到调节心境的养生作用。

2. 疏通气血 中医学认为，一种相对固定的姿势会影响气血流通，导致人体功能的障碍，如《素问·宣明五气篇》曰："久坐伤肉，久视伤血，久卧伤气，久立伤骨，久行伤筋。"观花赏鱼、逗弄笼鸟等，既可活动肢体，也可休养视力，转移脑力，使气血流畅，心神松弛。

3. 陶冶情操 体力劳动者于紧张劳作后，逗鸟赏花会使人心旷神怡，倦意全消。老弱孤寡者以鸟为伴，和宠物相依，可以排除孤独感。美丽的花草、可爱的小鸟，均会让人将烦恼忧愁抛之脑后，心生美好、善良、爱意，身心愉悦，健康长寿。

4. 增进健康 许多老年人喜欢养鸟，每天提着鸟笼散步，对双手、双臂、下肢以至全身，都是很好的运动，能促进全身的血液循环，使新陈代谢加快，恢复和增强老年人的心肺功能，祛病延年。

（二）养生措施

1. 闲散添乐　充分利用闲散时间，如有私家庭院者应当合理规划，选择种植一些花草树木，精心培植，利于欣赏；城市居民可在阳台、客厅、露台、屋顶等处，根据自己的兴趣爱好，或养鸟，或种花卉，使人感受其中的乐趣，愉悦身心。

2. 增加情趣　培养观赏逗弄兴趣，如花卉虫鱼，或猫狗宠物，人们应该把这些作为养生的方法，渐渐培养自己的兴趣，经常细心观赏，耐心侍弄，建立和它们的感情，发现它们的灵性。

3. 持之以恒　任何养生方法若半途而废，都起不到养生作用，只有长期坚持，才能深刻地体会到其养生乐趣和良好的养生效果。

（三）注意事项

1. 顾及家人，健康养宠　并不是所有人都适应猫狗鸟等宠物，如有人对它们的气味、羽毛过敏，则不宜在家庭中驯养。如家中有小孩子，则最好不要养大型宠物或鸟类，以防危害到孩子。

2. 讲究卫生，经常消毒　一方面要训导好宠物的卫生习惯，另一方面需注意预防宠物病症，及时清理打扫粪便、羽毛，经常进行消毒。

3. 爱护花草，遵循公德　爱护花草，人人有责。随意踩踏损坏花草树木，不但损害了植物的生长，也有损社会公德，这种不文明行为影响、损坏了小区及周边居民的良好生活环境。

4. 文明养宠，随时看护　由养宠物而产生的许多问题，与宠物主人的文明程度密切相关，也与整体养宠环境有关，社区要提倡和引导文明养宠，更要规范相关行为，用法律来引领养宠的标准。

本章小结

1. 雅趣养生　雅趣养生又称娱乐养生，是指通过轻松愉快、活泼多样的活动，达到养神健形、益寿延年的目的，包括音乐畅怀、书画怡情、诵读养性、对弈益智、旅游健体、垂钓宁神、花鸟悦心等内容。

2. 音乐畅怀　琴棋书画古称四雅。琴居四雅之首，是各种美妙悦耳动听乐声奔流飘逸而出的工具。音乐畅怀既可使人平衡阴阳，延年益寿，又可抒发情感，调畅情志，调和血脉，怡养五脏等。

3. 书画与诵读　书画怡情是指对古今名家的书画碑帖艺术珍品的欣赏，在艺术美的享受之中，达到养生健身的目的。诵读具有养性怡神、开发心智、调整情绪、延缓衰老的作用。

4. 对弈与旅游　在对弈的过程中，享受对弈的乐趣，精神情绪专一宁静，从而使脏腑功能、阴阳气血等内环境得到改善，达到调养身心、保持健康的目的。观光旅游可使人接触和感受大自然及人类社会这个大千世界的活动，不仅锻炼了身体，增强了体魄，而且开

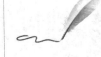

阔了眼界，丰富了知识。

5. 垂钓与花鸟 垂钓是一种休闲娱乐活动，利于身心健康，提高生活情趣，改善生理功能。通过种植花草、驯养鱼鸟等可愉悦身心，陶冶情操，提高身体素质，益寿延年。

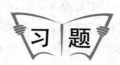

习 题

一、选择题

1. 下列哪项不是音乐欣赏的养生措施
   A. 徵音养心　　　　　　　B. 角音养肝　　　　　　C. 宫音养脾
   D. 商音养肺　　　　　　　E. 对弈益智

2. 下列哪项不是对弈益智的养生措施
   A. 择地对弈，身心舒适　　B. 选择对手，旗鼓相当
   C. 适时活动，气血流通　　D. 开发智力，增智健脑
   E. 陶冶情操，争当赢家

3. 下列哪项不是书画怡情的养生原理
   A. 调养气血，疏通经脉　　B. 凝神静志，思想娴静
   C. 讲究卫生，保持健康　　D. 陶冶情操，提升素养
   E. 防病治病，意守丹田

4. 下列哪项不是诵读养性的养生原理
   A. 养心怡神　　　　　　　B. 激励心智　　　　　　C. 调整情绪
   D. 培养兴趣　　　　　　　E. 延缓衰老

5. 下列除哪项外，都是诵读养性的注意事项
   A. 培养兴趣，学会欣赏　　B. 内容丰富，涉猎面广
   C. 坚持诵读，养成习惯　　D. 把握时间，劳逸有度
   E. 增进交流，吐纳调息

6. 垂钓宁神的养生原理不包括
   A. 气候适宜，沐浴阳光　　B. 无问功利，贵在身心
   C. 钓友合宜，增加交流　　D. 磨炼意志，豁达大度
   E. 劳逸有度，安全第一

7. 下列哪项不是垂钓养生的注意事项
   A. 得失心勿太重　　　　　B. 时间适度　　　　　　C. 避免独行
   D. 注意安全　　　　　　　E. 持之以恒

8. 下列哪项不是花鸟悦心的养生原理
   A. 调节情绪　　　　　　　B. 疏通气血　　　　　　C. 陶冶情操
   D. 动静结合　　　　　　　E. 增进健康

9. 下列哪项不属于花鸟悦心的养生措施
   A. 闲散添乐　　　　　　　B. 培养观赏逗弄　　　　C. 持之以恒
   D. 享受日光浴　　　　　　E. 增加情趣

10. 花鸟悦心不包括

    A. 培植花卉　　　　　　B. 驯养鸟兽宠物　　　　C. 登高爬山

    D. 养鱼　　　　　　　　E. 养乌龟

11. 旅游健体不包括

    A. 长距离旅游　　　　　B. 远足郊游　　　　　　C. 吟诗作画

    D. 观赏风景　　　　　　E. 游乐嬉戏

12. 下列哪项不是雅趣养生中旅游健体的原理

    A. 领略自然，神清气爽　　　　　B. 陶冶性情，增长知识

    C. 跋山涉水，锻炼体魄　　　　　D. 适当远游，动静结合

    E. 开阔眼界，精神享受

13. 下列哪项不是雅趣养生中旅游健体的注意事项

    A. 避免独行　　　　　　B. 郊游为主　　　　　　C. 保护身边财物

    D. 注意季节因素　　　　E. 注意人身安全

14. 下列除哪项外，均是雅趣养生的作用

    A. 寓养于乐　　　　　　B. 调和气血　　　　　　C. 身心兼养

    D. 防治疾病　　　　　　E. 动静结合

15. 下列哪项不属于旅游健体的养生方法

    A. 寺庙观光　　　　　　B. 郊游　　　　　　　　C. 焚香沐浴

    D. 国外旅行　　　　　　E. 徒步慢走

16. 五音能愉悦心情，排解忧愁，属于

    A. 音乐畅怀　　　　　　B. 花鸟悦心　　　　　　C. 诵读养性

    D. 书画怡情　　　　　　E. 垂钓宁神

17. 与朋友进行面对面智力角逐，思维较量，具有健脑益智、防止老年性痴呆作用的养生方法是

    A. 音乐畅怀　　　　　　B. 诵读养性　　　　　　C. 花鸟悦心

    D. 对弈益智　　　　　　E. 旅游健体

18. 王羲之在《笔势论》中把手、笔端、眼、心底的功夫综合为"十迟五急，十曲五直，十起五伏"。此案例属于下列哪种养生方法

    A. 音乐畅怀　　　　　　B. 对弈益智　　　　　　C. 书画怡情

    D. 诵读养性　　　　　　E. 垂钓宁神

19. 乐曲悠扬，生机勃勃，象征春天万木皆绿，能缓解胁肋胀痛、胸闷、脘腹不适等肝气不舒症状的音乐是

    A. 宫音　　　　　　　　B. 徵音　　　　　　　　C. 角音

    D. 商音　　　　　　　　E. 羽音

20. 下列除哪项外，均为诵读养性的养生措施

    A. 动静结合，刚柔相济　　　　　B. 勤奋学习，汲取营养

    C. 领会精髓，懂得赏析　　　　　D. 名篇名画，赏心悦目

    E. 声情并茂，乐而忘忧

二、思考题

1. 王某，女，56 岁，退休。精神抑郁，严重时痛不欲生，悲观绝望，度日如年，生不如死，心悸失眠，舌淡，脉细。因其年轻时喜欢唱歌，故朋友带着她一起学习唱歌，1 年后诸症缓解。

要求：请分析患者诸症缓解的原因？简述该养生方法的作用和措施。

2. 刘某，男，62 岁。退休赋闲家中，无所事事，加之孩子下岗，待业于家中，导致心情极差，舌尖红赤，口舌糜烂，反复发作，伴小便短赤，舌红苔黄，脉数。邻居得知，陪伴其外出垂钓，放松心情。经过半年时间，心情大改，诸症消除。

要求：请分析这是何种养生方法？其养生的原理是什么？

（胡大胜）

扫码"练一练"

第十五章　经络腧穴养生

扫码"学一学"

案例导入

　　张女士从小体质较弱，身材瘦小，婚后一直因贫血、月经紊乱而迟迟不能怀孕。盼子心切的她一天看到古装宫廷剧中主人公虽"体寒入骨"，但通过坚持穴位针刺及艾灸，最终成功怀孕这一情节后，立即来医院要求通过经络腧穴刺激方法来调理体质，为怀孕做准备。

请问：

1. 张女士的想法是否可行？为什么在体表刺激可调理内脏病变？
2. 针对张女士近况可以选择哪些养生调理的腧穴？

　　经络腧穴理论，是古人在长期的医疗实践中逐步总结形成的，是中医学的重要组成部分，几千年来一直指导着中医各科的临床实践与养生保健。经络分布全身内外上下，将人构成了有机整体，腧穴布散于经络之中，当刺激某些腧穴时便能按照经络循行调节相应内脏的功能。经络和腧穴是两个不可分割的整体，在养生保健中发挥重要的作用。

第一节　经　络

　　经络是人体运行气血，联络脏腑形体官窍，沟通上下内外的通道。经，有路径之意，指经脉，是经络系统的主干，多循行于组织的深部，有一定的循行路径。络，有网络之意，指络脉，是经脉的分支，多循行于组织的浅部，呈纵横交错状网罗全身。经络是经脉和络脉的总称。经络学说是研究人体经络系统的生理功能、病理变化及其与脏腑相互关系的学说，是中医理论的重要组成部分，也是针灸、推拿等学科的理论基础。

一、经络系统的组成

　　经络系统由经脉和络脉组成。经脉包括十二经脉、奇经八脉，以及附属于十二经脉的十二经别、十二经筋和十二皮部。络脉包括十五络脉和孙络、浮络等。（表15－1）

十二经脉又称为"十二正经"，即手、足三阴经和手、足三阳经，在体内属络于脏腑，在体表左右对称地分布于头面、躯干和四肢，纵贯全身，是经络系统的主体。

奇经八脉，即任脉、督脉、冲脉、带脉、阴跷脉、阳跷脉、阴维脉、阳维脉，具有统率、联络和调节十二经脉的作用。

十二经别，是从十二经脉分出的较大分支，分别起于四肢，循行于体腔内脏腑深部，上出于颈项浅部。其中，阳经之经别从本经别出循行体内后，仍回到本经；阴经之经别从本经别出循行于体内，与相表里的阳经相合，具有加强十二经脉中表里两经联系的作用。十二经别利用离、入、出、合的特点，可以通达某些正经未循行到的形体部位和器官，以补正经之不足。

十二经筋，是十二经脉之气结、聚、散、络于筋肉、关节的体系，其主要作用是连缀四肢百骸，主司关节运动，以保持人体正常的运动功能。

十二皮部，是十二经脉的功能活动在体表一定的皮肤部位的反映区，也是经络之气的散布所在，是机体卫外的屏障。

十五络脉，又称"十五别络"，是较大的络脉，即十二正经、任脉、督脉各别出一支，再加上脾之大络，共计十五支。十五络脉的主要功能是加强互为表里的两条经脉在体表的联系。络脉中，循行于浅表部位的称为"浮络"，最细小的分支称为"孙络"，它们遍布全身，难以计数，主要功能为输布气血以濡养全身组织。

表 15-1　经络系统简表

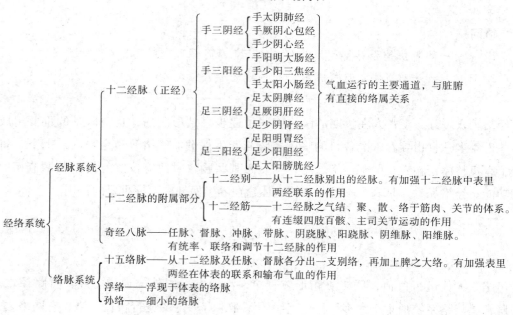

二、十二经脉

（一）十二经脉的命名

十二经脉的名称由手足、阴阳和脏腑三部分组成，命名分别依据该经脉循行于上肢或下肢、所联系内脏的阴阳属性以及所属的脏腑三个方面来确定的。循行于上肢的经脉，在经脉名称之前冠以"手"字；循行于下肢的经脉，在经脉名称之前冠以"足"字。循行于肢体内侧面的经脉为阴经，循行于肢体外侧面的经脉为阳经。一阴一阳衍化为三阴三阳，即肢体内侧面的前、中、后，分别称为太阴、厥阴、少阴；肢体外侧面的前、中、后分别称为阳明、少阳、太阳。在脏腑之中，脏为阴，腑为阳，故每一阴经分别隶属于一脏，每一阳经分别隶属于一腑，各经都以脏腑命名。

（二）十二经脉的表里关系

手足三阴经、三阳经，通过经别和别络互相沟通，组合成六对表里相合的关系，即手阳明大肠经与手太阴肺经互为表里，手少阳三焦经与手厥阴心包经互为表里，手太阳小肠经与手少阴心经互为表里，足阳明胃经与足太阴脾经互为表里，足少阳胆经与足厥阴肝经互为表里，足太阳膀胱经与足少阴肾经互为表里。在循行路线上，互为表里关系的两条经脉，分别循行于四肢内外两侧的相对位置，均在四肢末端交接。十二经脉的表里关系，不仅加强了互为表里两条经脉生理上的联系，且在病理上相互影响，治疗上相互为用。

（三）十二经脉的走向和交接规律

手三阴经从胸走手，交于手三阳经；手三阳经从手走头，交于足三阳经；足三阳经从头走足，交于足三阴经；足三阴经从足走腹、胸，交于手三阴经。

交接规律：相表里的阴经与阳经在四肢部交接；同名的手足阳经在头面部交接，故有"头为诸阳之会"之说；手足阴经在胸部交接。（图15-1）

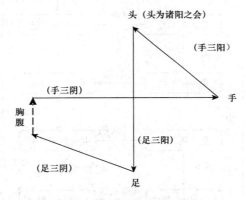

图15-1　十二经脉走向交接规律示意图

（四）十二经脉在体表的分布规律

十二经脉在体表左右对称地分布于头面、躯干和四肢部。

1. 头面部　手足阳明经循行于额面部；手足少阳经循行于头侧部；手足太阳经循行于面颊、头顶和头后部。

2. 躯干部　手三阳经循行于肩胛部；足三阳经中阳明经循行于前（胸腹面），太阳经循行于后（背）面，少阳经循行于侧面；手三阴经均从腋下走出；足三阴经均循行于腹面。循行于胸腹面的经脉，自内向外的顺序为足少阴经、足阳明经、足太阴经、足厥阴经。

3. 四肢部　阴经分布于四肢内侧面，其中太阴经分布于内侧面前缘，厥阴经分布于内侧面中线，少阴经分布于内侧面后缘；阳经分布于四肢外侧面，其中阳明经分布于外侧面前缘，少阳经分布于外侧面中线，太阳经分布于四肢外侧面后缘。（表15-2）

> **考点提示**
> 十二经脉的名称、走向交接规律、四肢部分布规律。

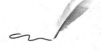

表 15 – 2　十二经脉名称分类表

	阴经（属脏）	阳经（属腑）	循行部位 （阴经循行于内侧面，阳经循行于外侧面）	
手	太阴肺经	阳明大肠经	上肢	前缘
	厥阴心包经	少阳三焦经		中线
	少阴心经	太阳小肠经		后缘
足	太阴脾经*	阳明胃经	下肢	前缘
	厥阴肝经*	少阳胆经		中线
	少阴肾经	太阳膀胱经		后缘

* 在内踝高点上 8 寸以下，肝经走在前缘，脾经走在中线，至内踝上 8 寸处两经交叉后，脾经在前缘，肝经在中线。

（五）十二经脉的流注次序

十二经脉中的气血运行是循环贯注的，即从手太阴肺经开始，依次传至足厥阴肝经，再传至手太阴肺经，循环贯注，周流不息。十二经脉之间由此连贯起来，构成"如环无端"的气血循环流注系统。（图 15 – 2）

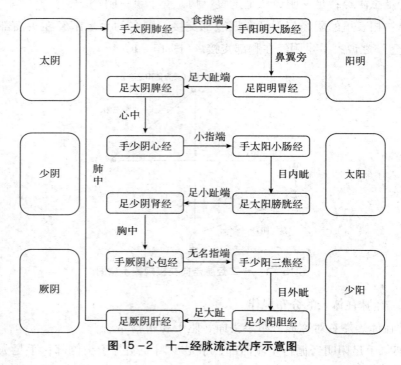

图 15 – 2　十二经脉流注次序示意图

三、奇经八脉

（一）奇经八脉的概念

奇经八脉是任脉、督脉、冲脉、带脉、阴跷脉、阳跷脉、阴维脉、阳维脉的总称。"奇"指"异"的意思，即奇特、奇异。它们与十二正经不同，既不直接隶属于脏腑，也无表里配合关系，且分布又不像十二经脉那样规律，而是纵横交叉于十二经脉之间，故称"奇经"，也称"别道奇行"的经脉。

（二）奇经八脉的主要循行部位和功能

奇经八脉中任、督、冲三脉均起于胞中，同出于会阴，而后分别循行于人体的前后正中线和腹部两侧，称为"一源三歧"。其中任脉总任一身阴经，称为"阴脉之海"；督脉总督一身阳经，称为"阳脉之海"；冲脉能调节十二经脉的气血，故称为"十二经之海"，亦称"血海"。

奇经八脉中的任脉和督脉，各有其所属的腧穴，故与十二经脉并称"十四经"。奇经八脉纵横交错地循行分布于十二经脉之间，加强十二经脉之间的联系，调节十二经脉气血。当十二经脉气血有余时，则蓄藏于奇经八脉；当十二经脉气血不足时，则由奇经"溢出"及时给予补充。（表15 – 3）

表15 – 3　奇经八脉的循行概况和主要功能

名称	循行概况	主要功能
任脉	胸腹部正中，上抵颏部	总任一身阴经，调节全身阴经经气为阴脉之海
督脉	腰背正中，上至头面	总督一身阳经，调节全身阳经经气为阳脉之海
冲脉	与足少阴肾经挟脐上行，环绕口唇，至目眶下，且与任脉、督脉、足阳明胃经等有联系	调节十二经脉的气血为十二经脉之海、血海
带脉	起于胁下，围腰一周，犹如束带	约束纵行躯干的诸条经脉，"诸脉皆属于带"
阴维脉	起于小腿内侧，沿腿股内侧上行，与六阴经相联系，至咽喉与任脉会合	调节六阴经经气
阳维脉	起于足跗外侧，沿股膝外侧上行，与六阳经相联系，至项后与督脉会合	调节六阳经经气
阴跷脉	起于足跟内侧，随足少阴肾经上行，至目内眦与阳跷脉会合	司眼睑开合，调节肢体运动
阳跷脉	起于足跟外侧，伴足太阳膀胱经上行，至目内眦与阴跷脉会合，沿足太阳经上额，于项后会于足少阳经	司眼睑开合，调节肢体运动

四、经络的生理功能及经络学说的应用

《灵枢·经脉》曰："经脉者，所以能决死生，处百病，调虚实，不可不通。"可见经络系统在人体生理功能、病理变化及诊断治疗、养生预防诸方面都发挥着重要作用。

（一）经络的生理功能

1. 联系脏腑，沟通内外　经络纵横交错，出表入里，通上达下，内达脏腑，外达肌腠，联系人体各个脏腑，沟通人体五脏六腑、四肢百骸、五官九窍、皮肉筋骨，使人体构成了一个有机整体。

2. 通行气血，营养全身　气血是人体生命活动的物质基础，经络是人体气血运行的通道，能使气血通达全身各组织脏器，使脏腑组织得以营养，筋骨得以濡润，关节得以通利，从而维持人体正常生理活动。

3. 传导感应，指导诊疗　经络系统对于针刺及其他某些刺激有感觉传递和通导作用，即体表感受病邪和各种刺激，可传导于脏腑；脏腑的生理功能失常，亦可反映于体表。如脏腑的生理功能失常，可在经络循行部位表现出压痛，或结节、条索等异常，而通过针刺等经络刺激可以调整脏腑功能恢复正常。

4. 平衡阴阳，调整虚实　经络能协调阴阳、抗御病邪、保卫机体，使人体功能活动保持相对的平衡状态。当人体发生疾病，出现阴阳失调时，可运用针灸等治法，激发经络的调节作用，通过补虚泻实，促使阴阳平复。

（二）经络学说的应用

经络学说广泛应用于临床，可用以说明人体的病理变化，亦可指导疾病的诊断、治疗

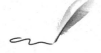

及养生保健。

1. 说明病理变化　正常情况下，人体脏腑之间的相互沟通、彼此联系，是通过经络的传导作用而实现的。但在疾病的情况下，经络也可以成为传注病邪的途径。外邪侵犯人体，常以经络为通道，从皮毛腠理向内传至五脏六腑。脏腑之间又因经络的沟通联系而使病变相互传变，如足厥阴肝经挟胃、注肺中，所以肝病可犯胃、肺；互为表里的两条经脉，更因相互络属于对方脏腑，而出现相表里的一脏一腑在病理上常相互影响，如心火可下移至小肠，大肠实热，腑气不通，可使肺气不利而出现喘咳、胸闷等。

2. 指导疾病诊断　经络是脏腑病变反映于外的途径，临床上可运用"以表知里"的思维方法诊察疾病。应用经络学说诊断疾病，主要体现在通过经络的循行部位，判断病位的经络脏腑所在，如心火上炎引起的舌尖赤痛，肝火上炎引起的两目红赤，肾虚可致耳聋、足跟痛等。又如头痛一症，如痛在前额，多与阳明经有关；如痛在两侧，多与少阳经有关；如痛在后头部及项部，多与太阳经有关；如痛在巅顶，多与厥阴经有关。另外，人体发生疾病时，常在体表的某些穴位或部位出现病理性反应，或表现为压痛，或呈现出结节状、条索状的反应物，或局部出现色泽变化等，也有助于疾病的诊断，如肺病患者常在肺俞穴出现结节或中府穴位有压痛，肠痈可在阑尾穴上出现压痛等。

3. 指导疾病治疗　经络学说广泛地指导临床各科的治疗，对针灸、推拿和药物治疗都具有指导意义。针灸与推拿治疗常采用循经取穴的方法治疗某一脏腑的病变，如胃病取胃经的足三里穴，肝病取肝经的期门穴等。耳针疗法、针刺麻醉等都是在经络理论的指导下创立和发展起来的。在药物治疗方面，以经络为基础，根据某些药物对某一脏腑经络具有特殊选择性作用，而产生的药物归经理论，对临床用药有很大的指导作用，如头痛的治疗，太阳经头痛者，可选用羌活；阳明经头痛者，可选用白芷；少阳经头痛者，可选用柴胡；厥阴经头痛者，可选用藁本等。这样，就可以针对病位，优选药物，以提高疗效。

4. 指导养生保健　临床可以通过调理经络达到调整脏腑、运行气血、协调阴阳、养生保健的目的。如常灸足三里穴，可以强身、防病、益寿；灸风门穴可以预防感冒；灸足三里、悬钟穴可预防中风等。

知识链接

"312"经络锻炼法

我国著名经络学家祝总骧教授首创"312"经络锻炼法，科学健身，简单方便，可随时随地进行，易学习掌握，能有效防病治病，延年益寿。

3：是指合谷、内关和足三里3个穴位的按摩，每天按摩1~2次，每次每个穴位按摩5分钟（3个穴位共15分钟）。

1：是指一种意守丹田的腹式呼吸方法，每天1~2次，每次5分钟。

2：是指两腿下蹲运动，每天1~2次，每次5分钟。

3个穴位，合谷主上肢和头面，内关主胸腔，足三里主下肢和全身，以及五脏六腑；腹式呼吸，可以活跃腹部经络；两腿下蹲，可以激发全身经络，促进气血运行，调节人体阴阳平衡。三者共同作用可使全身的气血通畅，有病治病，无病健身。

第二节 腧 穴

腧穴是人体脏腑经络气血输注于体表的特殊部位，也是针灸推拿以及其他外治法施术的部位。腧穴通过经络与脏腑密切联系，脏腑的生理、病理变化也可以反映到腧穴上，对腧穴给予刺激，也能调整脏腑的生理功能和病理变化。

一、腧穴的分类

腧穴可分为经穴、奇穴和阿是穴三类。

1. 经穴 是指分布在十二经脉和任督二脉循行路线上的腧穴，亦称为"十四经穴"，简称"经穴"。经穴有明确的固定位置和专用名称，是腧穴的主要组成部分，目前公认的经穴有 362 个。

2. 奇穴 是指既有专用名称，又有固定位置，因主治范围比较单纯，对某些病证有特殊疗效，目前尚未归入十四经系统的腧穴。历代对奇穴记载不一，也有一些奇穴在发展过程中被归入经穴。

3. 阿是穴 是指既无固定位置，又无专用名称，亦无经脉归属，而是以压痛点或病变部位或其他反应点等作为针灸施术部位的一类腧穴，又称"天应穴""不定穴""压痛点"等。阿是穴无一定数目，始见于唐代孙思邈的《备急千金要方》。

知识链接

腧穴的命名

腧穴的名称均有一定的含义。《千金翼方》曰："凡诸孔穴，名不徒设，皆有深意。"腧穴的命名规律主要有：以所在部位命名，如腕骨、颧髎、大椎等；以治疗作用命名，如睛明、牵正、气海等；以天体地貌命名，如合谷、水沟、曲泽等；以交通要冲命名，如关冲、内关、水道等；以动植物命名，如鱼际、犊鼻、攒竹等；以建筑物命名，如内庭、地仓、梁门等；以生活用具命名，如缺盆、悬钟、大杼等；以中医学理论命名，如阴陵泉、心俞、三阴交等。

二、腧穴的治疗作用

腧穴的治疗作用包括近治作用、远治作用和特殊作用。

1. 近治作用 指所有腧穴都有治疗其所在部位局部及邻近组织、器官等局部病证的作用，是"腧穴所在，主治所在"规律的体现。如眼区的睛明、承泣、攒竹等穴均能治疗眼疾；耳区的翳风、听宫、听会等穴位均能治疗耳疾；膝关节周围的足三里、梁丘、阳陵泉等穴位均能治疗膝关节病变；阿是穴均能治疗所在部位局部的病痛等。腧穴的近治作用是腧穴最基本的治疗作用。

2. 远治作用 是指腧穴不仅能治疗局部病证，而且还能治疗距离腧穴较远、本经经脉循行部位的组织、器官、脏腑的病证，是"经脉所过，主治所及"规律的反映。十四经穴，尤其是十二经脉中位于四肢肘膝关节以下的经穴，远治作用尤为突出，如列缺穴不仅能治疗手腕部局部病证，还能治疗本经经脉循行处头项部的病证。

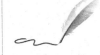

3. 特殊作用 是指某些腧穴具有特殊的治疗作用或双向良性调节功能，如大椎穴退热，至阴穴矫正胎位，少泽穴通乳等。天枢穴既可以治疗腹泻，又可以治疗便秘；内关穴既可以治疗心动过速，又可以治疗心动过缓。

三、腧穴的定位方法

常用的腧穴定位方法有体表解剖标志定位法、骨度分寸定位法、指寸定位法、简便定位法四种。

（一）体表解剖标志定位法

体表解剖标志定位法是指以解剖学的各种体表标志为依据来确定腧穴位置的方法，可分为固定标志定位法和活动标志定位法两种。

1. 固定标志定位法 固定标志，是指不受人体活动的影响而固定不移的标志，如人体的毛发、指甲、五官、乳头、肚脐，及各部位由骨骼和肌肉形成的凹陷和隆起等，根据这些标志进行腧穴定位的方法，为固定标志定位法。如口角外侧定地仓，脐下 3 寸定关元，两眉之间定印堂，第 7 颈椎棘突下定大椎等。

2. 活动标志定位法 活动标志，是指利用关节、肌肉、皮肤随活动而出现的凹陷、突起或皱纹等，根据这些标志进行腧穴定位的方法，为活动标志定位法。如张口在耳屏前凹陷处定听宫，屈肘在肘横纹桡侧端凹陷处定曲池等。

（二）骨度分寸定位法

骨度分寸定位法是指以体表骨节为主要标志，折量全身各部的长度和宽度，定出分寸，依此作为腧穴定位的方法。不论男女老幼、高矮胖瘦，只要部位相同，其尺寸便相同。（图 15 - 3、表 15 - 4）

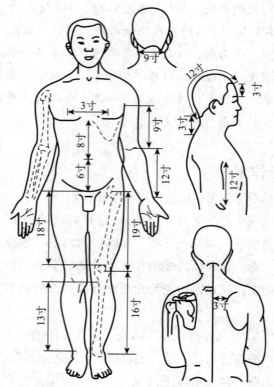

图 15 - 3　常用骨度分寸示意图

表15－4　骨度折量寸表

部位	起止部位	折量寸	度量法	说明
头面部	前发际正中至后发际正中	12寸	直寸	用于度量头部腧穴的纵向距离
	眉间（印堂）至前发际正中	3寸	直寸	用于度量前额部腧穴的纵向距离
	第7颈椎棘突下（大椎）至后发际	3寸	直寸	用于度量颈部腧穴的纵向距离
	两眉间至第7颈椎棘突下（大椎）	18寸	直寸	用于度量头颈部腧穴的纵向距离
	耳后两乳突之间	9寸	横寸	用于度量颈部及头部腧穴的横向距离
胸腹胁部	胸骨上切迹（天突）至胸剑联合中点（岐骨）	9寸	直寸	用于度量胸部腧穴的纵向距离
	胸剑联合中点（岐骨）至脐中	8寸	直寸	用于度量上腹部腧穴的纵向距离
	脐中至耻骨联合上缘	5寸	直寸	用于度量下腹部腧穴的纵向距离
	两乳头之间	8寸	横寸	用于度量胸部腧穴的横向距离
	腋窝顶端至第十一肋游离端	12寸	直寸	用于度量胁肋部腧穴的纵向距离
背腰部	肩胛骨内缘至后正中线	3寸	横寸	用于度量背腰部腧穴的横向取穴距离
	肩峰缘至后正线	8寸	横寸	用于度量肩背部腧穴的横向距离
上肢部	腋前、后纹头至肘横纹（平肘尖）	9寸	直寸	用于度量上臂部腧穴的纵向距离
	肘横纹至腕掌或背侧横纹	12寸	直寸	用于度量前臂部腧穴的纵向距离
下肢部	耻骨联合上缘至股骨内上髁上缘	18寸	直寸	用于度量大腿部内侧三阴经腧穴的纵向距离
	胫骨内侧髁下方至内踝尖	13寸	直寸	用于度量胫部三阴经腧穴的纵向距离
	股骨大转子至腘窝横纹	19寸	直寸	用于度量大腿部三阴经腧穴的纵向距离
	腘窝横纹至外踝尖	16寸	直寸	用于度量胫部三阳经腧穴的纵向距离

（三）手指同身寸定位法

手指同身寸定位法是指依据患者本人手指所规定的分寸以量取腧穴的方法。（图15－4）

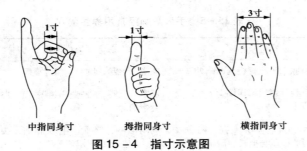

中指同身寸　　　拇指同身寸　　　横指同身寸

图15－4　指寸示意图

1. 中指同身寸定位法　以患者中指中节桡侧两端横纹头之间的距离作为1寸。

2. 拇指同身寸定位法　以患者拇指的指间关节的宽度作为1寸。

3. 横指同身寸定位法　又称"一夫法"，是将患者示指、中指、环指和小指并拢，以中指中节横纹为准，其四指的宽度作为3寸。

（四）简便定位法

简便定位法是指应用一种简便易行的腧穴定位方法，这些方法都是在长期临床实践中总结出来的，如两耳尖直上联线与头部正中线之交点处取百会；两虎口平直交叉，示指尖下取列缺等。

> **考点提示**
> 常用腧穴的定位及养生治疗作用。

四、常用养生腧穴

（一）手太阴肺经

手太阴肺经起始于中焦，向下联络大肠，回过来沿着胃上口穿过膈肌，属于肺脏，由肺与喉咙相连处横出腋下，沿上臂内侧前缘下行肘窝中，沿前臂内侧桡骨边缘入寸口，经

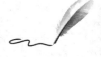

过鱼际，至拇指桡侧端。分支：从腕后桡骨茎突上分出，走向示指桡侧末端，接手阳明大肠经。（图15－5）

手太阴肺经共11个腧穴，其中尺泽、孔最、列缺、鱼际、少商5穴为中医养生常用穴，对胸、肺、胃、气管、喉、鼻病及腧穴局部、经络所过部位病证有养生作用。（表15－5）

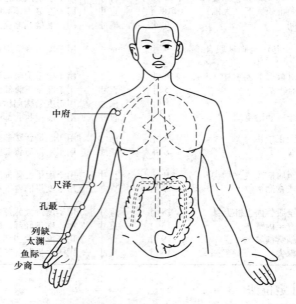

中府
尺泽
孔最
列缺
太渊
鱼际
少商

图15－5 手太阴肺经循行及其常用腧穴分布示意图

表15－5 手太阴肺经常用养生腧穴

穴名	定位	养生及治疗作用	操作
尺泽	在肘横纹中，肱二头肌腱桡侧凹陷处	咳嗽，气喘，胸痛，肩背痛等	运用点、按、掐、揉、艾灸、贴敷等方法，以局部酸、麻、胀、痛、温热、皮肤发红等为度，每次操作1～5分钟，可重复操作。其中，少商穴治疗咽喉肿痛时多用点刺放血法
孔最	在前臂前区，腕掌侧远端横纹上7寸，尺泽与太渊连线上	咳嗽，气喘，咯血，咽喉肿痛，肘臂挛痛等	
列缺*	在前臂桡侧缘，桡骨茎突上方，腕横纹上1.5寸，当肱桡肌与拇长展肌腱之间	胸闷咳喘，咯血，咽喉肿痛，头痛，项强，口眼㖞斜等	
鱼际	在手外侧，第1掌骨桡侧中点赤白肉际处	咳嗽，咯血，咽喉肿痛，咽干，失音，掌中热，小儿疳积等	
少商	在手拇指末节桡侧，距指甲角0.1寸	咽喉肿痛，鼻衄，感冒，高热，昏迷，癫狂，小儿惊风等	

列缺*简便取穴法：两手虎口自然平直交叉，一手示指按在另一手桡骨茎突上，指尖下凹陷中是穴。

（二）手阳明大肠经

手阳明大肠经起于示指桡侧末端，沿示指桡侧向上穿过虎口、腕关节，向上经拇长伸肌腱和拇短伸肌腱之间，沿前臂外侧前缘上肩，经肩峰前缘交会于第7颈椎棘突下，进入锁骨上窝，下络于肺，通过横膈，属于大肠。分支：从锁骨上窝向上经过颈部，穿过面颊入下齿，再返出绕至上唇，在人中穴处交叉至对侧鼻孔旁，接足阳明胃经。（图15－6）

手阳明大肠经共20个腧穴，其中商阳、合谷、手三里、曲池、肩髃、迎香6穴为中医养生常用穴，对热性病证、头面、五官、咽喉、胃肠病证，以及本经循行部位的病证有养生作用。（表15－6）

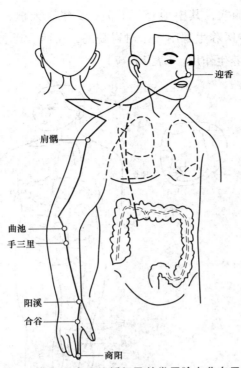

图 15 - 6　手阳明大肠经循行及其常用腧穴分布示意图

表 15 - 6　手阳明大肠经常用养生腧穴

穴名	定位	养生及治疗作用	操作
商阳	在手示指末节桡侧，距指甲角 0.1 寸	牙痛，咽喉肿痛，热病，昏迷等	运用点、按、掐、揉、艾灸、贴敷等方法，以局部酸、麻、胀、痛、温热、皮肤发红等为度，每次操作 1～5 分钟，可重复操作
合谷	半握拳，在手背第 1、2 掌骨之间，当第 2 掌骨桡侧中点处	发热，头痛，咽喉肿痛，失音，面肿，鼻衄，目赤肿痛，耳鸣耳聋，牙痛，牙关紧闭，晕厥，口眼㖞斜，上肢瘫痪，汗症，腹痛，痛经，难产，风疹等	
手三里	上肢背面桡侧，当阳溪与曲池穴连线上，肘横纹下 2 寸	上肢瘫痪或麻木，肘臂疼痛，肠鸣腹痛，牙痛，腰痛等	
曲池	屈肘，在肘横纹外侧端，屈肘时当尺泽与肱骨外上髁连线中点	发热，吐泻，牙痛，风疹，湿疹，高血压，上肢麻木、瘫痪、疼痛等	
肩髃	手臂外展至水平位，当肩峰前下凹陷处	肩臂疼痛，上肢麻木、瘫痪等	
迎香	在鼻翼外缘中点旁，当鼻唇沟中	鼻塞，鼻炎，鼻衄，口眼㖞斜，面肿	

（三）足阳明胃经

足阳明胃经起于鼻翼旁，上行到鼻根部，入眼内角，与足太阳膀胱经脉交会于晴明穴，下沿鼻外侧下行入上齿中，返出绕唇，向下交会于承浆穴，再沿下颌角上行，经耳前及发际抵前额。面部分支：从下颌角下行，沿喉咙入锁骨上窝，下过横膈，属于胃，络于脾。胸腹部分支：由锁骨上窝分出，经过乳头，下行腹部，挟脐旁到达腹股沟处。胃下口部分支：从胃口分出，沿腹壁内下行到腹股沟处，与循行于体表的经脉相会，由此沿大腿外侧前缘及胫骨外侧到足背部，走向第 2 趾外侧端。胫部支脉：从膝下 3 寸处分出，至足中趾外侧端。足背部分支：从足背分出，进入足大趾内侧端，接足太阴脾经。（图 15 - 7）

　　足阳明胃经共45个腧穴，其中地仓、下关、头维、天枢、梁丘、犊鼻、足三里、条口、丰隆、内庭10穴为中医养生常用穴，对胃肠病，头面、目、鼻、口齿病和神志病，以及本经循行部位的病证有养生作用。（表15-7）

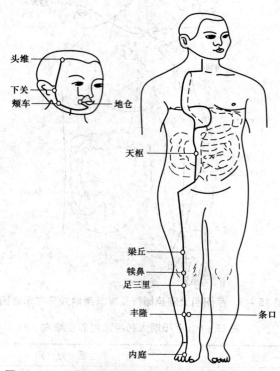

图15-7　足阳明胃经循行及其常用腧穴分布示意图

表15-7　足阳明胃经常用养生腧穴

穴名	定位	养生及治疗作用	操作
地仓	在面部口角外侧，上直对瞳孔	口角㖞斜，唇缓不收，流涎，牙痛，颊肿等	
下关	在耳前方，当颧弓与下颌切迹所形成的凹陷处	耳鸣耳聋，牙痛，牙关开合不利，口噤，口眼㖞斜等	
头维	在额角发迹上0.5寸，头正中线旁开4.5寸处	头痛，眩晕，目痛，目胀等	
天枢	在腹中部，脐中旁开2寸处	腹痛，腹胀，泄泻，便秘，肠痈，痛经，月经不调等	
梁丘	屈膝，在髂前上棘与髌底外侧端的连线上，髌底上2寸	急性胃痛，膝肿痛，下肢不遂，乳痈，乳痛等	运用点、按、掐、揉、艾灸、贴敷等方法，以局部酸、麻、胀、痛、温热、皮肤发红等为度，每次操作1~5分钟，可重复操作
犊鼻（外膝眼）	屈膝，在髌韧带外侧凹陷中	膝肿痛，膝屈伸不利，下肢麻痹等	
条口	在小腿外侧，犊鼻穴下8寸，距胫骨前缘1横指	膝胫酸痛，转筋，肩周炎，脘腹疼痛等	
足三里	在小腿前外侧，犊鼻穴下3寸，距胫骨前缘1横指处	保健要穴。胃痛，腹痛，腹胀，呕吐，泄泻，痢疾，便秘，疳积，下肢瘫痪，膝胫酸痛，心悸气短，低血压，失眠多梦，体虚羸瘦，癫狂，昏厥，乳痈，产后血晕，遗尿，水肿等	
丰隆	在小腿前外侧，当外踝尖上8寸，距胫骨前缘2横指处	咳嗽痰多，头痛眩晕，呕吐痰涎，癫狂，痫证，便秘，下肢偏瘫等	
内庭	在足背第2、3趾间缝纹端处	牙痛，喉痹，鼻衄，腹痛，腹胀，痢疾，泄泻，足背肿痛，趾跖关节痛等	

（四）足太阴脾经

足太阴脾经起于足大趾内侧端，沿大趾内侧赤白肉际，上行至内踝前，沿小腿内侧正中上行，至内踝尖上8寸交出于足厥阴肝经前面，经膝股内侧前缘进入腹中，属于脾，络于胃，上膈挟咽，连舌根，散于舌下。分支：从胃分出，向上过膈，注于心中，交手少阴心经。（图15-8）

足太阴脾经共21个腧穴，其中公孙、三阴交、地机、阴陵泉、血海5穴为中医养生常用穴，对脾胃病、妇科病、前阴病、舌咽病证，以及本经循行部位病证有养生作用。（表15-8）

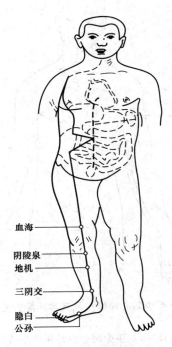

图15-8　足太阴脾经循行及其常用腧穴分布示意图

表15-8　足太阴脾经常用养生腧穴

穴名	定位	养生及治疗作用	操作
公孙	第1跖骨小头下方，赤白肉际处	胃痛，呕吐，泄泻，痢疾，腹痛，心烦失眠等	运用点、按、掐、揉、艾灸、贴敷等方法，以局部酸、麻、胀、痛、温热、皮肤发红等为度，每次操作1~5分钟，可重复操作
三阴交	在小腿内侧，内踝尖上3寸，胫骨内侧缘后方处	腹胀，肠鸣，泄泻，月经不调，崩漏，带下，痛经，闭经，不孕，难产，阴挺，阳痿，遗精，早泄，外阴瘙痒，遗尿，失眠多梦，高血压，下肢痿痹等	
地机	在小腿内侧，内踝尖与阴陵泉穴连线上，阴陵泉穴下3寸	痛经，崩漏，月经不调，腹痛，腹泻，疝气，小便不利，水肿等	
阴陵泉	在胫骨内侧髁后下方凹陷处	腹胀，水肿，小便不利，膝痛，泄泻，黄疸，带下等	
血海	屈膝，在大腿内侧，髌底内侧端上2寸，当股四头肌内侧头的隆起处	月经不调，痛经，闭经，崩漏，带下，膝骨疼痛，风疹，湿疹，丹毒，下肢痿软等	

（五）手少阴心经

手少阴心经起于心中，出属心系（心与其他脏腑相连系的组织），向下通过横膈，络于小肠。外行主干：从心系抵肺，向下浅出腋窝，沿上臂内侧后缘下行过肘窝，经前臂内侧后缘入掌后缘，经第4、5掌骨之间，沿小指桡侧出其端，交手太阳小肠经。分支：上行挟咽，连于目系。（图15-9）

手少阴心经共9个腧穴，其中通里、神门2穴为中医养生常用穴，对心、胸、神志病证，以及本经脉循行部位的病证有养生作用。（表15-9）

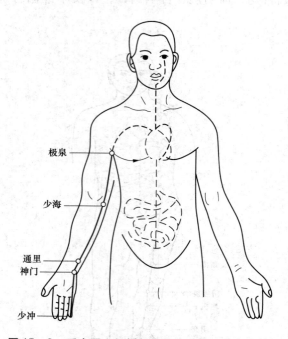

图15-9 手少阴心经循行及其常用腧穴分布示意图

表15-9 手少阴心经常用养生腧穴

穴名	定位	养生及治疗作用	操作
通里	在前臂掌侧，当尺侧腕屈肌腱桡侧缘，腕掌侧远端横纹上1寸	心悸，怔忡，舌强不语，暴喑，腕臂痛等	运用点、按、掐、揉、艾灸、贴敷等方法，以局部酸、麻、胀、痛、温热、皮肤发红等为度，每次操作1~5分钟，可重复操作
神门	在腕掌横纹尺侧端，当尺侧腕屈肌腱的桡侧凹陷处	失眠健忘，心烦，心悸，心痛，癫狂，痴呆，癔症，高血压等	

（六）手太阳小肠经

手太阳小肠经起于小指尺侧端，循手背外侧至腕，出尺骨茎突，沿上肢外侧面后缘，至尺骨鹰嘴与肱骨内上髁之间，上达肩部，绕肩胛，交会于大椎穴，入锁骨上窝，下络于心，沿食管，过横膈，抵胃部，属于小肠。缺盆部支脉：从锁骨窝上行，循颈达面颊，至目外眦，转入耳中。颊部支脉：从颊部分出，至目内眦，交足太阳膀胱经。（图15-10）

手太阳小肠经共19个腧穴，其中后溪、天宗、听宫3穴为中医养生常用穴，对头颈、耳目、咽喉、肩胛部病证，热性病证，神志病证，以及本经循行部位的病证有养生作用。（表15-10）

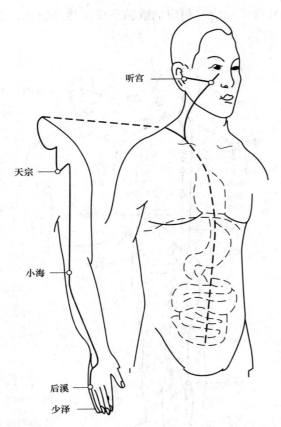

图 15 - 10　手太阳小肠经循行及其常用腧穴分布示意图

表 15 - 10　手太阳小肠经常用养生腧穴

穴名	定位	养生及治疗作用	操作
后溪	在手掌尺侧，微握拳，当小指本节（第5掌指关节）后的远侧掌横纹头赤白肉际处	头项强痛，肩背腰痛，耳鸣耳聋，目赤生翳，落枕，癔症，癫痫等	运用点、按、掐、揉、艾灸、贴敷等方法，以局部酸、麻、胀、痛、温热、皮肤发红等为度，每次操作1～5分钟，可重复操作
天宗	在肩胛冈，肩胛冈中点与肩胛骨下角连线上上1/3交点凹陷处，与第4胸椎相平	肩胛疼痛，乳痈，咳嗽气喘等	
听宫	在面部，耳屏前，下颌骨髁状突的后方，张口时呈凹陷处	耳鸣，耳聋，聍耳，牙痛，头痛，癫狂等	

（七）足太阳膀胱经

足太阳膀胱经起于眼内角，上额，交会于头顶。巅顶部支脉：从头顶分出到耳上角。巅顶部直行支脉：从头顶入颅络脑，复出项部，下行交会于大椎穴，再分左右沿肩胛内侧，挟脊柱（正中旁开1.5寸），到达腰部，进入脊柱两旁的肌肉，深入体腔，络肾，属膀胱。腰部支脉：从腰部分出，沿脊柱两旁下行，穿过臀部，从大腿后侧外缘下行至腘窝中。后项部支脉：从项分出，沿肩胛内缘下行，过臀部，沿大腿后外侧至腘中，与腰部下行的支脉会合，由此向下，通过腓肠肌，经外踝后，沿足背外侧缘到足小趾外侧端，交足少阴肾经。（图 15 - 11）

足太阳膀胱经共67个腧穴，其中攒竹、天柱、肺俞、膈俞、胃俞、肾俞、大肠俞、次髎、委中、秩边、承山、昆仑、申脉、至阴14穴为中医养生常用穴，对头目、项背、腰腿

部病证及神志病，和与背部十二俞穴相应的脏腑病证、热性病证，以及本经循行部位的病证有养生作用。（表 15 – 11）

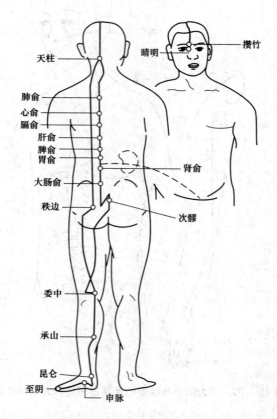

图 15 – 11　足太阳膀胱经循行及其常用腧穴分布示意图

表 15 – 11　足太阳膀胱经常用养生腧穴

穴名	定位	养生及治疗作用	操作
攒竹	在头面部，当眉头陷中，眶上切迹处	头痛目眩，眉棱骨痛，口眼㖞斜，目赤肿痛，呃逆，眼肌痉挛等	运用点、按、掐、揉、艾灸、贴敷等方法，以局部酸、麻、胀、痛、温热、皮肤发红等为度，每次操作 1 ~ 5 分钟，可重复操作。其中，至阴穴纠正胎位不正时用灸法
天柱	在颈后区，横平第 2 颈椎棘突上际，斜方肌外缘凹陷中	后头痛，项强，肩背腰痛，鼻塞，目痛，癫狂痫，热病等	
肺俞	在第 3 胸椎棘突下，旁开 1.5 寸	咳嗽，气喘，喉痹，胸闷，背痛，咯血，潮热盗汗，感冒，鼻塞等	
膈俞	在第 7 胸椎棘突下，旁开 1.5 寸	血瘀，吐血，贫血，呕吐，呃逆，气喘，瘾疹，皮肤瘙痒，潮热盗汗等	
胃俞	在第 12 胸椎棘突下，旁开 1.5 寸	胃痛，胁腹胀痛，胸脘痞满，纳食不化，恶心呕吐，泛酸，胃下垂等	
肾俞	在第 2 腰椎棘突下，旁开 1.5 寸	腰痛，阳痿，遗精，早泄，不孕不育，水肿，月经不调，痛经，带下，遗尿，小便不利，耳聋耳鸣，肾虚气喘等	
大肠俞	在第 5 腰椎棘突下，旁开 1.5 寸	腰腿痛，腹胀，腹泻，便秘等	
次髎	在骶区，正对第 2 骶后孔中	月经不调，痛经，带下，小便不利，遗精，阳痿，疝气，腰骶痛，下肢痿痹等	

穴名	定位	养生及治疗作用	操作
委中	在腘横纹中央，当股二头肌腱与半腱肌腱的中央处	腰背疼痛，腰腿扭伤，小腿拏急，下肢瘫痪，痹证，腹痛，急性吐泻，高热抽搐，中风昏迷，膝痛等	运用点、按、掐、揉、艾灸、贴敷等方法，以局部酸、麻、胀、痛、温热、皮肤发红等为度，每次操作1~5分钟，可重复操作。其中，至阴穴纠正胎位不正时用灸法
秩边	在骶区，横平第4骶后孔，骶正中嵴旁开3寸	腰骶痛，下肢痿痹，小便不利，癃闭，便秘，痔疾，阴痛等	
承山	用力伸足，当腓肠肌肌腹下出现"人"字凹陷处	腰背痛，小腿拏急疼痛，下肢瘫痪，腹痛，疝气，痔疾，脱肛，便秘等	
昆仑	在外踝尖与跟腱之间的凹陷处	头痛，项强，目眩，鼻衄，难产，癫痫，腰痛，足踝肿痛等	
申脉	外踝直下方凹陷中	头痛，眩晕，失眠，癫狂痫，腰腿酸痛等	
至阴	在足小趾末节外侧，距趾甲角0.1寸	胎位不正，难产，胞衣不下，头痛，鼻塞，鼻衄，目赤等	

（八）足少阴肾经

足少阴肾经起于足小趾下，斜行足心，出舟骨粗隆之下，沿内踝后，进入足跟，上行小腿内侧后缘，至腘内侧，经大腿内侧后缘，入脊柱，属于肾，络于膀胱。直行支脉：从肾向上通过肝，过横膈，入肺中，循喉咙上夹舌本。分支：从肺出来络于心，注入胸中，与手厥阴心包经相交接。（图15-12）

足少阴肾经共27个腧穴，其中涌泉、太溪、照海3穴为中医养生常用穴，对前阴、妇科、咽喉、肺、肾、神志方面病证，以及本经循行部位的病证有养生作用。（表15-12）

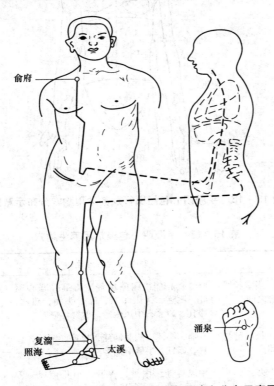

图15-12　足少阴肾经循行及其常用腧穴分布示意图

表 15 - 12　足少阴肾经常用养生腧穴

穴名	定位	养生及治疗作用	操作
涌泉	在足底部,卷足时足前部凹陷处,约当足底第 2、3 趾趾缝纹头端与足跟连线的前 1/3 与后 2/3 交点上	晕厥,小儿惊风,癫证,痫症,足心热,头顶痛等	运用点、按、掐、揉、艾灸、贴敷等方法,以局部酸、麻、胀、痛、温热、皮肤发红等为度,每次操作 1~5 分钟,可重复操作
太溪	在内踝尖与跟腱之间的凹陷处	咳喘,胸痛,咯血,头痛眩晕,失眠健忘,耳聋耳鸣,咽痛,牙痛,月经不调,阳痿,遗精,尿频,腰痛,踝痛,足跟痛,糖尿病,高血压等	
照海	内踝尖下方凹陷处	小便频数,癃闭,月经不调,带下,阴痒,咽干咽痛,梅核气,失眠,便秘等	

（九）手厥阴心包经

手厥阴心包经起于胸中,属于心包,向下过膈,从胸至腹历络上、中、下三焦。胸部支脉:从胸分出,至腋下,沿上臂内侧中央入肘窝,行前臂两筋之间,入掌中,出中指末端。掌中支脉:从掌中分出,走向环指端,交手少阳三焦经。(图 15 - 13)

手厥阴心包经共 9 个腧穴,其中内关、大陵、中冲 3 穴为中医养生常用穴,对心、胸、胃、神志病证,以及本经循行部位的病证有养生作用。(表 15 - 13)

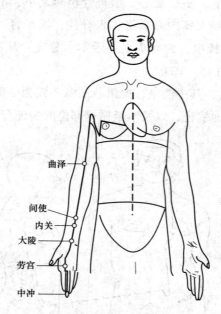

图 15 - 13　手厥阴心包经循行及其常用腧穴分布示意图

表 15 - 13　手厥阴心包经常用养生腧穴

穴名	定位	养生及治疗作用	操作
内关	在腕横纹上 2 寸,当掌长肌腱与桡侧腕屈肌腱之间	心悸,心痛,胸闷胸痛,胃痛,恶心呕吐,呃逆,失眠多梦,眩晕头痛,热病,癫狂,痫症,中风偏瘫,肘臂疼痛等	运用点、按、掐、揉、艾灸、贴敷等方法,以局部酸、麻、胀、痛、温热、皮肤发红等为度,每次操作 1~5 分钟,可重复操作。其中,中冲穴用于急救时多用点刺放血法
大陵	在腕横纹中,当掌长肌腱与桡侧腕屈肌腱之间	心痛,心悸,胸胁满痛,胃痛,呕吐,口臭,癫狂,手臂挛痛等	
中冲	手中指末节尖端中央	中风昏迷,中暑,昏厥,小儿惊风,舌强,心烦,心痛等	

（十）手少阳三焦经

手少阳三焦经起于无名指尺侧末端，经手背第 4、5 掌骨间，沿前臂外侧桡、尺骨之间，上过肘尖，再沿上臂外侧达肩，入锁骨上窝，布于胸中，络于心包，下过横膈，从胸至腹，历属上、中、下三焦。胸中支脉：从胸向上，出锁骨上窝，行颈外侧，沿耳后直上，达额角，再屈而下行面颊，至目眶下。耳部支脉：从耳后入耳中，出走耳前，至眼外角，交足少阳胆经。（图 15-14）

手少阳三焦经共 23 个腧穴，其中外关、支沟、翳风 3 穴为中医养生常用穴，对侧头面、耳目、咽喉、胸胁病证，热性病证，以及本经循行部位的病证有养生作用。（表 15-14）

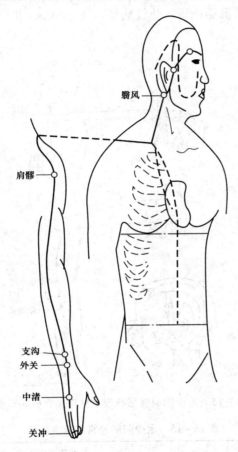

图 15-14　手少阳三焦经循行及其常用腧穴分布示意图

表 15-14　手少阳三焦经常用养生腧穴

穴名	定位	养生及治疗作用	操作
外关	在腕背横纹上 2 寸，当桡骨与尺骨之间	热病，头痛，颊痛，目赤肿痛，耳鸣耳聋，胸胁疼痛，肩痛，上肢痹痛，上肢痿软等	运用点、按、掐、揉、艾灸、贴敷等方法，以局部酸、麻、胀、痛、温热、皮肤发红等为度，每次操作 1~5 分钟，可重复操作
支沟	在腕背横纹上 3 寸，当桡骨与尺骨之间	胁痛，便秘，热病，失音，耳鸣耳聋等	
翳风	在耳垂后方，当乳突与下颌角之间的凹陷处	耳鸣耳聋，面瘫，头痛，颊肿，牙痛，牙关紧闭，呃逆等	

（十一）足少阳胆经

足少阳胆起于目外眦，上达头角，下行耳后，再折上额角，向后沿颈下行到肩，交会于大椎，进入锁骨上窝。耳部直行支脉：从耳后入耳中，出耳前，至目外眦后方。目部支脉：从目外眦，下走面颊，与手少阳经会于眼眶下，经颊车，循颈入锁骨上窝，与前面的经脉相会，然后下入胸中，通过横膈，络于肝，属于胆，沿胁内，出于腹股沟，绕毛际，入髋关节环跳穴处。缺盆部直行支脉：从锁骨上窝下行腋下，沿胸侧，过胁肋，下行至环跳穴处与前脉会合，然后沿大腿外侧，至膝关节外缘，下行腓骨前，至腓骨下端，出外踝前，沿足背入第 4 趾外侧端。足背部支脉：从足背分出，沿第 1、2 跖骨之间，至足大趾外侧端，回贯趾甲，布于趾甲后丛毛中，交足厥阴肝经。（图 15 – 15）

　　足少阳胆经共 19 个腧穴，其中风池、肩井、环跳、阳陵泉、悬钟 5 穴为中医养生常用穴，对头、耳、目、咽喉、肝胆病证，热性病证，神志病证，以及本经循行部位的病证有养生作用。（表 15 – 15）

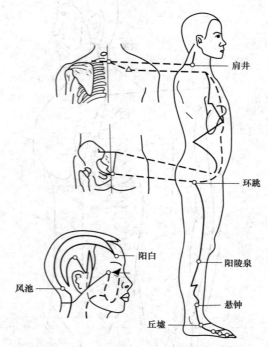

图 15 –15　足少阳胆经循行及其常用腧穴分布示意图

表 15 –15　足少阳胆经常用养生腧穴

穴名	定位	养生及治疗作用	操作
风池	在枕骨下，当胸锁乳突肌与斜方肌上端之间的凹陷处	颈项强痛，头痛眩晕，感冒，发热，鼻塞，目赤，耳聋耳鸣，癫痫，高血压等	运用点、按、掐、揉、艾灸、贴敷等方法，以局部酸、麻、胀、痛、温热、皮肤发红等为度，每次操作 1～5 分钟，可重复操作
肩井	在肩上，当大椎穴与肩峰端连线的中点处	肩背疼痛，手臂不举，中风瘫痪，落枕，难产，乳汁不下，乳痈等	
环跳	在股外侧部，侧卧屈股，当股骨大转子最高（凸）点与骶管裂孔连线的外 1/3 与中 1/3 交点处	腰胯疼痛，下肢痹痛，坐骨神经痛，下肢瘫痪等	
阳陵泉	在腓骨小头前下方凹陷处	胁痛，黄疸，呕吐，口苦，膝痛，下肢痿痹，半身不遂，小儿惊风等	
悬钟	在外踝尖上 3 寸，腓骨前缘处	颈项强痛，胸胁胀满，咽喉肿痛，半身不遂，下肢痿痹，痔疾，踝痛，痴呆等	

（十二）足厥阴肝经

足厥阴肝经起于足大趾丛毛中，沿足背，过内踝前，上行胫骨内缘，至踝上8寸处交出足太阴脾经之后，上至膝内缘，沿大腿内侧上行，绕阴器，抵小腹，挟胃旁，属于肝，络于胆，过横膈，分布于胸胁部，循喉后面至鼻咽部，上连目系，上额，至巅顶，与督脉会合。目部支脉：从目下行面颊部，环绕唇内。肝部支脉：从肝分出，通过横膈，上注于肺，交手太阴肺经。（图15-16）

足厥阴肝经共14个腧穴，其中行间、太冲、期门3穴为中医养生常用穴，对头目、胸胁、腹部、前阴、妇科、肝胆病证，以及本经循行部位的病证有养生作用。（表15-16）

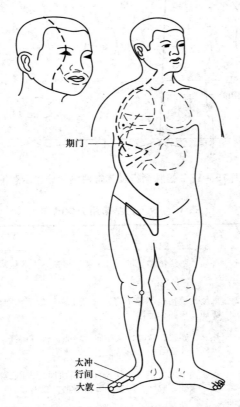

图 15-16　足厥阴肝经循行及其常用腧穴分布示意图

表 15-16　足厥阴肝经常用养生腧穴

穴名	定位	养生及治疗作用	操作
行间	足背部第1、2趾间，趾蹼缘后方赤白肉际处	头痛，目赤肿痛，口眼㖞斜，中风，癫痫，月经不调，痛经，闭经，崩漏，带下，遗尿，癃闭，阴中痛，胸胁胀痛，足跗肿痛，疝气等	运用点、按、掐、揉、艾灸、贴敷等方法，以局部酸、麻、胀、痛、温热、皮肤发红等为度，每次操作1~5分钟，可重复操作
太冲	在足背第1、2跖骨结合部前的凹陷处	头痛眩晕，目赤肿痛，口角㖞斜，咽痛，胁痛，黄疸，癫狂，惊风，遗尿，癃闭，月经不调，痛经，下肢痿痹，高血压，抑郁症等	
期门	在乳头直下，当第6肋间隙处	胸胁疼痛，腹胀，呕吐，咳喘，乳痈等	

（十三）督脉

督脉起于胞宫，下出会阴，向后经尾骨端沿脊柱内上行，至项后入颅内，络脑，上行

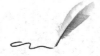

巅顶，沿头正中线，至前额，达鼻柱，止于上唇系带处。（图 15－17）

督脉共 29 个腧穴，其中腰阳关、命门、大椎、百会、神庭、水沟、印堂 7 穴为中医养生常用穴，对腰背、头项部病证，神志、生殖方面病证，以及热性病证和相应的内脏病证有养生作用。（表 15－17）

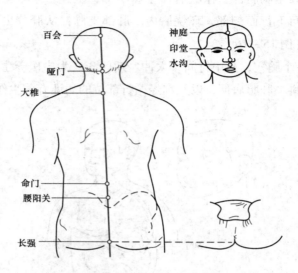

图 15－17　督脉循行及其常用腧穴分布示意图

表 15－17　督脉常用养生腧穴

穴名	定位	养生及治疗作用	操作
腰阳关	在后正中线上，第 4 腰椎棘突下	腰痛，月经不调，带下，阳痿，遗精，下肢痿痹等	运用点、按、掐、揉、艾灸、贴敷等方法，以局部酸、麻、胀、痛、温热、皮肤发红等为度，每次操作 1~5 分钟，可重复操作
命门	在后正中线上，第 2 腰椎棘突下	阳痿，遗精，不孕不育，月经不调，带下，腰痛，小腹痛，尿频，泄泻等	
大椎	在后正中线上，第 7 颈椎棘突下	热病，感冒，咳喘，头项肩背疼痛，骨蒸盗汗，癫痫，风疹，痤疮等	
百会	在头部，当前发际正中直上 5 寸	昏厥，中风失语，头痛头晕，高血压，失眠健忘，痴呆，癫狂，脱肛，阴挺，脏器下垂，腹泻等	
神庭	前发际正中直上 0.5 寸	失眠，惊悸，癫狂痫，头痛，目眩，目赤，鼻渊，鼻衄等	
印堂	两眉毛内侧端中间的凹陷中	健忘，失眠，痴呆，痫证，头痛，眩晕，鼻渊，鼻衄，产后血晕，子痫，小儿惊风	
水沟	在鼻下人中沟上 1/3 与下 2/3 交点处	晕厥，昏迷，休克，中暑，小儿惊风，牙关紧闭，口角㖞斜，癫狂，痫证，闪挫腰痛等。为急救要穴	

（十四）任脉

任脉起于胞中，下出会阴，从气街起与足少阴经相并，挟脐上行，散布于胸中，再向上行，经喉，环绕口唇，到目眶下。（图 15－18）

任脉 24 个腧穴，其中中极、关元、气海、神阙、中脘、膻中 6 穴为中医养生常用穴，对胸腹、头面部病证，以及相应的内脏器官病证有养生作用，某些腧穴具有强壮保健作用。（表 15－18）

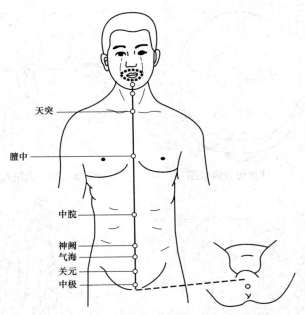

图 15 - 18　任脉循行及其常用腧穴分布示意图

表 15 - 18　任脉常用养生腧穴

穴名	定位	养生及治疗作用	操作
中极	在下腹前正中线，脐下 4 寸处	遗尿，癃闭，小便不利，月经不调，痛经，不孕，崩漏，带下，阴挺，遗精，阳痿等	运用点、按、掐、揉、艾灸、贴敷等方法，以局部酸、麻、胀、痛、温热、皮肤发红等为度，每次操作 1～5 分钟，可重复操作
关元	在下腹前正中线，脐下 3 寸处	腹痛，久泻久痢，尿频，尿闭，遗尿，遗精，阳痿，月经不调，痛经，经闭，不孕，崩漏，带下，中风虚脱，脾胃虚寒，虚劳体弱等。为固本强身之保健要穴	
气海	在下腹前正中线，脐下 1.5 寸处	腹痛，腹胀，泄泻，便秘，遗尿，遗精，月经不调，经闭，不孕，带下，身体虚弱，中风虚脱等。为保健要穴	
神阙	在脐窝正中处	元阳暴脱，四肢厥冷，绕脐腹痛，肠鸣泄泻，腹胀便秘，脱肛，水肿等	
中脘	在上腹前正中线，脐上 4 寸处	胃痛，恶心呕吐，嗳气吞酸，食少腹胀，肠鸣泄泻，呃逆，小儿疳积等	
膻中	胸前正中线，平第 4 肋间隙处	咳嗽，气喘，胸闷，胸痛，心悸，呕吐，乳少，乳痈等	

（十五）经外奇穴

经外奇穴中，四神聪、太阳、定喘、夹脊、十宣 5 穴为中医养生常用穴，其定位（图 15 - 19～图 15 - 23）、养生治疗作用及操作（表 15 - 19）具体如下。

表 15 - 19　常用养生经外奇穴

穴名	定位	养生及治疗作用	操作
四神聪	在巅顶，当百会前后左右各 1 寸处	头痛头晕，失眠多梦，健忘，癫痫等	运用点、按、掐、揉、艾灸、贴敷等方法，以局部酸、麻、胀、痛、温热、皮肤发红等为度，每次操作 1～5 分钟，可重复操作。其中十宣穴用于急救时多用点刺放血法
太阳	在眉梢与目外眦之间向后约 1 寸凹陷处	头痛，头晕，目赤肿痛，牙痛，感冒，高血压等	
定喘	在第 7 颈椎棘突下，旁开 0.5 寸	哮喘，咳嗽，肩背疼痛，落枕，风疹等	
夹脊	自第 1 胸椎至第 5 腰椎棘突下，旁开 0.5 寸	胸、腹、腰、背部疾患，和相应的脏腑病证	
十宣	手十指尖端，距指甲约 0.1 寸，左右共 10 穴	胁痛，急慢性胆囊炎，胆石症，胆道蛔虫症，下肢痿痹等	

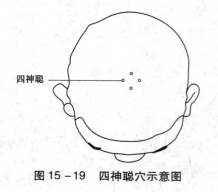

四神聪

图 15 - 19　四神聪穴示意图

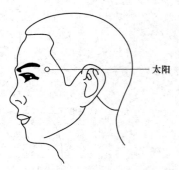

太阳

图 15 - 20　太阳穴示意图

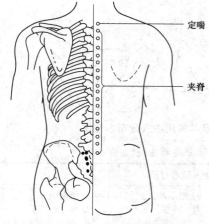

定喘

夹脊

图 15 - 21　定喘、夹脊穴示意图

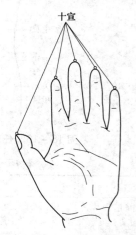

十宣

图 15 - 22　十宣穴示意图

本章小结

1. 经络系统　经络系统由经脉和络脉组成。经脉主要包括十二经脉、奇经八脉，络脉包括十五络脉、浮络和孙络。

2. 腧穴的分类及治疗作用　腧穴分为经穴、奇穴、阿是穴三类。腧穴的治疗作用主要有近治作用、远治作用、特殊作用。

3. 腧穴的定位方法　腧穴的定位方法主要有体表解剖标志定位法、骨度分寸定位法、指寸定位法、简便定位法四种。

4. 经络腧穴养生方法　对经络循行部位运用按揉、推摩、拍打、牵伸、摩擦等方法，结合经络属络的脏腑功能，针对性地对人体气血或内脏功能予以调节，通过疏通经络达到调达气血、调养脏腑的养生目的。同时，可以对具有养生、保健作用的腧穴进行点按、指揉、艾灸等方法进行刺激，促使穴位发挥运行气血、健身祛病、延年益寿的保健作用。

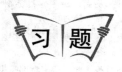

习　题

一、选择题

1. "阿是穴"的创始人是

　　A. 岐伯　　　　　　　　　　B. 皇甫谧　　　　　　　　　C. 孙思邈

  D. 李时珍   E. 承淡安

2. 十二经脉中互为表里的两条经交接的位置是
  A. 头面部   B. 胸腹部   C. 下肢部
  D. 上肢   E. 四肢末端

3. 有调节、总任全身阴经经气作用的经脉是
  A. 任脉   B. 阳维脉   C. 督脉
  D. 冲脉   E. 阴维脉

4. "阳脉之海"是指
  A. 任脉   B. 阳维脉   C. 督脉
  D. 冲脉   E. 阳跷脉

5. 经脉所分出的小支是
  A. 奇经八脉   B. 络脉   C. 皮部
  D. 经筋   E. 经别

6. 足三阴经从起始部位至内踝上8寸以下的分布是
  A. 太阴在前，厥阴在中，少阴在后
  B. 厥阴在前，少阴在中，太阴在后
  C. 少阴在前，太阴在中，厥阴在后
  D. 厥阴在前，太阴在中，少阴在后
  E. 太阴在前，少阴在中，厥阴在后

7. 在经络系统中具有离、入、出、合循行特点的是
  A. 奇经八脉   B. 十五络脉   C. 十二经别
  D. 十二经脉   E. 十二皮部

8. 奇经八脉有"一源三歧"之说，其源是指
  A. 心   B. 肾   C. 胞宫
  D. 脑   E. 足

9. 十二经脉之气结、聚、散、络于筋肉、关节的体系是
  A. 十二络脉   B. 十二经筋   C. 十二皮部
  D. 十二经别   E. 奇经八脉

10. 经络系统中司眼睑开合，调节肢体运动的是
  A. 督脉   B. 任脉   C. 冲脉
  D. 阴、阳维脉   E. 阴、阳跷脉

11. 目前公认的经穴个数是
  A. 360   B. 361   C. 362
  D. 365   E. 366

12. 骨度分寸中，肘横纹至腕掌或背侧横纹为
  A. 9寸   B. 12寸   C. 16寸
  D. 8寸   E. 14寸

13. 十五络脉指十二经脉之络，加
  A. 阴维络、阳维络、脾之大络

B. 任脉络、督脉络、胃之大络

C. 任脉络、督脉络、冲脉络

D. 任脉络、督脉络、脾之大络

E. 阴跷络、阳跷络、胃之大络

14. 十四经是指十二经脉再加上

　　A. 冲脉、任脉　　　　　B. 阴维脉、阳维脉　　　　C. 任脉、督脉

　　D. 阴跷脉、阳跷脉　　　E. 带脉、冲脉

15. 十二经脉流注起于

　　A. 肺　　　　　　　　　B. 心　　　　　　　　　　C. 肾

　　D. 胆　　　　　　　　　E. 肝

16. 患者，男，41岁。素嗜辛辣，常口干、便秘，可以通过按揉下列哪个穴位进行便秘体质调养

　　A. 足三里　　　　　　　B. 关元　　　　　　　　　C. 支沟

　　D. 中脘　　　　　　　　E. 三阴交

17. 患者，男，17岁，学生。因临近考试压力较大而失眠，主要为入睡困难，可以通过艾灸下列哪个穴位调整睡眠状态

　　A. 神门　　　　　　　　B. 合谷　　　　　　　　　C. 阴陵泉

　　D. 太冲　　　　　　　　E. 气海

18. 患者，女，29岁。因彩超提示"胎位不正"要求矫正胎位，下列哪个穴位有此功效

　　A. 合谷　　　　　　　　B. 三阴交　　　　　　　　C. 至阴

　　D. 神阙　　　　　　　　E. 中极

19. 患者，男，70岁。因罹患脑梗死经治疗遗留左侧肢体痿软无力、感觉减退2年余。目前左侧肢体无肌肉萎缩及其他异常，舌暗红苔少，脉弦数。治疗应首选下列哪条经的穴位按揉以改善偏瘫肢体的力量

　　A. 督脉　　　　　　　　B. 任脉　　　　　　　　　C. 太阳

　　D. 阳明　　　　　　　　E. 厥阴

20. 患者，女，48岁。因"月经先后不定期4个月"来诊，诉经量少，色暗淡，质稀，伴见头晕耳鸣、腰膝酸软、精神萎靡，舌淡苔薄，脉沉细。可选用下列哪一组穴进行养生调理

　　A. 关元、肾俞、太溪、血海、三阴交

　　B. 关元、肾俞、心俞、膈俞、血海

　　C. 关元、阴陵泉、胃俞、足三里、太冲

　　D. 足三里、三阴交、神门、听宫、命门

　　E. 脾俞、太溪、然谷、肾俞、足三里

二、思考题

1. 陈某，女，53岁。因坐车受凉，自觉左肩关节疼痛，起初活动正常，热敷疼痛得解，后因受凉疼痛复发，并伴见活动受限，局部有明显压痛，甚则夜间痛醒，无上肢麻木、

乏力、肤温低等异常。

要求：请为患者制定一个家庭疗养方案。

2. 邱某，男，40岁，工人。患者平素饮食不节，嗜好冷饮及肥甘厚味，久而脘腹胀痛隐隐，矢气肠鸣频繁，伴见肢体困重、畏寒食少、大便清稀或如水样。苔薄白，脉濡缓，粪便常规检查未见明显异常。

要求：该患者目前作何诊断？如何运用经络腧穴理论进行保健治疗？

扫码"练一练"

（马飞翔）

扫码"学一学"

第十六章 针灸按摩养生

学习目标

1. **掌握** 针灸按摩养生的定义、作用和方法。
2. **熟悉** 针灸按摩的操作方法。
3. **了解** 针灸按摩养生的注意事项。
4. 学会针灸按摩养生常用方法的操作；具备指导大众使用针灸按摩养生方法的能力。
5. 具有使用针灸按摩养生"治未病"，维护百姓健康的意识。

故事点睛

旁白： 晋代鲍姑是著名炼丹术家、我国第一位女灸学家，名潜光，医术精良，精通灸法。她以艾灸治赘瘤和赘疣而闻名于世，人们尊称她为"鲍仙姑"，赞颂她"越井岗头云作岭，枣花帘子隔嶙峋。我来乞取三年艾，一灼应回万古春。"她采用越秀山脚下的红脚艾进行灸疗治疾，后人称此艾为"鲍姑艾"。人们为了纪念她对医学事业的重大贡献在三元宫内修建了鲍姑祠。

人物： 由 1 名学生即兴扮演鲍姑。

请问：

1. 鲍姑为何被称灸学家？
2. 如何进行艾灸养生操作？

针灸按摩是中医学的重要组成部分，不仅是中医临床治疗的重要手段，也是中医养生的重要措施和方法。针刺、艾灸、拔罐、按摩、刮痧等针灸按摩手段养生保健已成为中医养生的特色之一。

第一节 针灸按摩与养生

中医养生具有悠久的历史，形成了自己独特的理论知识体系和丰富的养生方法。针灸按摩具有疏通经络、调和阴阳、扶正祛邪和平衡脏腑的作用和简便廉效的优点，已被广泛运用于中医养生。

一、针灸按摩养生的概述

针灸按摩养生是以中医理论为指导，经络腧穴理论为基础，运用针灸与按摩等手段刺激经络与腧穴，从而疏通经络激发营卫气血的运行，以达到调和阴阳、补养脏腑、增强体质、防病治病、益寿延年目的的养生方法。针灸按摩养生具有悠久的历史，《素问·刺法

扫码"看一看"

篇》曰："是故刺法有全神养真之旨也，法有修真之道，非治疾也。"唐代孙思邈《备急千金要方》曰："凡人吴蜀地游宦，体上常须三两处灸之，勿令疮暂瘥，则瘴疠温疟毒气不能著人也。"针灸按摩养生具有适应范围广、操作简便、安全有效、无毒副作用等优点。

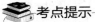

二、针灸按摩养生的作用

（一）疏通经络

经络能够运行气血。经络功能正常时，气血运行通畅，脏腑器官、体表肌肤及四肢百骸得以濡养，可发挥其正常的生理功能。若经络功能失常，气血运行受阻，则会影响人体正常的生理功能，出现病理变化而引起疾病的发生。针灸按摩通过刺激经络和腧穴，使经络通畅，气血运行正常，内外畅达，从而预防经络脏腑因气血不通而致的病理情况，达到养生目的。

（二）调和阴阳

《素问·生气通天论》曰："阴平阳秘，精神乃治，阴阳离决，精气乃绝。"阴平阳秘是人体健康的关键。针灸按摩由外及内通经络、调气血，使机体内外交通、营卫周流、阴阳和谐，达到养生保健防病的目的。

（三）扶正祛邪

扶正是提高机体抗病能力，祛邪是消除致病因素。《素问·刺法论》曰："正气存内，邪不可干。"针灸按摩养生重在扶正，体现了中医"治未病"的思想。针灸按摩通过刺激经络与腧穴扶助正气、祛除邪气，从而达到养生保健防病的目的。

（四）平衡脏腑

中医学认为，人体是一个以心为主宰，五脏为中心的有机体，保持脏腑的正常功能状态是养生的重要环节。《灵枢·海论》曰："夫十二经脉者，内属于腑脏，外络于肢节。"经络将人体脏腑、四肢百骸、五官九窍、皮肉筋骨等联系成一个整体。针灸按摩通过刺激经络与腧穴使脏腑功能平衡从而达到养生保健防病的目的。

知识链接

针灸养生的机制

针灸可促进与调节人体的免疫系统、血液系统、循环系统、神经系统、呼吸系统、内分泌系统、消化系统，具有调节免疫，提高新陈代谢，改善血液循环，促进微量元素吸收，影响血液成分，改善内分泌和神经的功能，养生防衰的作用。

针刺某些强壮穴可提高机体新陈代谢和抗病能力。灸法对机体免疫功能有双向调节作用，可调节细胞免疫和体液免疫，具有延缓胸腺萎缩的功能，可明显提高血清上皮生长因子含量，促进组织细胞生长，提高机体对疾病的抵御能力，从而起到改善新陈代谢、抗衰防老和养生保健的作用。按摩能加快血液循环，提高机体新陈代谢，调节免疫，增强抗病能力，具有抗炎、退热等功效。

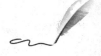

第二节　针灸按摩养生的方法

针灸按摩经过几千年的发展，在历代医家的努力下，其理论知识和操作方法不断完善，形成了独特的理论体系和丰富的方法，同时，有许多方法被运用于中医养生。本节主要介绍针刺、艾灸、拔罐、耳穴、刮痧和按摩养生方法。

一、针刺养生

针刺养生是运用针具对经络和腧穴，施以提、插、捻、转等不同手法，激发经络功能，从而达到疏通经络、调畅气血、调理虚实、调和营卫、平衡脏腑、延年益寿目的的中医养生方法。

《灵枢·逆顺肥瘦》曰："上工刺其未生者也。"针刺养生与针刺疗疾的方法相同，但各有侧重。养生而施针刺，着眼于强壮身体，增进机体能力，旨在养生延寿。选穴多以具有强壮保健功效的穴位为主，不宜过多。同时，施针刺激强度要适中，不宜过大。

（一）针刺操作方法

1. 进针法　又称刺针法、下针法、入针法、内针法，是指运用各种手法将针刺入腧穴皮下的方法。常用的进针方法有以下几种。

（1）单手进针法　用刺手拇、示指持针，中指端紧靠穴位，指腹抵住针体中部，当拇、示指向下用力时，中指也随之屈曲，将针刺入，直至所需的深度，多用于短针的进针。

（2）指切进针法　又称爪切进针法，用押手拇指或示指端切按在腧穴位置的旁边，刺手持针，紧靠押手指甲边将针刺入腧穴，多用于短针的进针。（图16-1）

（3）夹持进针法　用押手的拇、示指夹持消毒干棉球，用以夹住针身下端，露出针尖，将针尖固定在所刺腧穴的皮肤表面位置，刺手握住针柄，刺手和押手同时用力将针刺入腧穴，适用于长针的进针。（图16-2）

（4）舒张进针法　用押手的拇、示指将针刺腧穴部位的皮肤向两侧撑开，使皮肤绷紧，刺手持针，使针从押手拇、示指的中间刺入，多用于皮肤松弛部位的腧穴的进针。（图16-3）

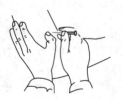 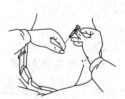 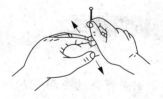

图16-1　指切进针法　　图16-2　夹持进针法　　图16-3　舒张进针法

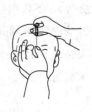

图16-4　提捏进针法

（5）提捏进针法　用押手的拇、示指将针刺腧穴部位的皮肤捏起，刺手持针，从捏起皮肤的上端将针刺入，多用于皮肉浅薄部位腧穴的进针。（图16-4）

2. 得气　又称"针感"，是指毫针刺入腧穴后所产生的经气感应，一方面是患者对针刺的感觉和反应，另一方面是医者对刺手指下的感觉。当针刺腧穴得气时，患者的针刺部位有酸胀、麻重等自

扫码"看一看"

觉反应，有时出现热、凉、痒、痛、抽搐、蚁行等感觉，或呈现沿着一定方向和部位传导和扩散的现象。医者的刺手亦能体会到针下沉紧、涩滞或针体颤动等反应。若针刺后未得气，患者则无任何特殊感觉或反应，医者刺手亦感觉到针下空松、虚滑。

影响得气的因素很多，主要因素取决于两方面。一是患者体质的强弱、病情的轻重和针刺部位。一般而言，体质强壮、经气旺盛、血气充盈者得气迅速，反之则得气迟缓，甚或不得气；敏感者反应强，迟钝者反应弱。指趾末端多痛，四肢与肌肉丰厚处多酸、麻、胀、重，或向上下传导，或向远端扩散，腹部多为沉压感，腰部多为酸胀感。二是医者取穴，针刺方向、角度、深度和施术手法。医者取穴准确，则易于得气；反之，则不易得气。另外，还应注意针刺的方向、角度和深度。若仍不能得气，可采用行针催气，或留针候气，或加艾灸等方法，以助经气来复，促使得气。

得气与否以及气至的迟速，不仅关系到针刺的治疗效果，而且可以借此窥测疾病的预后。《灵枢·九针十二原》曰："刺之要，气至而有效。"一般得气迅速时效果较好，得气较慢时效果较差。

3. 行针基本手法　行针基本手法有提插法和捻转法两种。两种基本手法施术时既可单独应用，又可配合应用。

（1）提插法　即将针刺入腧穴一定深度后，施以上提下插的操作手法。使针由浅层向下刺入深层的操作谓之插，使针从深层向上引退至浅层的谓之提，如此反复地上下呈纵向运动的行针手法，即为提插法。对于提插幅度的大小、层次的变化、频率的快慢和操作时间的长短，应根据患者的体质、病情、腧穴部位和针刺目的等灵活掌握。提插法操作时指力一定要均匀一致，幅度不宜过大，一般以3~5分为宜，频率不宜过快，每分钟60次左右，保持针身垂直，不改变针刺角度、方向和深度。通常认为，行针时提插的幅度大、频率快，刺激量就大；提插的幅度小、频率慢，刺激量就小。（图16-5）

（2）捻转法　即将针刺入腧穴一定深度后，施向前向后捻转动作的操作手法。捻转角度的大小、频率的快慢、时间的长短等，需根据患者的体质、病情、腧穴的部位、针刺目的等具体情况而定。捻转法操作时，指力要均匀，角度要适当，一般应掌握在180°~360°，不能单向捻针，否则针身易被肌纤维等缠绕，引起局部疼痛和出针困难。一般认为，捻转角度大、频率快，其刺激量就大；捻转角度小、频率慢，其刺激量就小。（图16-6）

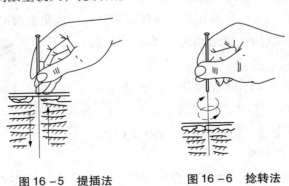

图16-5　提插法　　　　图16-6　捻转法

4. 针刺补泻手法　补泻手法是对机体不同虚实状态进行治疗的主要手段，也是取得不同效果的重要环节。补泻手法操作是否准确得当，会直接影响到针刺补泻效果。针刺养生主要运用补法和平补平泻。常用的几种单式补泻手法如下。（表16-1）

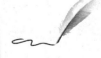

表 16-1 单式补泻手法表

名称	补法	泻法
捻转补泻	角度小，用力轻，频率慢，操作时间短，以顺时针转为主	角度大，用力重，频率快，操作时间长，以逆时针转为主
提插补泻	重插轻提，提插幅度小，频率慢，操作时间短	轻插重提，提插幅度大，频率快，操作时间长
徐疾补泻	进针时徐徐刺入，少捻转，疾速出针	进针时疾速刺入，多捻转，徐徐出针
迎随补泻	针尖随着经脉循行去的方向刺入	针尖迎着经脉循行来的方向刺入
呼吸补泻	患者呼气时进针，吸气时出针	患者吸气时进针，呼气时出针
开阖补泻	出针后迅速按压针孔	出针时摇大针孔而不立即按压
平补平泻	进针得气后均匀的提插、捻转后即出针	

（二）针刺养生方法

1. 针刺关元　关元穴为养生保健要穴，具有培补元阴元阳、培元固本、调理冲任的作用，可用于日常养生保健，能防治脏腑虚损诸疾。毫针直刺 1.0~1.5 寸，得气后出针，每周 1~2 次。

2. 针刺气海　气海穴为元气之海，是全身强壮保健要穴，具有培补元气、补益强壮的作用，可用于日常养生保健以及因元气虚弱出现的各种疾病的调治。毫针直刺 1.0~1.5 寸，得气后出针，每周 1~2 次。可与足三里配合施针，增强机体免疫功能和抗病能力。

3. 针刺足三里　足三里穴为养生保健、全身性强壮穴，具有健脾胃、助消化、补益气血、延年益寿的作用，可增强体质、预防疾病。毫针直刺 1.0~1.5 寸，得气后，即可出针。年老体弱者，可适当留针 5~10 分钟。每日 1 次，或隔日 1 次。

4. 针刺脾俞　脾俞穴为脾脏之背俞穴，具有调脾胃、补气血的作用，可用于日常对脾胃的保健调养、振奋精神、提高记忆力、预防脾胃疾患及强壮体虚者。毫针直刺 0.5~1.0 寸，得气后，即可出针，每日 1 次，或隔日 1 次。

5. 针刺三阴交　三阴交穴为肝、脾、肾三经交会穴，可调理足三阴经经气，具有健脾除湿、调理冲任、补肝益肾、调和营血及降压的作用，对增强腹腔诸脏器功能，特别是对调节生殖系统功能有重要作用，常用于生殖系统的保健养生。毫针直刺 1.0~1.5 寸，得气后，即可出针。年老体弱者，可适当留针 5~10 分钟。每日 1 次，或隔日 1 次。

6. 针刺丰隆　丰隆穴为祛痰的要穴，具有调理脾胃、运化水湿的作用，可用于痰湿体质的养生调理。针刺得气后，可适当留针 5~10 分钟，每日 1 次，或隔日 1 次。

考点提示
针刺操作方法与养生方法的操作。

7. 针刺曲池　曲池穴具有调整血压、防止老年人视力衰退的功效。毫针直刺 1.0~1.5 寸，得气后，即可出针。年老体弱者，可适当留针 5~10 分钟。每日 1 次，或隔日 1 次。

（三）针刺养生注意事项

（1）针刺养生选穴一次不宜太多，应少而精。可选用单穴，也可配伍选穴。欲增强某一方面功能者，可用单腧穴，以突出其效应；欲调理整体功能者，可配伍选穴，以增强其效果。

（2）针刺养生操作手法宜和缓，刺激强度适中，不宜过大。一般得气后即可出针，进针不宜过深，如形盛体胖之人，则可适当深刺。

（3）饥饿、过饱、醉酒、受惊、过度劳累以及惧怕针刺者，不宜针刺；妇女妊娠期间，腰骶部、腹部及活血化瘀的腧穴如三阴交、合谷、膈俞等不宜针刺，以免堕胎。

（4）针刺养生中需注意针刺异常情况，如出现晕针、滞针、弯针、折针、出血、血肿等情况，应及时处理。

知识链接

晕　针

晕针是针刺过程中患者发生的晕厥现象。在针刺中，患者可突然出现头晕目眩、面色苍白、恶心欲吐、心慌气短、出冷汗、四肢发冷、血压下降、脉象沉细等现象，严重者神志昏迷、仆倒在地、唇甲青紫、二便失禁、脉微细欲绝。

晕针多由于患者体质虚弱，或精神紧张，或过度疲劳、饥饿、大汗、大泻、大出血，或体位不当，或医者针刺时手法过重引起，直接原因是脑部暂时性缺血。

出现晕针应立即停止针刺，将针取出，使患者平卧休息，注意保暖，轻者给予温开水或糖水后，即可恢复正常；重者在上述处理基础上，刺或掐人中、素髎、内关、涌泉、足三里等穴，灸百会、关元、气海等穴，即可恢复。若仍不省人事，呼吸细微，脉细弱者，应配合其他急救措施。

二、艾灸养生

艾灸养生又称保健灸，是用艾条或艾炷等在身体某些特定腧穴或部位上施灸，以达到和气血、调经络、固肌表、升阳气、养脏腑、培元气、补后天、益寿延年目的的中医养生方法。

该法不仅用于强身保健，亦可用于久病体虚之人的调养，是我国独特的养生方法之一，具有悠久的历史。《扁鹊心书》曰："人于无病时，常灸关元、气海、命门、中脘……虽未得长生，亦可保百年寿矣。"《医说》曰："若要安，三里莫要干。"古代养生家运用艾灸养生已有丰富的实践经验。

（一）艾灸操作方法

常用艾灸方法有艾条灸、艾炷灸、温针灸和温灸器灸四种。

1. 艾条灸　运用特制的艾条在腧穴或局部进行熏烤的施灸方式。常用的操作方法有温和灸、雀啄灸和回旋灸。

（1）温和灸　将艾条点燃的一端对准穴位或施灸部位大约2~3 cm处进行熏灸，使局部产生温热感而无灼痛感为佳，一般每穴5分钟，以皮肤红润为度，可根据患者的实际情况调整施灸时间。该法应用较广泛，适用于一切灸法适用的病证。

（2）雀啄灸　将艾条点燃的一端对准穴位或施灸部位，像鸟雀啄食一样进行一上一下地熏灸。该法适用于患部面积较小的疾患。

（3）回旋灸　将艾条点燃的一端在保持穴位或施灸部位上方一定距离进行左右方向或反复旋转地熏灸。该法适用于患部面积较大的疾患。

2. 艾炷灸　将艾绒做成的艾炷置于施灸部位点燃进行施灸的方法，分为直接灸和间接灸。

扫码"看一看"

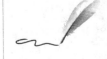

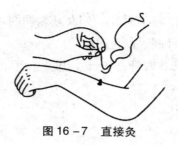

图 16-7　直接灸

（1）直接灸　又称"着肤灸"，是将艾炷直接放置在皮肤上点燃的施灸方法。（图 16-7）根据施灸程度的不同分为瘢痕灸和无瘢痕灸。瘢痕灸，也称"化脓灸"，是将艾炷直接放在穴位上施灸，使皮肤溃破、化脓，结痂愈合后留下永久性瘢痕。无瘢痕灸，即施灸时以温熨为主，使局部皮肤红润或轻微烫伤，不起疱化脓，不留瘢痕。

（2）间接灸　也称"隔物灸"，是在艾炷和皮肤间隔一层物品的艾灸方法。（图 16-8）常用的间接灸有隔姜灸、隔蒜灸、隔盐灸、隔附子饼灸等。隔姜灸多用于阳虚证和寒证。隔蒜灸可用于未溃破的化脓性肿块。隔盐灸适用于脐部施灸，用于阳气虚脱证。隔附子饼灸有温肾壮阳的功效，可用于肾阳虚衰等各类阳虚病证。

3. 温针灸　温针灸是将艾灸与针刺结合的一种方法，即在得气留针过程中，将少量艾绒搓捏成团于针尾，并点燃，待艾绒燃尽，再取出针。（图 16-9）该法通过针体将艾绒燃烧时的热力传入穴位，适用于关节痹痛、肌肤不仁等病证。操作过程中为了避免艾绒灰烬掉落而烫伤患者的皮肤，可在艾灸部位的皮肤上置一硬纸片。

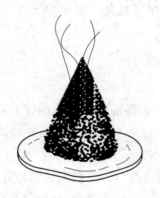
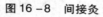

图 16-8　间接灸

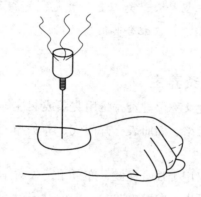

图 16-9　温针灸

4. 温灸器灸　温灸器灸是一种用温灸器施灸的方法。常用的温灸器有温灸盒和温灸筒。施灸时，将艾绒装入温灸器，点燃后将温灸器的盖扣好，即可将温灸器置于腧穴或施灸部位进行熨灸，直到所灸部位的皮肤红润为度。该法具有调和气血、温中散寒的作用。凡需要灸治者均可采用该法，对小儿、妇女及畏惧灸治者最为适宜。

（二）艾灸养生方法

1. 艾灸足三里　常灸足三里，可健脾益胃、促进消化吸收、强壮身体，中老年人常灸足三里可预防中风。艾炷灸每次灸 3～5 壮，或艾条灸每次 5～15 分钟。

2. 艾灸中脘　中脘穴具有健脾益胃、培补后天的作用。艾炷灸每次灸 3～5 壮，或艾条灸每次 5～15 分钟。

3. 艾灸神阙　神阙穴为任脉之要穴，具有补阳益气、温肾健脾的作用，现代用于调节肠胃功能、提高免疫力、延缓衰老和预防中风等。灸时用间接灸法，先将盐填满脐心，再将艾炷置于脐上灸之，每次灸 3～5 壮，也可用艾条灸，每次 5～15 分钟。

4. 艾灸膏肓　膏肓穴为全身强壮穴，常灸膏肓具有补虚益损作用。艾炷灸每次灸 3～5 壮，或艾条灸每次 5～15 分钟。三伏灸膏肓可预防哮喘的发生。

知识链接

三伏灸

三伏灸是利用中医"冬病夏治"原理，在三伏天时进行天灸防治疾病的一种方法，是中医时间医学、针灸学与中药外治相结合的一种疗法。《张氏医通》记载有在三伏天用白芥子涂法防止哮喘复发。三伏灸是我国传统医学中最具特色的伏天保健疗法，充分体现了天人合一的自然疗法。

该法是利用全年中阳气最盛的三伏天，人们体内阳气也相对充沛的时机，应用具有温经散寒、补虚助阳的中药制成药饼，选择相应的穴位进行贴敷灸治疗，以达到温阳利气、驱散内伏寒邪、温补脾肾、增强机体抗病能力、使肺气升降正常、防治疾病的目的。该法主要用于呼吸系统疾病和虚寒相关疾病，如哮喘、老年慢性支气管炎、关节痛、虚寒头痛、小儿冬天易患的感冒等。

5. 艾灸关元　关元穴为人体强壮保健要穴，具有培补元阴元阳、补肾固本、调理冲任的作用，艾灸关元能防治脏腑虚损诸疾。艾炷灸每次灸 3～5 壮，或艾条灸每次 5～15 分钟。

6. 艾灸气海　气海穴为人体强壮保健要穴，具有培补元气、补益强壮的作用，艾灸气海能调整和提高人体免疫功能，增强人的抗病能力。艾炷灸每次灸 3～5 壮，或艾条灸每次 5～15 分钟。

7. 艾灸涌泉　涌泉穴具有补肾填精、温肾壮阳、养心安神的作用，是养生保健常用穴位，常灸此穴可健身强心、增强体质和益寿延年。艾炷灸每次灸 3～5 壮，或艾条灸每次 5～15 分钟。

8. 督脉灸　督脉灸是采用传统艾绒灸疗法对督脉进行施灸的一种方法。该法具有温补督脉、温阳散寒、调和阴阳、温通气血等作用，能够提高机体免疫功能。操作时沿脊柱督脉从大椎穴至腰俞穴施以隔药、隔姜或隔蒜灸等，形如长蛇，故又称长蛇灸、铺灸。该法刺激较大，易起水疱，应注意防护与处理。一般每次灸 2～3 壮，两次操作之间需间隔 7～10 天。

考点提示

艾灸操作方法与养生方法的操作。

（三）艾灸养生注意事项

1. 艾灸顺序　艾灸时一般先灸上部、后灸下部，先灸背部、后灸腹部，先灸左侧、后灸右侧，先灸阳部、后灸阴部。特殊情况下，可灵活运用。

2. 艾灸剂量　每处艾灸壮数不宜过多，时间不宜过长。艾炷灸的多少、大小当因人及所灸部位的不同而有所区别。一般体弱者，宜小宜少；体壮者，宜大宜多。头部宜小宜少，四肢末端宜少，腰背部可适当增大增多。

3. 艾灸时间　艾灸时间不宜过长。春季、夏季施灸时间宜短，秋季、冬季可适当延长。头部、胸部和四肢部施灸时间宜短，腹部、腰背部可适当延长。老年人、儿童、妇女、体弱者艾灸时间宜短，青壮年可略长。

4. 灸后处理　艾灸局部出现小水疱，嘱勿擦破水疱，任其吸收，一般数日即可愈合。如水疱较大，可用消毒毫针刺破水疱，放出水液，再适当外涂烫伤药，保持创面洁净。施

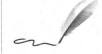

灸结束后，确保艾条等彻底熄灭，防止复燃。

5. 艾灸意外 艾灸时需要严格按照规程操作，避免烧伤、烫伤及火灾等。

6. 艾灸禁忌 灸法能益阳伤阴，阴虚阳亢及邪热内炽者不宜艾灸；颜面五官，有大血管的部位，孕妇的腹部、腰骶部及阴部，不宜艾灸；饥饿、过饱、醉酒、过度劳累等不宜艾灸。

三、拔罐养生

拔罐养生是以罐为工具，利用燃烧、抽气等方法形成罐内负压，使之吸附于体表，造成局部皮肤充血、瘀血，从而达到疏经通络、行气活血、祛风散寒、调整脏腑功能、强壮身体的一种中医养生方法。该法古称"角法"，具有操作简便、效果好、安全可靠的特点，深受人们喜爱，其在调理亚健康、养生保健、美容塑身等方面有很好的效果。

（一）拔罐操作方法

拔罐常用的罐有竹罐、玻璃罐、抽气罐等。

1. 吸附方法

（1）火罐法 借燃烧时火焰的热力，排去罐内空气，使之形成负压而吸着于皮肤上的方法，称火罐法。常用的火罐法有闪火法和投火法。闪火法是用镊子或止血钳等夹住95%的酒精棉球，一手持罐，罐口朝下，点燃棉球后在罐内旋转数圈后随即退出，迅速将罐扣在施术部位上，最为常用。投火法是将酒精棉球或薄纸卷点燃后，投入罐内，然后迅速将罐扣在施术部位。为避免罐内的燃烧物烫伤皮肤，该法一般用于身体侧面横向拔罐。

（2）抽气法 先将抽气罐紧扣在需拔罐的部位上，用抽气筒将罐内的空气抽出，使之产生所需负压吸在所拔部位，适用于任何部位拔罐。

（3）煮罐法 选用完好无损的竹罐置于锅内，加水煮沸2分钟，用镊子将罐夹出，罐口朝下倒出罐内水液，用毛巾捂好罐口，迅速将罐扣在应拔部位。也可在清水中放入配制好的中药，煮至适当浓度，再把竹罐放入药液同煮，此为药罐。

2. 应用方法 根据养生保健的不同需要，可选用以下几种方式。

（1）留罐法 拔罐后将罐留置5～15分钟。罐大吸拔力强的应适当减少留罐时间。夏季及肌肤浅薄处，不宜留罐时间过长，以免损伤皮肤。

（2）闪罐法 将罐拔上即刻取下，再吸拔，再取下，如此反复吸拔多次，直至皮肤潮红。该法多用于局部皮肤麻木或功能减退的病证。

（3）走罐法 又称推罐，选用罐口光整的玻璃罐，先在走罐所经皮肤和罐口涂抹一层滑润介质，吸拔住罐后，手握住罐体，稍用力在皮肤表面慢慢来回推拉。该法一般适用于面积较大，肌肉丰厚处，如腰背、大腿等部位。（图16－10）

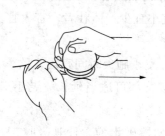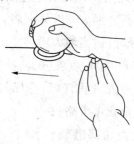

图16－10 走罐法

3. 取罐方法　一手握住罐体，另一手拇指按压罐口旁边的皮肤，使空气进入罐内，罐即可取下。切不可用力强拔，以免损伤皮肤。

（二）拔罐养生方法

1. 拔大椎　大椎穴为督脉的穴位，为诸阳经交会之处，在此拔罐可以调节阴阳，疏通经络，强壮保健，增强机体免疫力。

2. 拔背俞穴　背俞穴为脏腑之气输注于背腰部的腧穴，是拔罐养生的常用腧穴。背俞穴拔罐可以畅通五脏六腑之气，调整脏腑功能，促进全身气血运行。拔罐养生时，既可以采用留罐法，也可采用走罐法。

3. 拔关元　关元穴为任脉的穴位，是足三阴经与任脉的交会穴，是保健拔罐的常用穴位，具有补肾培元、温阳固脱的作用。关元穴拔罐配合艾灸可以温通经络，固本培元，补虚益损，壮一身之元气。

4. 拔三阴交　三阴交穴为肝、脾、肾三经交会穴，在此拔罐可调理足三阴经经气，健脾除湿，调理冲任，补肝益肾，使先天之精旺盛，后天气血充足，从而延年益寿。

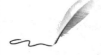

考点提示

拔罐操作方法与养生方法的操作。

5. 拔涌泉　涌泉穴为足少阴肾经的穴位，位于人体最下部，是养生保健常用穴位。涌泉穴拔罐可排出湿毒浊气，疏通肾经，使肾气旺盛，配伍足三里养生保健效果更佳。

（三）拔罐养生注意事项

（1）根据不同的养生保健需求选择不同的部位、适宜的罐具和拔罐方法。

（2）拔罐前患者宜选择舒适体位，拔罐时室内应保持温暖，避开风口，以防患者受凉。在使用多罐时，罐具排列时距离不宜太近，以防皮肤因罐具牵拉而产生疼痛。采用火罐法需注意防止烫伤。拔罐时应密切观察患者反应，避免意外发生。

（3）拔罐时间的间隔应根据具体情况而定，体质较虚者可以每隔 2~3 日拔罐 1 次。连续拔罐的，应注意轮换拔罐部位，避免局部反复刺激，损伤皮肤。一般情况下，拔罐结束 8 小时内不宜洗澡。

（4）心前区、体表大血管处、乳头、五官部位、前后二阴、皮肤细嫩处、毛发较多处、关节凹凸不平处，皮肤破损处、瘢痕处、有肿块、过敏或有皮肤传染性疾病、外伤骨折处、静脉曲张、水肿等部位不适宜拔罐。

（5）妊娠期和月经期妇女的腹部、腰骶部不宜拔罐。

（6）凝血功能差，有自发性出血倾向或损伤后出血不止的患者，急性重症、重度心脏病、心力衰竭、呼吸衰竭、肺结核活动期、重度神经疾病患者，全身抽搐痉挛、躁狂、醉酒、过饥、过饱、过劳者均不宜拔罐。

四、耳穴养生

耳穴养生是用针刺或其他方法刺激耳穴，以防治疾病、增强体质和延年益寿的一种养生方法。该法具有应用范围广、操作方便的特点。

（一）耳穴

1. 耳穴　耳穴是指分布在耳郭上的一些特定区域，是人体各部分的生理病理变化在耳郭上的反应点，亦是在耳郭上用于防治疾病的刺激点。

2. 耳穴分布规律　耳穴在耳郭的分布有一定的规律，如子宫内倒置的胎儿，即与头面相应的穴位在耳垂，与上肢相应的穴位在耳舟，与躯干和下肢相应的穴位在对耳轮体部和对耳轮上、下脚，与内脏相应的穴位在耳甲。（图16－11、图16－12）

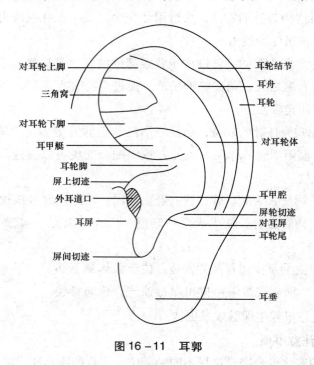

图16－11　耳郭

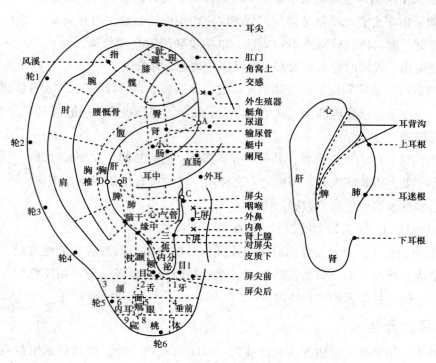

图16－12　耳穴

3. 常用耳穴定位　为了方便准确取穴，国标上按耳的解剖将每个部位划分成若干个区，共计有91个穴位。现将常用耳穴列表如下。（表16－2）

表 16 - 2　常用耳穴表

区域	穴位名称	部位	主治
耳轮	耳中	耳轮脚	呃逆、荨麻疹、小儿遗尿
	外生殖器	耳轮上，与对耳轮下脚上缘相平处	睾丸炎、外阴瘙痒症等
	耳尖	耳轮顶端，与对耳轮上脚后缘相对的耳轮处	发热、高血压、急性结膜炎、睑腺炎
	结节	耳轮结节处	头晕、头痛、高血压等
耳舟	风溪	耳舟上 2/5 与下 3/5 的交界处，即耳轮结节前方	荨麻疹、过敏性鼻炎、哮喘
	肩	耳舟分 5 等分，自上而下在第 4 等分处	肩关节周围炎、胆石症等
对耳轮	膝	对耳轮上脚的中 1/3 处	膝关节肿痛
	坐骨神经	对耳轮下脚的前 2/3 处	坐骨神经痛
	交感	对耳轮下脚的末端与耳轮内缘交界处	胃肠痉挛、心绞痛、胆绞痛、输尿管结石、自主神经功能紊乱
	颈椎	对耳轮体部将轮屏切迹至对耳轮上、下脚分叉处分为 5 等分，下 1/5	颈椎综合征、落枕等
	胸椎	按上述分法，中后 2/5	胸胁痛、乳腺炎、产后泌尿不足等
三角窝	神门	三角窝后 1/3 的上部，即对耳轮上、下脚分叉处稍上方	失眠、多梦、痛症、戒断综合征等
	内生殖器	三角窝前 1/3 的下部	痛经、月经不调、白带过多、功能性子宫出血、遗精、早泄
耳屏	外耳	屏上切迹前方近耳轮部	外耳道炎、中耳炎、耳鸣
	外鼻	耳屏外侧面中部	鼻炎、减肥等
	屏尖	耳屏上部隆起的尖端	发热、牙痛
	肾上腺	耳屏下部隆起的尖端	低血压、感冒、风湿性关节炎
	咽喉	耳屏内侧面上 1/2 处	咽喉炎、扁桃体炎等
	内鼻	耳屏内侧面下 1/2 处	鼻炎、鼻窦炎、鼻出血等
对耳屏	对屏尖	对耳屏尖端	哮喘、腮腺炎、皮肤瘙痒
	缘中	在对耳屏游离缘上，对屏尖与轮屏切迹的中点	遗尿、内耳眩晕病
	颞	对耳屏外侧面的中部	偏头痛
	皮质下	对耳屏内侧面	神经衰弱、假性近视、高血压、腹泻、痛症
耳甲腔	心	耳甲腔正中凹陷处	心律不齐、心绞痛、神经衰弱
	肺	耳甲腔中央周围处	咳喘、皮肤病、便秘、戒烟
	脾	耳甲腔的后上方	腹胀、腹泻、便秘、食欲不振、功能性子宫出血
	内分泌	耳甲腔的前下，在耳屏屏间切迹内	痛经、月经不调、更年期综合征
耳轮脚周围	口	耳轮脚下方前 1/3 处	口腔炎、戒烟、胆石症
	胃	耳轮脚消失处	胃炎、消化性溃疡、胃痉挛、失眠、胆石症
	十二指肠	耳轮脚上方后 1/3 处	消化性溃疡、胆石症
	大肠	耳轮脚上方前 1/3 处	腹泻、便秘
耳甲艇	肝	耳甲艇的后下部	胁痛、眩晕、月经不调、高血压
	胰胆	在耳甲艇的后上部，肝、肾二穴之间	胆囊炎、胆石症、急性胰腺炎
	肾	在对耳轮下脚下方后部，即对耳轮上、下脚分叉处下方	遗尿、腰痛、肾炎、月经不调、遗精、早泄

区域	穴位名称	部位	主治
耳垂	牙	耳垂正面，从屏间切迹软骨下缘至耳垂下缘划3条等距离水平线，再在第2水平线上引2条垂直等分线，由前向后，由上向下地把耳垂分为9个区，1区为本穴。亦即耳垂正面前上部	牙痛、牙周炎、低血压
	眼	按上述分区之5区为本穴，即耳垂正面中央部	急性结膜炎、睑腺炎、假性近视及其他眼病
	面颊	按上述分区之5、6区交界线周围，亦即眼区与内耳区之间为本穴	周围性面瘫、三叉神经痛
	内耳	按上述分区之6区，即耳垂正面后中部	耳鸣、耳聋、内耳眩晕病
	扁桃体	按上述分区之8区，即耳垂正面下部	扁桃体炎、咽炎
耳郭背	耳迷根	耳背与乳突交界的根部，耳轮脚对应处，即耳轮脚后沟的耳根处	胆石症、心律失常
	耳背沟	又称降压沟。在对耳轮上、下脚及对耳轮主于在耳背面呈"Y"形凹沟部	高血压、皮肤瘙痒

（二）耳穴操作方法

历代医家用针、灸、按摩、耳道塞药、吹药等方法刺激耳郭以防治疾病均取得了很好的效果，在此介绍其中两种方法。

1. 压丸法 即在耳穴表面贴敷压丸的一种方法。该法既能持续刺激穴位，又安全无痛、无副作用。压丸现多用王不留行籽，因其表面光滑，大小和硬度适宜，使用前应用沸水烫洗2分钟，晒干装瓶备用。也可选取磁粒、油菜籽、小米、绿豆、白芥子等。

先用镊子夹取大小适中的方块胶布，将压丸贴在胶布中心，然后再用酒精棉球对耳穴轻擦消毒，左手手指托持耳郭，右手将胶布贴敷在选用的耳穴上，轻轻揉按1~2分钟，双耳交替，也可同时贴用。每日自行按压3~5次，每次每穴按压30~60秒，3~7日更换1次。

2. 埋针法 是将皮内针埋入耳穴的方法。操作时，左手固定常规消毒后的耳部，右手用镊子挟住皮内针柄，轻轻刺入所选耳穴，再用胶布固定。一般埋一侧耳郭，双耳交替，必要时埋双耳，每日自行按压3次，每次留针3~5日，5次为1个疗程。

（三）耳穴养生方法

1. 按相应部位选穴养生 当机体出现不适时，在耳郭的相应部位上有一定的敏感点，养生时可选取该处的穴位进行操作养生，如胃部不适选取胃穴，保护膝关节选取膝穴，预防眼疾选取眼穴等。

2. 按脏腑辨证选穴养生 根据脏腑学说理论，按各脏腑的生理功能进行辨证取穴养生，如护心选取心穴，强腰选取肾穴等。

3. 按经络辨证选穴养生 根据十二经脉循行和其病候选取穴位，如老年便秘选取大肠穴，腰痛选取膀胱穴等。

4. 按西医学理论选穴 根据西医学理论取穴，如女性更年期选取内分泌穴，针对心脏选取交感穴等。

（四）耳穴养生注意事项

（1）严格消毒，防止感染。因耳郭暴露在外，表面凹凸不平，结构特殊，针刺前必须

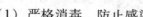

严格消毒。针刺后如针孔发红、肿胀，应及时处理，防止化脓性软骨膜炎的发生。

（2）贴压耳穴应注意防水，以免脱落。夏天需注意防胶布潮湿或皮肤感染，贴压耳穴不宜过多，时间不宜过长。同时注意被操作者是否对胶布过敏，如有过敏应立即停止使用或换其他物品。

（3）刺激强度以轻中度为宜，一般儿童、孕妇、年老体弱、精神高度紧张、神经衰弱、过度饥饿和疲劳者用轻刺激法。患有严重器质性病变和伴有高度贫血者不宜针刺，对严重心脏病、高血压病患者不宜行强刺激法。操作中应注意晕针，一旦发生应及时处理。

（4）有习惯性流产的孕妇慎用。

（5）耳郭皮肤有炎症或冻伤者不宜使用。

五、刮痧养生

刮痧养生是运用特制的刮痧工具配合相应的手法，蘸取适量的介质，在体表进行反复刮拭，使皮肤局部出现痧痕，以达到疏通经络、活血行气、平衡阴阳、调节脏腑、防治疾病目的的一种中医养生方法，是中国传统的自然疗法之一。该法历史悠久，具有简便易行、效果明显的特点，深受我国广大群众喜爱，已被广泛运用于强身健体、减肥美容等养生保健。

（一）刮痧操作方法

1. 刮痧器具与介质

（1）刮痧器具　刮痧器具多样，一般边缘比较光滑的物体，均可以当作刮痧器具，如刮痧板、硬币、瓷质汤匙、竹片等。最常用的是刮痧板，制作材料可选用水牛角、玉石，一般选用水牛角制成，因为水牛角具有清热解毒、凉血定惊作用，且光滑耐用、易于擦洗消毒。

（2）刮痧介质　刮痧介质是为了减少刮痧时刮具与皮肤间的摩擦力，避免皮肤损伤，多为具有润滑作用的物质或药剂，如红花油、紫草油、植物油（如麻油、橄榄油等）、药酒、凡士林、润肤霜、水等，目前多用由医用植物油与中药加工而成的刮痧油和美容刮痧乳。

2. 刮痧手法

（1）持板方法　用手握住刮痧板，刮痧板的底边横靠在手掌心，拇指和其他四指呈弯曲状，分别握住刮痧板的两边，刮痧时用手掌的部位向下按压。

（2）常用刮拭方法　主要有以下几种方法。

面刮法：是最常用的刮拭方法。刮痧板的长边横放手中，紧贴掌心，拇指和其余四指微屈，分别握住刮痧板的两边，刮痧板与刮拭皮肤方向呈30°~60°角，以45°最为普遍，利用腕力多次向同一方向刮拭，用力要均匀，且保证一定的刮拭长度。该法适用于身体平坦部位的经络和穴位。

角刮法：使用角形刮痧板或刮痧板的角部，将刮板面与皮肤呈45°角，自上而下进行刮拭。该法适用于身体关节、骨突周围、脊柱双侧经筋部位及肩部部分穴位。操作时要避免用力过猛而损伤皮肤。

点按法：手握刮痧板，用刮痧板其中一个棱角为着力点直接点压穴位，与皮肤呈90°角，向下用力，由轻至重，反复多次。该法适用于身体的软组织、骨骼缝隙、凹陷处等部

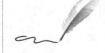

位的穴位。

拍打法：一手拇指、示指分别位于刮痧板短边一侧的两面握住刮痧板一端，腕关节自然屈伸，用刮板另一端的平面速度均匀地拍打体表。该法适用于四肢、肘窝或腘窝部等部位。

厉刮法：将刮痧板的棱角接触皮肤，并呈90°角，在约1寸短距离内进行反复刮拭，刮拭中刮痧板始终不离开皮肤，并施以一定的压力。该法适用于头部经络与穴位。

疏理经气法：沿经络的循行走向，用刮痧板长边自上而下或自下而上循经连续刮拭，手法要求轻柔均匀，平稳缓和。该法适用于分段刮拭结束或保健刮痧时对经络进行整体调理、放松肌肉、消除疲劳。

3. 刮痧补泻 刮痧补法，即刮拭力量小，刮拭速度慢，刺激时间短，操作的方向顺着经脉运行方向，出痧痕较少，适用于年老体弱、久病重病和体形瘦弱者；刮痧泻法，即刮拭力量大，刮拭速度快，刺激时间长，操作的方向逆经脉运行的方向，出痧痕较多，适用于青年人、新病急病和体形强壮者。平补平泻法介于补、泻之间，保健刮痧多用该法。

（二）刮痧养生方法

1. 头部刮痧 头部刮痧线路：先刮拭头部两侧，从头部两侧太阳穴开始，经头维、额厌等穴至风池穴；再刮拭前头部，从百会穴开始，经前顶、囟会、上星至神庭穴；然后刮拭后头部，从百会穴开始，经后顶、强间、脑户、风府至哑门穴；最后刮拭全头部，以百会穴为中心，向四周呈放射状向全头发际处刮拭，经过全头穴位。头部刮痧具有改善头部血液循环、疏通全身阳气的作用。头部用面刮法刮拭，不必涂刮痧润滑剂。为增强刮痧效果，可使用刮痧板薄面边缘或刮痧板角部刮拭，每个部位刮30次左右，刮至头皮有发热感为宜，手法宜采用平补平泻。

2. 颈部刮痧 颈部刮痧线路：一般先刮督脉颈项部分，从哑门穴刮到大椎穴；再刮拭颈部两侧到肩，从风池穴开始经肩井、巨骨至肩髃穴。人体后项部有6条阳经和督脉通过，颈部刮痧具有育阴潜阳、补益正气的作用，可防治颈椎病、感冒、头痛等疾病。颈后高骨为大椎穴，用力要轻柔，用补法，以出痧为度。肩部肌肉丰厚，用力宜重些，采用平补平泻手法，从风池穴一直到肩髃穴，应一次到位，中间不要停顿。

3. 肩背部刮痧 肩背部刮痧线路：一般由上向下刮拭，先刮后背正中线的督脉，再刮两侧的膀胱经和夹脊穴，最后从颈部分别向两侧肩峰处刮拭。刮拭背部具有调节全身气机、五脏六腑功能和养生保健作用。背部正中线刮拭时，用补法，手法应轻柔，不可用力过大，以免伤及脊椎。棘突之间用刮痧板棱角点按，背部两侧可视患者体质、病情选用补泻手法，用力要均匀，中间不要停顿。

4. 胸肋部刮痧 胸肋部刮痧线路：先自上而下刮拭胸部正中线，从天突穴经膻中穴向下刮至鸠尾穴；再刮拭两侧胸肋部，从正中线任脉为界，由内向外，先左后右，用刮板整个边缘由内向外沿肋骨走向刮拭。刮拭胸部可疏调上焦气机、宽胸理气。刮拭两胁肋部可调畅肝胆气机、升发阳气。刮拭胸部正中线用力要轻柔，不可用力过大，宜用平补平泻法。胁肋部用刮痧板棱角沿肋间隙刮拭，需隔过乳头部位，中府穴处宜用刮板角部从上向下刮拭。

5. 四肢部刮痧 四肢部刮痧线路：先刮拭上肢内侧部，由上向下刮，尺泽穴可以重刮；再刮拭上肢外侧部，由上向下刮，在肘关节处可停顿，或分段刮至外关穴；然后刮拭下肢内侧，从上向下刮，经承扶穴至委中穴，由委中至跗阳穴，委中穴可重刮；最后刮拭下肢外侧部，从上向下刮，从环跳穴至膝阳关穴，由阳陵泉穴至悬钟穴。四肢部刮痧具有调理全身经络气机、疏通气血和调整脏腑功能的作用。刮拭四肢部，遇关节部位不可强力重刮。对下肢静脉曲张、水肿者应从下向上刮拭。

（三）刮痧养生注意事项

（1）对初次接受刮痧治疗者，应做好说明解释工作。刮痧应选择空气相对流通的场所，室温较低时应尽量减少暴露部位，注意保暖。选择舒适的体位和刮具。刮拭手法应均匀用力，以患者能忍受为度。出痧后饮一杯热水（淡糖盐水最佳），休息 15～20 分钟，刮痧后 3～4 小时以内忌洗浴。

（2）刮痧不宜刻意追求出痧。血瘀、实证、热证出痧较多；虚证、寒证不易出痧。刮痧部位的痧痕未退之前，不宜在原处再次刮拭。再次刮痧时间需间隔 3～6 天，以皮肤上痧退为标准。

（3）刮拭过程中注意询问和观察被操作者，如出现头晕、面色苍白、心慌、出冷汗、四肢发冷、恶心欲吐或神昏仆倒等晕刮现象，应立即停止刮痧，让被操作者平卧、保暖、饮用温水，或点人中、内关、足三里，刮百会、涌泉。

（4）刮痧部位皮肤局部有破溃、疖肿、斑疹、疮痈、有皮肤传染病者均不宜刮痧；有出血倾向性疾病，如血友病、紫癜、白血病等患者，不宜使用刮痧；体表外伤处、下肢静脉曲张处、肿块处、大血管处、骨折处均不宜刮痧；面部、小儿囟门未闭合部位不宜刮痧；妊娠期和月经期妇女的下腹部、腰骶部及三阴交、膈俞穴等不宜刮痧；抽搐、痉挛、醉酒、过饥、过饱者等不宜刮痧；心力衰竭、呼吸衰竭、肾功能衰竭、严重过敏者等禁用刮痧。

六、按摩养生

按摩养生法是指通过各种手法刺激人体一定部位或经络腧穴，以达到疏通经络、调畅气血、调和营卫、培补元气、调理脏腑、益寿延年、防治疾病目的的一种中医养生方法。按摩，古称"按跷""乔摩""案杌"等，明朝开始称为推拿，是我国传统的保健养生方法之一，具有悠久的历史，由于其简便易行、防治结合、效果安全可靠，深受广大群众喜爱。

（一）按摩操作方法

1. 按摩手法要求　按摩手法在操作中要求做到持久、有力、均匀、柔和及深透。①持久，指手法能够严格按照规定的技术要求与操作规范，持续操作一定的时间，保持动作的连贯性。②有力，指手法在应用时，有一定力量和技巧力。使用力量的大小要因人而异，根据患者的年龄、性别、体质、施治部位、病证虚实等情况适当灵活掌握，既保证疗效，又避免发生不良反应，同时也需要一定的技巧力。③均匀，指手法的操作必须具有一定的节律性。操作的动作速度要均匀，不可时快时慢；操作的力量要均匀，不可忽轻忽重；操作的动作幅度要均匀，不可忽大忽小。④柔和，指手法操作时，既要有一定的力量，又要舒适自然，应做到重而不滞，轻而不浮，刚柔相济。要求用力平稳，讲究技巧性，动作变换自然流畅。⑤深透，指手法的刺激不能局限于体表，而要达到组织深处的筋脉、骨肉，功力也应达于脏腑，使手法的效应能传之于内。

2. 常用按摩手法　按摩手法是指术者运用手或肢体其他部位或工具按照特定的技术要求在受术者身体上操作的方法，是按摩养生的手段和操作技能。

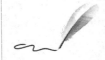

（1）一指禅推法 用拇指指端或螺纹面着力，通过腕部的往返摆动，使手法产生的力通过拇指持续不断地作用于施术部位或穴位的一种手法，分为一指禅指峰推法、一指禅偏峰推法和一指禅屈指推法。

操作要求：术者拇指指端或螺纹面自然着力，其余手指自然屈曲或平伸，沉肩、垂肘、悬腕，前臂主动运动，带动腕关节有节律地左右摆动，使所产生的功力通过拇指着力部位轻重交替、持续不断地作用于施术部位或穴位上。手法动作频率每分钟 120～160 次。可定点操作，亦可移动，定点操作要吸定不滑，且不可着力下压，移动时要在吸定的基础上做到缓慢、均速、均压，即紧推慢移。操作时努力做到蓄力于掌，发力于指，刚柔相济，形神俱备，以求气力并存之效，做到沉肩、垂肘、悬腕、指实掌虚。（图 16－13）

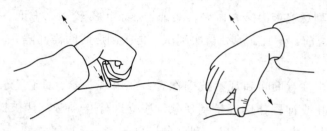

图 16－13 一指禅推法

该法具有调和营卫、疏通经络、舒筋活血、通调脏腑、消积导滞等作用，主要用于全身各经络、穴位及各种线状与点状部位。

（2）滚法 用手背等部位着力，通过前臂旋转摆动及腕关节屈伸旋转，使着力部对所施部位进行滚动性刺激的一种手法，分为掌背滚法、小鱼际滚法、掌指关节滚法、指间关节滚法等。

操作要求：术者站位，体态自然、舒展，上身前倾，肩部放松，着力后前臂侧立位，与施力面呈一定斜角，腕关节处于侧立、伸直或微屈位，前臂主动向前外侧推旋摆动，带动腕关节依次做屈曲外旋、回位、屈曲外旋的反复运动，使着力部对所施部位产生滚动性压力刺激。掌背滚，即以第 5 掌指关节背侧为主要着力部位进行操作；小鱼际滚，即以小鱼际为主要着力部位进行操作；掌指关节滚，以小、环、中三指掌指关节背侧为主要着力部位进行操作；指间关节滚，即以示、中、环、小四指指间关节背侧为主要着力部位进行操作。手法频率每分钟 120～160 次。操作时不要拖动或空转，应尽量避免掌指关节骨突部与所施部位的骨突处猛烈撞击。操作要柔和，不要生硬。控制好腕关节的屈伸运动，避免出现折刀样的突变动作。（图 16－14）

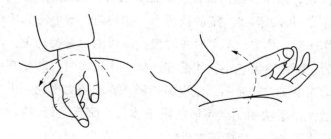

图 16－14 滚法

　　该法具有舒筋通络、活血化瘀、解痉止痛、祛风散寒等作用，主要用于颈项、肩背、四肢等部位。

　　（3）揉法　用肢体某部位着力，吸定于体表施术部位上，做环旋揉动的一种手法。根据所用部位不同，分为指揉法和掌揉法等。指揉法又分为拇指揉、中指揉和三指揉；掌揉法又分为全掌揉、掌根揉、大鱼际揉和小鱼际揉。

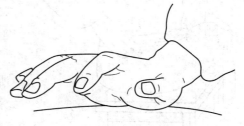

图 16－15　掌根揉法

　　操作要求：术者体态自然、舒展，用肢体某部位吸定在所施部位上做环旋揉动，或上下、左右揉动。拇指揉用拇指指面着力，中指揉用中指指面着力，三指揉用示、中、环三指指面着力，全掌揉用全掌着力，掌根揉用掌根着力，大鱼际揉用大鱼际着力，小鱼际揉用小鱼际着力。操作时用力要轻柔缓和，动作协调有节律，幅度从小到大，带动皮下组织一起运动，频率每分钟 120～160 次。可定点揉动，亦可边揉边移动，动作要灵活而有节律性。注意掌握用力轻重和频率。（图 16－15）

　　该法具有宽胸理气、健脾和胃、活血散瘀、消肿止痛、温经通络等作用，用于全身各部。其中，大鱼际揉法用于头面，掌根揉法多用于腰背、臀及四肢肌肉丰厚处，指揉法用于全身各部穴位。

　　（4）摩法　用指面或掌面等部位着力，对所施部位进行摩动刺激的一种手法，分为指摩法和掌摩法。

　　操作要求：术者作环形或直线摩动，摩动的压力、速度要均匀、适当。操作时，着力面与皮肤之间发生摩擦，不要带动皮下组织。就环摩而言，一般认为顺摩为泻、逆摩为补，急摩为泻、缓摩为补。指摩用示、中、环、小四指指面着力。（图 16－16）掌摩用手掌着力。（图 16－17）

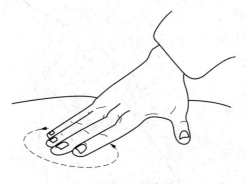

图 16－16　指摩法

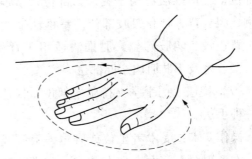

图 16－17　掌摩法

　　该法具有疏肝理气、健脾助运、消积导滞及调节肠胃功能等作用，主要用于胸胁、脘腹部及头面部。

　　（5）擦法　用手掌等部位着力，在所施部位做快速的直线往返摩擦运动，使之摩擦生热的一种手法，分为指擦法、全掌擦法、大鱼际擦法和小鱼际擦法等。

　　操作要求：术者用手指掌面、全掌、大鱼际或小鱼际着力，在所施部位做快速的直线往返摩擦运动，使之产生摩擦刺激。摩擦的距离要尽量拉长，紧贴所施部位，压力要适度，

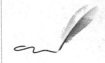

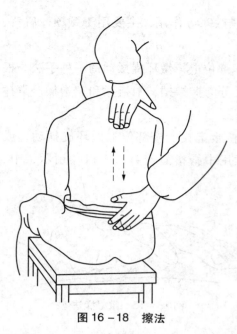

图 16-18 擦法

动作要连续，摩擦要生热，以透热为度。操作时，直接接触皮肤，不要隔衣而擦。注意保护皮肤，防止擦破，可使用润滑剂以保护皮肤，增强手法效应。（图 16-18）

该法具有温经止痛、消肿散结、行气活血等作用，主要用于全身各部位。其中，掌擦法用于面积较大的胸腹、腰背部，小鱼际擦法用于脊柱正中、腰骶、夹脊、骶棘肌部，大鱼际擦法主要用在四肢部，指擦法适用用于头面、颈项、肋间部。

（6）推法　用指、掌、拳、肘等部位着力，对所施部位进行单方向缓慢的直线推动的一种手法，分为指推法、掌推法、拳推法、肘推法等。

操作要求：术者用指、掌、拳、肘等部位，进行缓慢直线单方向推动。推法操作时，着力部位要紧贴体表，速度宜缓慢均匀，压力要平稳适中，一般要顺肌纤维方向推，可使用滑石粉等推拿介质，防止推破皮肤。（图 16-19）

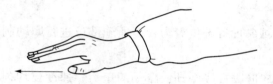

图 16-19　掌推法

该法具有舒经活络、行气活血等作用，适用全身各部位。其中，拇指推法适用于头面、颈项和四肢部位，三指推法适用于胸、腹部位，掌推法适用于胸、腹、背、腰和四肢部位，拳推法适用脊柱两侧、背、腰、四肢部位，肘推法适用于脊柱两侧、背、腰、臀及下肢肌肉丰厚部位。

（7）搓法　用手掌夹持施术部位做快速的搓动的一种手法。

操作要求：受术者坐位或卧位，上肢或下肢放松，术者用双手掌面夹住上肢或下肢进行自上而下的搓动，同时上下移动。操作时动作要协调、连贯，搓的速度应快，上下移动的速度宜慢，要使被搓后的肢体有较强的舒松感。操作时双手用力要对称，施力不可过重，夹搓时如夹得太紧，会造成手法呆滞。（图 16-20）

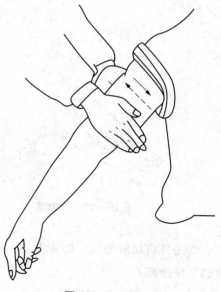

图 16-20　搓法

该法具有调和气血、调理组织、舒筋通络、解痉止痛及疏肝理气等作用，主要用于上肢、下肢及胁肋部，常与抖法联合使用。

（8）捻法　用拇指和示指相对捏住施术部位做对称的快速捻动的一种手法。

操作要求：术者用拇指螺纹面与示指的中、末节螺纹面或示指桡侧缘相对捏住施术部位，拇指、示指主动运动，稍用力做对称性快速捏揉搓捻动作，可边捻边移，捻动的速度宜快，移动要慢。捻动时动作要灵活连贯，不要僵硬、呆滞。（图16－21）

该法具有理筋通络、滑利关节、消肿止痛、活血祛风等作用，主要用于手指、足趾。

（9）按法　用指或掌着力，对所施部位施以按压的一种手法，分为指按法和掌按法等。

操作要求：该法要进行节奏性"按压、松压、按压"的操作，按压至所需力度后，要稍停片刻。应用该法时，要掌握好施力轻重，稳而持续，气力透达，有得气感，并以受术者能忍受为度。开始时用力须由轻而重，结束时再由重而轻，逐渐减力，不可突然终止压力，暴起暴落。指按法要求术者以拇指螺纹面着力，余四指张开，固定于一侧以支撑助力，拇指主动施力，垂直下压。掌按法要求术者以单手或双手掌面（或双手重叠），全掌或掌根着力，以肩关节为支点，借助身体上半部的重量，通过上臂、前臂传至手掌，垂直向下按压。（图16－22）

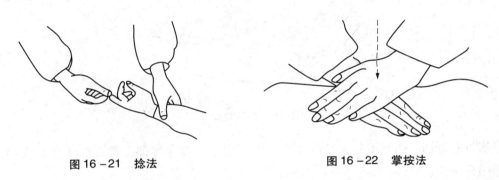

图16－21　捻法　　　　　　图16－22　掌按法

该法具有开通闭塞、解痉止痛、舒筋活血、理筋整骨及矫正脊柱畸形的作用，常用于胸腹、背腰、下肢后侧及穴位，与揉法复合成按揉法。

（10）拿法　用拇指与其余四指着力于施术部位，对称用力进行捏提的一种手法，有"捏而提起谓之拿"的说法，分为三指拿法和五指拿法。

操作要求：术者以拇指和其余四指的指面相对用力，捏住所施部位肌肤并逐渐收紧、提起，进行轻重交替、连续不断的捏提并施以揉动。操作时腕关节要放松，使动作灵活，富有节奏感，拇指与其余手指的指面着力，指端不能内扣。（图16－23）

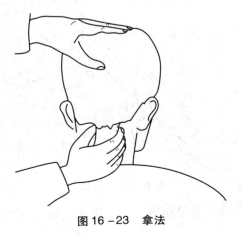

图16－23　拿法

该法具有疏经通络、行气活血和解痉止痛等作用，主要用于颈项、肩背、四肢及腹部。

（11）抖法　以双手或单手握住并着力于受术者肢体远端，做小幅度快频率的连续抖动的一种手法。

操作要求：抖上肢时，受术者站位或坐位，上肢放松。术者双手握其腕部，两前臂微用力，做连续小幅度的上下抖动，使抖动波传递到肩部。或术者以一手按其肩部，另一手握其腕部，做连续小幅度的上下抖动，并边抖边使肩关节前后方向活动。亦可单手握其手指部，进行连续小幅度的横向抖动。抖下肢时，受术者仰卧位，下肢放松。术者双手分别握住受术者一侧或两则踝部，将下肢抬起（离开床面约30 cm），然后用力做连续的上下抖动，使其下肢及髋部产生抖动舒松感。被抖动的肢体要自然伸直，肌肉和关节处于最佳松弛状态，抖动波应从肢体的远端传向近端。抖动的幅度要小，一般控制在 2 ~ 3 cm 以内。抖动的频率要快，上肢抖动频率宜每分钟 250 次左右，下肢抖动频率宜稍慢，每分钟 100 次左右即可。受术者腰部活动受限、疼痛较重、肌肉不能放松者及肩、肘、腕有习惯性脱位者禁用。（图 16 - 24）

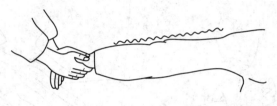

图 16 - 24　抖法

该法具有舒筋活络、滑利关节等作用，主要用于四肢及腰部，常在搓法之后使用，是操作的结束手法。

（12）拍法　用虚掌或特制拍子拍打体表的一种手法。

操作要求：术者五指并拢，掌指关节微屈，形成虚掌。腕关节放松，前臂主动运动，上下挥臂，有节奏地用虚掌拍击施术部位。可单手操作，亦可双手操作。拍击时，动作要平稳，有节奏，要使整个掌指周边同时接触体表，声音清脆而无疼痛。掌握好力度，不同部位用不同的力度。直接拍打皮肤时，以皮肤轻度充血、发红为度。要掌握好适应证，对结核、肿瘤、冠状动脉粥样硬化性心脏病患者等禁用拍法。（图 16 - 25）

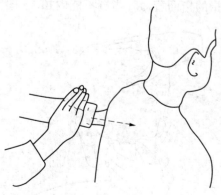

图 16 - 25　拍法

该法具有疏经通络、宣通气血等作用，主要用于肩背、腰骶与下肢后侧，是保健常用手法。

（13）击法　用拳背、掌根、掌侧小鱼际、指尖等部位击打施术部位的一种手法，分为指击法、掌根击法、侧击法、拳击法和桑枝棒击法等。

操作要求：术者肩、肘、腕关节放松，用拳背、掌根、掌侧小鱼际、指尖等部位击打体表。其中，拳击法要求术者手握空拳，腕伸直，前臂主动施力，以拳背节律性平击施术部位；掌根击法要求术者手指伸直，腕关节背伸，前臂主动施力，以掌根节律性击打施术部位；侧击法要求术者掌指部伸直，前臂部主动施力，以小鱼际部节律性击打施术部位；指击法要求术者手五指微屈，分开成爪形，腕关节放松，前臂主动运动，用指端节律性击打施术部位；桑枝棒击法要求术者用柔软而有弹性的桑枝棒有节律地击打施术部位。击打动作要连续有节奏，快慢适中。击打时要有反弹感，即击后迅速弹起，不要停顿或拖拉。击打时，要掌握好力度，力量适中，收发自如，避免暴力击打。（图16-26）

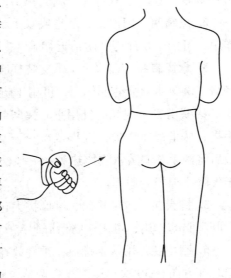

图16-26　掌根击法

该法具有疏经通络、行气活血等作用，主要用于头、肩背、腰骶、臀、四肢等部位。

（14）捏脊法　由捏法、捻法、提法、推法等多种手法复合而成的一种复合手法，为儿科常用手法。

操作要求：一种是双手半握空拳状，腕关节略背伸，以示指、中指、环指和小指的背侧置于脊柱两侧，拇指伸直前按，并对准示指中节处。以拇指的螺纹面和示指的桡侧缘将皮肤捏起，并进行提捻，然后向前推行移动。在向前移动捏脊的过程中，两拇指要交替前按，同时前臂要主动用力，推动示指桡侧缘前行，两者互为配合，从而交替捏提捻动前行。另一种是两手拇指伸直，两指端分置于脊柱两侧，指面向前，两手示指、中指前按，腕关节微屈。以两手拇指与示指、中指螺纹面将皮肤捏起，并轻轻提捻，然后向前推行移动。在向前移动的捏脊过程中，两手拇指要前推，而示指、中指则需交替前按，两者相互配合，从而交替捏提捻动前行。捏脊法每次操作一般均从龟尾穴开始，沿脊柱两侧向上，终止于大椎穴，可连续操作3~5遍。为了加强手法效应，常采用"捏三提一"的方法，即每捏捻3次，便停止前行，用力向上提1次。（图16-27）

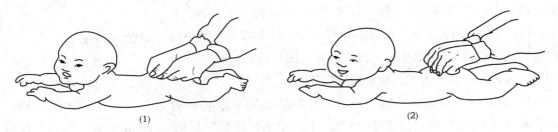

(1)　　　　　　　　　　(2)

图16-27　捏脊法

该法具有调整阴阳、疏通经络、促进气血运行、健脾和胃、改善脏腑功能等作用，用于脊柱两侧。

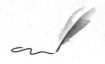

（二）按摩养生方法

1. 揉太阳 用双手拇指指腹，按两侧太阳穴旋转揉动，先顺时针转，后逆时针转，各10～15次。该法具有清神醒脑的作用，可用于防治头痛头晕、眼花、视力下降等。

2. 点睛明 用拇指、示指或双手示指点压双侧睛明穴15～25次。该法具有养睛明目的作用，可用于视疲劳、防治近视眼等。

3. 拿揉肩井 以双手全掌交替揉摩双肩，再拿捏肩井，每日20～30次。该法具有疏通经络、缓解肌肉疲劳的作用，可用于防治肩周炎和颈椎病等。

4. 搓劳宫 先顺时针用掌心搓压劳宫穴30次，再用一手的拇指、示指相对捻另一手的手指，从指根向指尖，五指依次一遍，再用一手的手掌擦另一手的手背，双手交替进行，最后将两手掌心劳宫穴搓热为止。该法具有养心安神、调和内脏、活血润肤等作用，可用于失眠、神经衰弱等。

5. 搓大包 双手搓热，掌摩搓大包穴及胁肋部30次。该法具有调理脾胃、疏肝理气、清肝利胆的作用，可用于防治肝胆疾病等。

6. 摩中脘 用双手搓热，重叠放在中脘穴处，顺时针方向摩30次，然后再以同样手法逆时针方向摩30次。该法具有调整胃肠道功能的作用，可用于防治腹部胀满不适等。

7. 揉丹田 将双手搓热后，用右手示指、中指和无名指在脐下3寸处旋转按揉50～60次。该法具有助两肾、健肾固精、填精补髓、改善胃肠功能和祛病延寿的作用，可用于遗精、腹部不适等。

8. 按肾俞 先将双手搓热，再以手掌上下来回按摩肾俞穴50～60次，两侧同时或交替进行，使腰部发热。该法具有强肾壮腰的作用，可用于防治肾虚腰痛、风湿腰痛等腰部疾患。

9. 擦涌泉 先将两手相互搓热，再用手掌擦双足涌泉穴，可反复擦搓30～50次，以足心感觉发热为度。该法最适宜在临睡前以温水泡脚后实施，效果最佳，也可醒后进行。该法具有温肾健脑、调肝健脾、安眠、改善血液循环、强身健体的作用，可用于防治失眠、心悸、头晕、耳鸣等。

10. 拿头 五指分开，指端着力，自前向后拿头顶部，沿督脉、膀胱经和胆经头部循行路线操作。该法具有通经活络、祛头风、防发白、健脑益智的作用，可用于防治失眠、头痛等。

11. 摩面 两掌心相互搓热，用手指从鼻两侧沿鼻梁上抹，经眉头至前额，然后放平四指，分推至两额角，再用两掌心从上而下摩面颊，如浴面状20～30次。该法具有提神醒脑、改善血行和美容保健的作用，可用于失眠、面部美容等。

12. 摩脐 用左手掌心贴脐部，右手按左手手背上，做顺时针方向旋转揉动100～200次。该法具有温阳固脱和益精壮元的作用，可用于防治五更泻、遗尿和遗精等。

 考点提示
　　按摩操作方法与养生方法的操作。

13. 摩腹 用掌心贴于腹部顺时针方向摩动30次，再逆时针方向摩动30次，反复交替操作5次。该法具有固本培元和延年益寿的作用，可用于预防胃脘胀满、腹泻或便秘等。

14. 擦少腹 两手小鱼际紧贴天枢穴向腹股沟方向上下擦动30～40次，以发热为度。该法具有疏肝理气和补肾益精的作用，可用于防治妇产科疾病等。

（三）按摩养生注意事项

（1）按摩时应思想集中、心平气和，要求做到身心放松。

（2）掌握操作手法，以求手法正确。按摩力度应先轻后重，逐渐加重，轻重适度，避免过小起不到应有的刺激作用，过大易产生疲劳且易损伤皮肤。次数要由少到多，按摩穴位逐渐增加。按摩时应注意避风保暖，以免感冒。

（3）各种皮肤破损病证，紫癜、咯血、便血、尿血等血液疾病或有出血倾向，骨髓炎、化脓性关节炎、各种脓肿、败血症或脓毒血症等感染性疾病，严重的心、脑、肺、肾等器质性疾病，传染性疾病，恶性肿瘤，急腹症，外伤出血，骨折早期，截瘫初期等患者禁用按摩。

（4）经期的女子或孕妇的腰骶部和腹部禁用推拿，过于疲劳、不能安静的精神病、年老体弱、久病体虚、过饥过饱、醉酒者禁用或慎用按摩。

本章小结

1. 针灸按摩养生的定义和作用　针灸按摩养生是以中医理论为指导，经络腧穴理论为基础，运用针灸与按摩等手段刺激经络与腧穴，从而疏通经络激发营卫气血的运行，调和阴阳、补养脏腑，达到增强体质、防病治病、益寿延年目的的养生方法。针灸按摩养生具有疏通经络、调和阴阳、扶正祛邪和平衡脏腑的作用。

2. 针灸按摩养生的方法　针灸按摩养生方法是中医养生的重要方法和特色之一，广泛用于中医养生。针刺养生是用针具对特定穴位施以手法进行养生。艾灸养生是用艾条或艾炷在身体某些特定腧穴上施灸进行养生。拔罐养生是用罐利用燃烧、抽气等方法形成罐内负压，使之吸附于体表，造成局部皮肤充血、瘀血进行养生。耳穴养生是用针刺或其他方法刺激耳穴进行养生。刮痧养生是运用特制的刮痧工具配合相应的手法，蘸取适量的介质，在体表进行反复刮拭进行养生。按摩养生是通过各种手法刺激人体一定部位或经络腧穴进行养生。

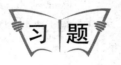

习　题

一、选择题

1. 下列哪项不是针灸按摩养生的作用

    A. 疏通经络　　　　　　B. 调和阴阳　　　　　　C. 清热除湿

    D. 平衡脏腑　　　　　　E. 扶正祛邪

2. 下列哪项不是针灸按摩养生的特点

    A. 操作简便　　　　　　B. 见效慢　　　　　　　C. 无毒副作用

    D. 安全有效　　　　　　E. 适应范围广

3. 下列哪项不属于针刺养生方法

    A. 选穴宜少　　　　　　B. 应选择强壮穴　　　　C. 施针不宜过强

    D. 行针宜采用补法或平补平泻　E. 多选用井穴

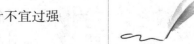

4. 皮肤松弛部位的进针一般采用

    A. 单手进针   B. 指切进针   C. 夹持进针

    D. 提捏进针   E. 舒张进针

5. 提插补泻法的补法是

    A. 重插重提   B. 重插轻提   C. 轻插轻提

    D. 轻插重提   E. 先重插轻提，后轻插重提

6. 常用于生殖系统养生保健的针刺养生方法是

    A. 针刺丰隆   B. 针刺曲池   C. 针刺脾俞

    D. 针刺三阴交   E. 针刺关元

7. 常用于调理痰湿体质的针刺养生方法是

    A. 针刺丰隆   B. 针刺曲池   C. 针刺脾俞

    D. 针刺三阴交   E. 针刺关元

8. 孕妇不宜针刺的穴位是

    A. 内关   B. 百会   C. 三阴交

    D. 足三里   E. 外关

9. 下列方法可以预防哮喘的是

    A. 三伏灸膏肓   B. 三伏灸神阙   C. 三伏灸足三里

    D. 三伏灸涌泉   E. 三伏灸中脘

10. 常用于排出湿毒浊气的拔罐养生方法是

    A. 拔三阴交   B. 拔大椎   C. 拔关元

    D. 拔涌泉   E. 拔背俞穴

11. 耳穴养生中按经络辨证选穴养生，腰痛宜选的耳穴是

    A. 胃   B. 小肠   C. 大肠

    D. 膀胱   E. 胆

12. 刮痧后可

    A. 洗冷水澡   B. 吹凉风   C. 喝杯温开水

    D. 大量运动   E. 脱去衣物

13. 下列不属于按摩手法要求的是

    A. 持久   B. 有力   C. 均匀

    D. 自然   E. 深透

14. 捻法适用于

    A. 手指   B. 耳部   C. 头部

    D. 下肢   E. 上肢

15. 具有疏肝理气作用的按摩养生手法是

    A. 揉肩井   B. 拿头   C. 揉丹田

    D. 搓大包   E. 擦涌泉

16. 患者，女，36 岁。体形肥胖，腹部肥满，容易困倦，身重不爽，喜食肥甘醇酒，舌体胖大，舌苔白腻，脉沉滑。宜选用的针刺养生方法是

    A. 针刺曲池   B. 针刺丰隆   C. 针刺气海

  D. 针刺三阴交   E. 针刺关元

  17. 患者，女，52岁。脘腹胀满，食后为甚，口不知味，不思饮食，大便溏薄，精神不振，形体消瘦，肢体倦怠，少气懒言，面色萎黄，舌淡苔白，脉缓弱无力。宜选用的艾灸养生方法是

  A. 艾灸足三里   B. 艾灸气海   C. 艾灸涌泉

  D. 艾灸膏肓   E. 艾灸关元

  18. 患者，男，39岁。头昏重，身重而痛，脘腹胀满，食欲不振，大便溏泄，舌苔厚腻，脉濡。宜选用的养生方法是

  A. 拔大椎   B. 拔肾俞   C. 拔关元

  D. 拔涌泉   E. 拔三阴交

  19. 患者，女，42岁。在使用刮痧中突然出现头晕、心慌、面色苍白、恶心、四肢发冷，处理宜选

  A. 继续刮拭   B. 饮温水   C. 揉按太阳穴

  D. 关闭门窗保暖   E. 平卧将头抬高

  20. 患者，男，47岁，公务员。近日因工作繁忙，出现头晕、失眠多梦、精神疲惫。如采取按摩调理，下列除哪项外，均是按摩操作的注意事项

  A. 操作时思想集中   B. 操作力度应由轻到重

  C. 操作时应注意避风保暖   D. 操作穴位宜多

  E. 醉酒后禁操作

二、思考题

  1. 陈某，男，38岁。平素喜饮酒，嗜肥甘厚味，近日出现脘腹痞闷胀痛，不思饮食，口中黏腻，大便溏泄，头重如裹，肢体困倦沉重，舌淡胖，苔白腻，脉濡缓。

  要求：请辨证属于何证？如何选用针刺与艾灸进行养生调理？

  2. 李者，女，45岁，职员。近期因工作不顺，出现胁痛、心烦易怒、胸闷、脘胀、善太息，舌苔薄白，脉弦。

  要求：请辨证属于何证？如何采用按摩进行养生调理，并简要叙述操作过程？

  3. 谭某，女，36岁。近日因登山出现双下肢沉重感、疼痛，尤其是上下楼梯疼痛更加明显，其余无症状。考虑是由于突然登山，运动量过大过度劳累所致。

  要求：该患者无刮痧禁忌，请采取刮痧进行调理，简要叙述操作过程与操作注意事项？

（张训浩） 扫码"练一练"

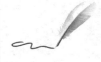

第十七章　部　位　养　生

学习目标

1. **掌握**　头颈部的养生方法。
2. **熟悉**　胸背部、腰腹部的养生方法。
3. **了解**　四肢部的养生方法。
4. 学会各部位养生方法，具备指导大众进行日常保健的能力。
5. 具有应用各部位养生方法强身健体，维护大众健康的理念。

故事点睛

旁白：武则天的美容方法是五月初五采益母草全草，不带土，晒干后捣成细粉过筛，加面粉和水，调好捏成鸡蛋大的药团，再晒干。用黄泥做1个炉子，四旁开窍，上下放木炭，将药团放中间。大火烧1顿饭时间后，文火再烧1昼夜，取出凉透、细研、过筛，放入干燥瓷皿中。用时加1/10滑石粉，1%胭脂，调匀、研细，沐浴或洗面、洗手时，用药末擦洗。

人物：由1名学生即兴扮演武则天。

请问：

1. 武则天永葆青春的原因是什么？
2. 你了解哪些颜面保健方法？

第一节　头颈部

头颈部的保健包括头发、颜面、口腔、眼睛、耳部、鼻部和颈椎保健七个方面。现分述如下。

一、头发保健

头发保健，又称头发健美或美发。中国人美发的标准是发黑而有光泽，发粗而密集，发长而秀美。故未老发早灰白、发枯焦稀疏、脱发等均属病态。头发的保健方法主要有如下几个方面。

（一）梳理、按摩

古代养生家主张"发宜多梳"。《诸病源候论》曰："千过梳头，头不白。"《圣济总录·神仙导引》曰："梳欲得多，多则去风，多过一千，少不下数百。"《清异录》曰："服饵导引之余，有二事乃养生大要，梳头、洗脚是也。"梳头的正确做法是先由前向后，再由后向前；先由左向右，再由右向左，如此循环往复，梳头数十次或数百次，最后把头发整理好，以梳到平滑光整为止。梳发时间一般在清晨、午休、晚睡前，或其他空余时间皆可。梳头时还可双手十指自然分开，用指腹或指端从额前发际向后发际做环状揉动，然后再由两侧向头顶揉动按摩，用力均匀一致，如此反复做 36 次，至头皮微热为度。梳理和按摩两项，可以分开做，亦可合在一起做。

（二）洗、烫宜忌

《老老恒言·盥洗》曰："养生家言发宜多栉，不宜多洗。当风而沐，恐患头风。"一般而言，干性头发，宜 10 ~ 15 天洗 1 次；油性头发，宜 5 天洗 1 次；中性头发，宜 7 天洗 1 次；年老体虚者，沐发次数可适当减少。洗发水温不宜太凉或太热，37℃ ~ 38℃ 为佳。水温太低，去污效果会降低；水温过高，易损伤头发，使其变得松脆易断。对于洗发剂的选择，干性和中性头发用偏于中性的香皂或洗发护发精，油性头发可用普通肥皂、硫磺皂，或偏于碱性的洗发剂。婴幼儿皮肤娇嫩，老年人皮肤干燥，可用脂性香皂洗发。

烫发不宜过勤，以 4 ~ 6 个月 1 次为宜。干性头发不可勤烫，孕妇、产妇、小孩皆不宜烫发。

（三）饮食健发

日常饮食可适量食用含蛋白质、矿物质、维生素 B、维生素 A、维生素 E 等较丰富的天然食物，如鲜奶、鱼、蛋类、豆类、绿色蔬菜、瓜果、粗粮等。根据情况适当选用健发营养食品，如《遵生八笺》仙人粥：取何首乌、白米适量，用砂锅煮粥，常服；《药膳食谱集锦》芝麻核桃糖蘸：赤砂糖 500 g，黑芝麻、核桃仁各 250 g，加工制作成糖蘸，日服数小块，可健脑补肾，乌须黑发。

（四）药物美发

美发药品可分为外用和内服两类。

1. 外用类　根据不同情况选用相应的中药洗浴头发，直接作用于皮肤组织和头发。古代医家和养生家在这方面有很多记载，举例如下。

《普济方》猪胆汁独方：猪胆 1 枚，取胆汁倾水中，或将猪胆置于乳香油中浸 7 日以上。用水洗头，待发干后适量抹猪胆汁及乳香油。

《慈禧太后医方选议》香发散：零陵香 30 g，辛夷 15 g，玫瑰花 15 g，檀香 18 g，川大黄 12 g，甘草 12 g，牡丹皮 12 g，山柰 9 g，丁香 9 g，细辛 9 g，苏合香油 9 g，白芷 9 g，研药为细末，用苏合香油搅匀，晾干。药面糁发上，篦去。

《慈禧光绪医方选议》令发不落方：榧子 3 个，胡桃 2 个，侧柏叶 30 g，共捣烂，浸泡雪水内。用浸液洗发。

2. 内服类　具有健发作用的中药有胡麻、油菜籽、石榴花、核桃、椰子浆、猕猴桃、槐角、桑椹、黑大豆等。内服药如汤剂、膏剂、酒剂、丹剂、丸剂等。如《千金翼方》瓜子散：瓜子、白芷、当归、川芎、炙甘草各 60 g，煎药为散，饭后服 1 g 左右，日 3 次，酒浆汤饮；地黄酒、黄精酒、枸杞酒等，皆有使白发变黑之效；七宝美髯丹、首乌延寿丹等，有壮筋骨、固精气、乌须发之功，亦可选用。

知识链接

头部经络

经络所及，病之所属，通过头部的经络有任脉、督脉、足太阳膀胱经、手太阳小肠经、手阳明大肠经、手少阳三焦经、足阳明胃经、足少阳胆经、足厥阴肝经九条经脉。

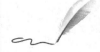

二、颜面保健

颜面保健，又可称美容保健，古人谓之"驻颜"。中国传统美容保健有广义和狭义之分，广义者，是指养护颜面、须发、五官、皮肤、机体等，提高其生理功能；狭义者，专指用传统方法护养容颜。本部分所谈内容仅指狭义范围。颜面保健实质上是抗衰老，永葆"青春容颜"。常用保健方法如下。

（一）科学洗面

扫码"看一看"

洗面宜用软水。对于水温，若习惯于冷水洗面，可用冷水浸面，有助于保持颜面青春，或用冷温交替洗面，能加强皮肤血液循环，使皮肤细腻净嫩。洗面次数一般应早、午、晚各 1 次，这样既可发挥乳化膜生理作用，又可及时去除陈旧的皮脂等污垢物，保持颜面润泽与光洁。

（二）按摩针灸

1. 按摩美容　按摩美容可分两类，一类是直接在面部进行的直接按摩美容法；另一类是通过按摩远离面部的经络而达美容效果的间接按摩美容法。如《千金翼方》彭祖浴面法：清晨起床用左右手摩擦耳朵，然后轻轻牵拉耳朵；再用手指摩擦头皮，梳理头发；最后把双手摩热，以热手擦面，从上向下 14 次。《颐身集》搓涂美颜法：每日晨起静坐，闭目排除杂念；以两手相互搓热，擦面 7 次；后鼓腮如漱水状漱数十次，至津液多时，取之涂面，用手再搓数次，至面部发热。现今摩面后，常涂抹一些美容粉、美容膏等保健性美容品。

2. 针灸美容　一般认为，对美容有良效的经络有 7 条，分别是足太阳膀胱经、足少阴肾经、足厥阴肝经、足阳明胃经、手少阳三焦经、手太阳小肠经、手阳明大肠经。可根据具体情况，辨证取穴组方进行调整，如除皱防皱保健，可针刺丝竹空、攒竹、太阳、迎香、颊车、翳风等，配中脘、合谷、曲池、足三里、胃俞、关元、漏谷等，其功用可益气和血，增加皮肤弹性。灸法强身美容作用亦很显著，常用穴位有神阙、关元、气海、中脘、命门、大椎、身柱、膏肓、肾俞、脾俞、胃俞、足三里、三阴交、曲池和下廉等。

（三）饮食美容

中医古籍中记载有很多"驻颜"食品，如芝麻、蜂蜜、香菇、人乳、牛乳、羊乳、海参、南瓜子、莲藕、冬瓜、樱桃、小麦等。还可进行食疗药膳进行美容保健，如《海上方》胡桃粥：胡桃、粳米适量煮熟成粥，早晚空腹食用，润肤益颜；红枣粥：红枣、大米适量，可健脾补血、悦泽容颜；《补养篇》燕窝粥：粳米、燕窝（干品）适量，有润肺补脾、益颜美容之效；胡萝卜、粳米适量煮粥，有健胃补脾、润肤美容作用；薏苡仁、百合适量煮粥，可清热润燥，治疗面部扁平疣、痤疮、雀斑等。

（四）药物美容

药物美容包括内服美容方药和外用美容品两类。

1. 内服美容方药　本方法可分为两类，一类是通过内服中药，起到调整脏腑、气血、经络的功能，达到润肤、增白、除皱减皱、驻颜美容的目的；另一类是通过活血祛瘀、祛风散寒、清热解毒、消肿散结等法，治疗各种影响颜面美容的疾病。如《医心方》隋炀帝后宫面白散：橘皮 30 g、冬瓜仁 50 g、桃花 40 g，捣细为末即可，每次 2 g，每日 3 次，有燥湿化痰、活血益颜的功效；《回春健康秘诀》珍珠激：天然珍珠粉 2 g，研成极细粉末，干燥后用，每次 0.5 g，每日 3 次，有清热痰、润面容、治疗面部黑斑之作用。还可适当饮用药酒，如《延年方》枸杞子酒，补益肝肾，驻颜美容；《图经本草》桃花美容酒，润泽颜面，使人面如桃花。另外，还有一些药物有润泽皮肤、增加皮肤弹性的作用，如白芷、白附子、玉竹、枸杞子、杏仁、桃仁、黑芝麻、防风、猪肤、桃花、辛夷等。

2. 外用美容品　外用美容品包括美容粉、美容液、美容软膏、美容糊剂、美容面膜等，常用于扑、搽、涂敷于面部或洗面。例如，《东医宝鉴》玉容西施散：绿豆粉 60 g，白芷、白及、白蔹、白僵蚕、白附子、天花粉各 30 g，甘松、山奈、茅香各 15 g，零陵香、防风、藁本各 6 g，肥皂荚 2 锭，诸药研为细末，每次洗面用之，其作用是令面色如玉；《秘本丹方大全》三花除皱液：桃花、荷花、芙蓉花适量，冬以雪水煎汤频洗面部，可活血散瘀，润肤除皱。

> ### 知识链接
>
> #### 气功美容
>
> 《达摩秘功》中记载的佛家童面功对美化面容有突出功效。具体功法如下：自然盘坐，思想集中，排除杂念，双手掌放在两膝上。上体端正，双目微闭，舌舐上腭，意守丹田，呼吸要细匀深长。然后用意念将气血引导到丹田处，丹田有 4 个部位，即两眉之间谓之上丹田，心窝处谓之中丹田，脐下小腹谓之下丹田，命门谓之后丹田。以意领气，口中默念"上丹田，中丹四，下丹田，后丹田"，使气血随着意念沿任督二脉循行到 4 个丹田部位，循环 1 圈为 1 次，如此反复 18 次。此功法可使气血旺盛，精神振奋，有助于达到面如童颜的效果。

三、口腔保健

做好口腔卫生保健，不仅可以预防口腔和牙齿疾病，而且可以有效地防治多种全身性疾病。口腔保健主要包括以下几种方法。

（一）固齿保健法

1. 口宜勤漱　《礼记》曰："鸡初鸣，咸盥漱。"《诸病源候论》曰："食毕常漱口数过，不尔，使人病龋齿。"《千金方》曰："食毕当漱口数过，令人牙齿不败口香。"一日三餐之后，或食甜食后皆需漱口。漱口的方法很多，如水漱、茶漱、津漱、盐水漱、食醋漱、中药泡水漱等，可根据自己的情况选择使用。

2. 早晚刷牙　每日早、晚各刷 1 次，晚上睡前刷牙比早晨刷牙更重要。正确的刷牙方法是顺牙缝方向竖刷，先里后外，力量适度。

3. 齿宜常叩　晋代葛洪《抱朴子》曰："清晨叩齿三百过者，永不动摇。"《诸病源候论》曰："鸡鸣时，常叩齿，三十六下，长行之，齿不蠹虫，令人齿牢。"叩齿的具体方法是排除杂念、思想放松，口唇轻闭，先叩臼齿 50 下，次叩门牙 50 下，再错牙叩大齿部位 50 下。每日早、晚各 1 次。

4. 搓唇按摩　将口唇闭合，用右手四指并拢，轻轻在口唇外沿顺时针方向和逆时针方向揉搓，直至局部微热发红为止。

5. 正确咀嚼　咀嚼食物应两侧，或两侧交替使用牙齿，不宜只习惯于单侧牙齿咀嚼。

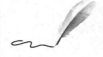

6. 饮食保健 适当食用一些富含维生素 C 的新鲜蔬菜、水果，以及富含维生素 A、维生素 D 的食物如动物的肝、肾、蛋黄及牛奶等。妊娠期、哺乳期的妇女及婴幼儿童尤应注意适当补充这类食物，保证牙釉质的正常发育。

7. 药物保健 清代宫廷中固齿秘方：生大黄、熟大黄、生石膏、熟石膏、骨碎补、杜仲、青盐、食盐各 30 g，明矾、枯矾、当归各 15 g，研成细末，作为牙粉使用，可健齿、固齿，直至古稀之年，牙不易脱落，对胃热牙痛，尤为适用。

8. 纠正恶习 儿童应自幼养成不吮手指、不咬铅笔写字的卫生习惯。饭后不宜用牙签或火柴棒等物剔牙。

9. 防药物损齿 牙齿有病应及时治疗，妊娠期、哺乳期的妇女和儿童不宜服用四环素类药物，如四环素、土霉素、金霉素、强力霉素等。

（二）唾液保健法

1. 常食法 坐、卧、站姿势均可，平心静气，以舌舔上腭或将舌伸到上颌牙齿外侧，上下搅动，然后伸向里侧，再上下左右搅动，古人称其为"赤龙搅天池"，待到唾液满口时，再分 3 次把津液咽下，并以意念送到丹田，或者与叩齿配合进行，先叩齿，后漱津咽唾。每次三度九咽，时间以早、晚为好。

2. 配合气功服食法 以静功为宜，具体做法是排除杂念，意念丹田，舌抵上腭，双目微闭，松静自然，调息入静，吸气时，舌抵上齿外缘，不断舔动以促唾液分泌；呼气时，舌尖放下，气从丹田上引，口微开，徐徐吐气，待到唾液满口时，分 3 次缓缓咽下。每日早、晚可各练半小时。

四、眼睛保健

眼睛是"视万物，别黑白、审短长"（《素问·脉要精微论》）的器官，眼睛的健康与工作、学习以及一切日常生活的关系十分密切。眼睛保健方法简述如下。

（一）运目保健

1. 运睛 早晨醒后，先闭目，眼球从右向左，从左向右，各旋转 10 次；然后睁目坐定，用眼睛依次看左、右、左上角、右上角、左下角、右下角，反复 4~5 次；晚上睡觉前，先睁目运睛，后闭目运睛各 10 次左右。

2. 远眺 用眼睛眺望远处景物，避免眼球变形而导致视力减退。例如，在清晨、休息或夜间，有选择地望远山、树木、草原、蓝天、白云、明月、星空等，但又不宜长时间专注一处，否则反而有害。《千金要方·七窍病》把"极目远视"同"夜读细书，月下看书"以及"久处烟火，泣泪过多"等，并列为"伤明之本"。

3. 眨眼、虎视、瞪目、顾盼 这些锻炼方法可使眼周围的肌肉得到更多血液和淋巴液的营养，保护眼睛，增强视力。

（二）按摩健目

1. 熨目 《圣济总录·神仙导引上》曰："摩手熨目，……，即用两手侧立摩掌如火，开目运睛数遍。"方法是双手掌面摩擦至热，在睁目时，两手掌分别按在两目上，稍冷再摩再熨，如此反复 3~5 遍，每天可做数次。

2. 捏眦 即闭气后用手捏按两目之四角，直至微感闷气时即可换气结束，连续做 3~5 遍，每日可做多次。《圣济总录·神仙导引上》曰："常欲以手按目近鼻之两眦，闭气为之，气通即止，终而复始。常行之，眼能洞见。"

3. 点按穴位 用示指指腹或大拇指指背第 1 关节的曲骨，点按丝竹空、鱼腰，或攒竹、四白、太阳穴等，手法由轻到重，以有明显的酸胀感为准，然后再轻揉抚摩数次。《圣济总录·神仙导引上》曰："常以两手按眉后小穴中，二九（即十八次），一年可夜书。"

4. 闭目养神 历代养生家都主张"目不久视""目不妄视"，因为久视、妄视耗血伤神，久视伤血。《养生四要》曰："目者，神之舍也，目宜常瞑，瞑则不昏。"目之神应内守，才有益于形神协调。《老子》曰："五色乱目，使目不明。"《类经》曰："心欲求静，必先制眼，抑之于眼，使归于心，则心静而神亦静矣。"说明养目和养神是密切相关的。在日常生活或工作、学习中，看书、写作、看电视等时间不宜过久，当视力出现疲劳时，可排除杂念，全身自然放松，闭目静坐 3~5 分钟，或每天定时做几次闭目静养。

（三）饮食健目

饮食健目宜多吃蔬菜、水果、胡萝卜、动物肝脏，或适当食用鱼肝油，对视力有一定保护作用，还可配合食疗方法，以养肝明目。例如，《古方饮食疗法》草决明兔肝汤：兔肝 1~2 副，草决明 10~12 g，加工煲汤，食盐调味，饮汤食肝；《长寿药粥食谱》菊花粥：菊花 10~15 g，粳米 30~60 g，先用粳米煮粥，粥成调入菊花末，再煮一二沸即可，对高血压病患者尤宜。

（四）药物养目

1. 内服 视物易疲劳，双目干涩，平素心情或抑郁或急躁，舌红少苔，脉细弦者，属于肝肾阴亏，用补益肝肾的杞菊地黄丸，每次 1 丸，每日 2 次，温开水送服；视物易疲劳，平日体弱无力，面色萎黄，舌淡脉细者，属于气血不足，用气血双补的八珍丸，每次 1 丸，每日 2 次，温开水送服；视物易疲劳，素体虚弱，纳食不香，舌质淡红，苔薄白，脉虚弱者，属于脾气不足，用补中益气的补中益气丸，每次 6 g，每日 3 次，温开水送服；《太平圣惠方》蔓菁子散：蔓菁子 500 g，黄精 1000 g，二药九蒸九曝干，研成细末，每日饭后调服 6 g，久服，可补肝明目，延年益寿。另外，一些中成药如六味地黄丸、杞菊地黄丸、石斛夜光丸等，亦可适当选择应用。

2. 外用 可选用珍珠明目滴眼液或麝香明目滴眼液，每日 4 次；或可用《慈禧光绪医方选议》的清目养阴洗眼方：甘菊 9 g，霜桑叶 9 g，薄荷 3 g，羚羊角 4.5 g，生地黄 9 g，夏枯草 9 g，水煎后，先熏后洗；《外科寿世方》明目枕：荞麦皮、绿豆皮、黑豆皮、决明子、菊花，经常使用，至老目明。

（五）针刺养目

1. 体针 视物易疲劳，双目干涩，平素心情或抑郁或急躁，舌红少苔，脉细弦者，属于肝肾阴亏，常用穴位有肝俞、肾俞、太冲、风池、足三里、睛明、承泣、四白、太阳，每次取 1~2 穴，每日 1 次，14 天为 1 个疗程，中度刺激，不留针；视物易疲劳，素体虚弱，纳食不香，舌质淡红，苔薄白，脉虚弱者，属于脾气不足，常用穴位有三阴交、血海、胃俞、脾俞、承泣，每日 1 次，14 天为 1 个疗程，针灸并用，均用补法。

2. 耳针 取耳穴肝、肾、心、脾、肺、目 1、目 2、内分泌、眼，采用耳穴压丸，丸用王不留行籽，胶布固定，保留 1 周，每日用手轻轻按压 4~6 次，以养肝明目，消除视疲劳。

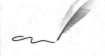

五、耳部保健

耳为肾之窍，通于脑，是人体的听觉器官。耳的功能与五脏皆有关系，而与肾的关系尤为密切。《河间六书》曰："肾热者，……必身瘦而耳焦也"，"肾水过少，不能润泽，故黑干焦枯也"。耳功能保健应以预防为主。

（一）耳勿极听

所谓极听，有主动和被动之分。前者是指长时间专心致志地运用听力分辨那些微弱、断续不清的音响；后者为震耳欲聋的声响超过了耳膜的负荷能力。《淮南子精神训》谓："五声哗耳，使耳不聪。"极听易损伤人的精、气、神，从而影响耳的功能。长期在噪声环境中，对听力会产生缓慢性、进行性损伤，久而久之，可发生听力下降或耳聋。

（二）按摩健耳

按摩保健：①按摩耳根，用两手示指按摩两耳根前后各 15 次；②按抑耳轮，以两手按抑耳轮，一上一下按摩 15 次；③摇拉两耳，以两手拇、示二指摇拉两耳郭各 15 次，但拉时不要太用力；④弹击两耳，以两手中指弹击两耳 15 次；⑤鸣天鼓，以两手掌捂住两耳孔，五指置于脑后，用两手中间三指轻轻叩击后脑部 24 次，然后两手掌连续开合 10 次。此法可使耳道鼓气，以助耳膜震动，称为"鸣天鼓"。

（三）防止药物过敏

耳毒性抗生素，如链霉素、庆大霉素、新霉素、卡那霉素、妥布霉素、万古霉素、多黏菌素等使用不当，会引起耳聋。此外，还有硫酸盐类药、氯霉素、奎宁、氯奎以及治疗肿瘤的化疗药物如氮芥、长春碱类等，都有一定的耳毒作用。因此，临床使用应严格控制。

六、鼻部保健

鼻是呼吸道的门户，肺气通于鼻。鼻的很多疾病常影响相邻器官的健康，所以鼻的保健应从多方面着手。

（一）"浴鼻"锻炼

所谓"浴鼻"锻炼就是用冷水浴鼻和冷空气浴鼻。若一年四季坚持不懈锻炼，能很好地预防感冒和其他呼吸道疾患。

（二）按摩鼻部

1. 抹全鼻　两手示指或用右手拇、示指指面分别放在鼻两侧搓擦，从目内眦（睛明穴）下、鼻根、鼻梁、鼻翼至鼻下孔旁（迎香穴），用力均匀，上下搓擦 100 次。本法适合易感冒或鼻塞者、呼吸系统疾病患者，应坚持天天抹全鼻。

2. 推擦鼻梁　用右手示指指面放在鼻尖处，以顺时针和逆时针方向交替揉动，由鼻尖向鼻根，再由鼻根往鼻尖揉，上下来回揉动，反复 20～30 次。用手指或弯曲拇指的指节背部揩擦鼻旁两侧，自迎香至鼻根部，再按揉上迎香。本法适合鼻道不通气、鼻塞、过敏性鼻炎患者，在症状还未明显发作之前，每天持之以恒，做 10～20 次，可以缓减病症。

3. 擦鼻根　此法适合戴眼镜者。先将眼镜拿下，让鼻根放轻松 5 秒，用拇指与示指轻轻捏起鼻根。再用示指快速来回擦鼻根，约 20 次，使鼻根略红即可停止。

4. 拿鼻翼　用拇指与示指，同时放在鼻翼两侧，轻轻拿起鼻翼然后放下，动作反复 20～50 次。本法适合鼻部疾病症状不严重者。

5. 捏鼻孔 用示指放在鼻孔内，示指与拇指一起捏鼻孔，一捏一放，用力均匀，每分钟约60次，至鼻有酸胀感为止。用示指、中指分别深入两鼻孔，挟住鼻中隔轻轻柔捏。此法对过敏性鼻炎、鼻塞效果良好。

6. 揉按迎香 用手指尖按压迎香，一边按一边振动，至酸胀感为止，每次5~10分钟。对鼻塞不闻香臭、面部浮肿、有邪风引起抽动、面痒状如虫行者，此法有不错的效果。

7. 按揉掐人中 用一指尖轻掐人中穴，以顺时针方向揉转20~30次，再逆时针方向揉转20~30次，然后再用指腹点按10次。平时保健，力道宜轻，不宜过重；如果应用在突然神昏的人，手法宜重。

（三）气功健鼻

健鼻功出自《内功图说》，分3步进行锻炼。两手拇指擦热，掐擦鼻头36次，然后静心意守，排除杂念。两目注视鼻端，默数呼吸次数3~5分钟；晚上睡觉前，俯卧于床上，暂去枕头，两膝部弯曲使两足心向上，用鼻深吸清气4次，呼气4次，最后恢复正常呼吸。

（四）药物健鼻

气候干燥时可在鼻内滴一些复方薄荷油，或适量服用维生素A、维生素D。还可服些中药，如润鼻汤：天冬9g，黑芝麻15g，沙参9g，麦冬9g，黄精9g，玉竹9g，生地黄9g，川贝母9g，有润肺养脾之效，可加减服用；健鼻汤：苍耳子27g，蝉衣6g，防风9g，白蒺藜9g，玉竹9g，炙甘草4.5g，薏苡仁12g，百合9g，对易伤风流涕者有良好的保健预防作用。

（五）克服不良习惯

养成正确擤鼻涕的习惯，即用拇指和示指捏住鼻子，用力排出鼻涕，不可压住一侧擤鼻涕。克服挖鼻孔、拔鼻毛或剪鼻毛等不良习惯。

七、颈椎保健

颈部是人体形态美的窗口，共有8条经脉通过，颈前部有任脉和胃经，颈侧面有大肠经、小肠经、三焦经和胆经，颈后部有督脉和膀胱经。颈椎保健方法如下。

（一）推拿调养

1. 走经络法 从风池起至颈根部，用拇指指腹与示指指腹对称用力拿捏颈项两旁的软组织，由上向下操作5分钟，再用一指禅推法自风府穴沿督脉推至大椎穴，自风池穴沿脊椎两侧华佗夹脊穴推至颈根部，时间3~5分钟。

2. 部位操作法 在肩胛区用㨰法操作，可配合拨揉法。做冈上区㨰法时注意向脊柱方向操作，时间约5分钟。

3. 推穴道法 在风府、风池、缺盆、肩井、肩外俞、天宗等穴位，用一指禅推法或按揉法操作，时间3~5分钟。

4. 颈项牵伸法 用两前臂尺侧放于受术者两侧肩部，双手拇指顶按在风池穴上方，其余四指及手掌托住下颌部，施术者前臂与手同时向相反方向用力，牵伸颈项，持续约20秒，重复牵伸3~5次。

5. 屈伸旋转法 施术者边牵引边将颈部做前后屈伸及左右旋转运动各5次，幅度由小逐渐变大。

6. 结束手法 摩、揉肩背部，配合拍法操作，使受术者有轻快感为宜。

（二）刮痧调养

1. 颈后部刮痧 一般取坐位。被刮者骑坐在有靠背的椅子上，两手臂平放在椅背上，身体微微前倾，头部略低，刮拭者应该站在被刮者侧面，刮拭颈椎时要一手拿刮痧板，另一手扶托住被刮者的额头。颈后部刮痧共分 3 步：第一步用"面刮法"刮拭颈椎中间督脉部位 2~3 分钟；第二步用"双角刮法"刮拭颈椎后部的膀胱经 2~3 分钟；第三步用"面刮法"刮拭颈部两侧的胆经 2~3 分钟。

2. 颈前部刮痧 一般取仰卧位。术者坐于受术者头前方，因颈部有血管、咽喉、甲状腺、气管和食管，所以手法一定要轻柔和缓，并涂抹足够的刮痧介质。具体的操作是用"面刮法"从上向下刮，首先刮拭颈部的前面，再刮颈部两侧，每一部位刮拭 2~3 分钟。

第二节　胸背部

一、胸部保健

（一）衣服护胸

《修龄要旨·起居调摄》曰："胸宜常护。"《老老恒言·衣》曰："夏虽极热时，必着葛布短半臂，以护其胸。"说明胸部的保护以保暖避寒为主，目的在于保护胸阳，年老体弱者更应注意。日常生活中，人们穿的背心、上衣，均是以保护胸背阳气为主。

（二）胸部按摩

取坐位或仰卧位，用左手掌在胸部从左上向右下推摩，右手从右上向左下推摩，双手交叉进行，推摩 30 次。然后，两手同时揉乳房正反方向各 30 圈，再左右与上下各揉按 30 次。女性还可做抓拿乳房保健，即两小臂交叉，右手扶左侧乳房，左手扶右侧乳房，然后用手指抓拿乳房，一抓一放为 1 次，可连续做 30 次。

（三）药物法

1. 人参养荣汤 人参、白术、陈皮、当归、白芍、远志、肉桂各 10 g，川芎、五味子、甘草各 6 g，生姜 3 片，大枣 3 枚。上药水煎，饭前服，每日 1~2 次。此方益气养血，丰乳悦颜。

2. 补中益气汤 黄芪 15 g、炙甘草 6 g、党参 10 g、白术 10 g、当归身 10 g、陈皮 10 g、升麻 6 g、柴胡 6 g。水煎服，每日 2 次。此方可健脾益气，升举清阳，有助于下垂的乳房升挺。

（四）饮食法

1. 健乳润肤汤 猪肚 1 个（约 1000 g）、芡实 30 g、黄芪 25 g、白果肉 60 g、豆腐皮 30 g，葱、盐、花生油各适量。将整个猪肚用粗盐及油擦洗干净。把猪肚、芡实、黄芪、去芯白果一同放入砂锅内，加适量清汤共煮半小时，再放入豆腐皮，熬 1~1.5 小时，直至汤变成奶白色即可。

2. 红豆煲鲤鱼 鲜鲤鱼 300~350 g、红豆 100 g、生姜 20 g、陈皮 10 g、葱 1 根，料酒、盐、植物油适量。鲤鱼洗净，不去鳞，不切碎，沥干水分，生姜打碎，将油放入锅中烧热，放入鱼和姜、葱以大火煎熟，然后在砂锅内将水煮沸后，放入鱼，浸泡了一晚的红豆、陈皮，加料酒以文火煮 1.5 小时以上，再加入味精调味。常食此方有促进乳房丰满之功效。

3. 牛奶炖鸡 嫩雌鸡 1 只（重约 750 g）、牛奶 400 g、姜片 1 块，精盐等调味品。鸡去毛及肠脏洗净，放入大型砂锅内，加水、姜片及牛奶，火上炖 3 小时左右即可加调味食用。此方有较好的丰乳作用。

二、背部保健

背为足太阳膀胱经、督脉所过之所，五脏的俞穴都会聚于背，背的寒暖与脏腑的功能直接相关，故应当注意保护。《养生四要·慎动》曰："背者五脏之附也，背欲常暖，暖则肺脏不伤。"《摄生消息论·春季摄生消息论》曰："不可令背寒，寒即伤肺，令鼻寒咳嗽。"背部保健有以下方法。

（一）背部宜常暖

1. 衣服护背 《老老恒言·衣》曰："肺俞穴在背，《素问·经脉别论》曰：'肺朝百脉，输精于皮毛。'不可失寒暖之节。今俗有所谓背搭，护其背也。"故平时穿衣注意背部保暖，随时加减，以护其背。

2. 晒背取暖 《老老恒言·安寝》曰："如值日晴风定，就南窗下背日而坐，列子所谓负日之暄也。脊梁得有微暖，能使遍体和畅。日为太阳之精，其光壮人阳气，极为补益。"避风晒背，能暖背通阳，增进健康。

3. 慎避风寒 因为背为五脏俞穴所会，尤其是天热汗出腠理开时，若被风吹，则风寒之邪易于内侵，引起疾病。《老老恒言·防疾》曰："五脏俞穴，皆会于背，夏热时有命童仆扇风者，风必及之，则风且入脏，贻患非细，有汗时尤甚。"夏日汗出后不可背向电扇，以免风寒之邪伤人。

扫码"看一看"

（二）背宜常捶摩

1. 捶背 捶背分自我捶打和他人捶打。本法可以舒筋活血，振奋阳气，强心益肾，增强人体生命活力。

2. 搓背 搓背也分自搓和他人搓。自搓法：在洗浴时进行，以湿毛巾搭于背后，双手拉紧毛巾两端，用力搓背，直至背部发热为止。他人搓法：取俯卧位，裸背，请他人以手掌沿脊柱上下按搓，至发热为止。注意用力不宜过猛，以免搓伤皮肤。搓背法有防治感冒、腰背酸痛、胸闷腹胀之功效。

3. 捏脊 取俯卧位，裸背，请他人用双手（拇指与示指合作）将脊柱中间的皮肤捏拿起来，自大椎开始，自上而下，连续捻动，直至骶部，可连续捏拿 3 次。此法对成人、小儿皆宜，可调和脏腑、疏通气血、健脾和胃，对调整血压也有一定作用。

第三节 腰腹部

一、腰部保健

腰为人体运动的枢纽，摇动、按摩腰部能够健腰强肾，疏通气血。中国传统武术十分强调"以腰为轴""主宰于腰"，把腰部活动看作生命活动之本。

（一）腰宜常摇动

传统健身术如五禽戏、易筋经、八段锦、太极拳等，皆以活动腰部为主。通过松胯、

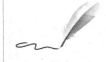

转腰、俯仰等活动，达到强腰健体作用。具体有以下练腰动作。

1. 转胯运腰　取站立姿势，双手叉腰，拇指在前，其余四指在后，中指按在肾俞穴上，吸气时，胳膊由左向右摇动，呼气时，由右向左摆动，一呼一吸为 1 次，可连续做 8 ~ 32 次。

2. 俯仰健腰　取站立姿势，吸气时，两手从体前上举，手心向下，一直举到头上方，手指尖朝上，呼气时，弯腰两手触地或脚，如此连续做 8 ~ 32 次。

3. 旋腰转脊　取站立姿势，两手上举至头两侧与肩同宽，拇指尖与眉同高，手心相对，吸气时，上体由左向右扭转，头也随着向右后方扭动，呼气时，由右向左扭动，一呼一吸为 1 次，可连续做 8 ~ 32 次。

（二）腰宜常按摩

腰为肾之府，经常按摩腰部有壮腰强肾之功。《内功图说·分行外功诀》曰："两手擦热，以鼻吸清气，徐徐从鼻放出，用两热手擦精门（即背下腰软处）"，"两手摩擦两肾俞穴，各一百二十次。能生精固阳，除腰痛，稀小便"。根据具体描述，可仿效进行。

二、腹部保健

（一）腹部宜保暖

古代养生家很注意腹部的保暖。《老老恒言·安寝》曰："腰为五脏之总，故腹本喜暖，老人下元虚弱，更宜加意暖之。"并主张对年老体弱者进行"兜肚"或"肚束"保健。兜肚，是指将蕲艾捶软铺匀，盖上丝棉（或棉花），装入双层肚兜内，将兜系于腹部即可。肚束，又称为"腰彩"，即为宽约七八寸的布系于腰腹部，曹慈山谓此法"前护腹，旁护腰，后护命门，取益良多"。此二法均可配以有温暖作用的药末装入其中，以加强温暖腹部的作用。

（二）腹宜常按摩

腹为胃肠所属之处，腹部按摩实际上是胃肠按摩。故此，摩腹是历代养生家一致提倡的保健方法之一，尤宜于食后进行。《修龄要旨·起居调摄》曰："腹宜常摩。"摩腹的方法很多，如先搓热双手，然后双手相重叠，置于腹部，用掌心绕脐沿顺时针方向由小到大转摩 36 周，再逆时针方向由大到小绕脐摩 36 周，古人称此为"摩脐腹"或"摩生门"。

第四节　四肢部

一般而言，四肢发达，手脚灵活，则人体的生命力旺盛；若四肢羸弱，手足行动迟缓，说明生命力低下。故强身保健应重视四肢手足的摄养。

一、上肢保健

在人的感觉器官中，双手与外界直接接触的机会最多，被污染的机会也最多；手又是手三阴经脉与手三阳经脉交接之处。因此，做好上肢和手的健康保护和卫生保健，对于防病健体是非常有意义的。

（一）上肢以动为养

上肢经常运动，就是最好的保健方法。其运动的方法比较多，如摇肩转背、左右开弓、托肘摸背、提手摸头等。如甩动法，即双手轻轻握拳，由前而后，甩动上肢，先向左侧甩

扫码"看一看"

动，再向右侧甩动，然后双上肢垂于身体两侧甩动，各 24 次。本法可预防肩、肘、腕关节疾病，调节气血，防治高血压病。

（二）按摩保健

手部按摩和上臂按摩通常是结合在一起做的。具体做法为双手合掌互相摩擦至热，一手五指掌面放在另一手五指背面，从指端至手腕来往摩擦，以局部有热感为度，双手交替，然后用手掌沿上肢内侧，从腕部向腋窝摩擦，再从肩部沿上肢外侧向下摩擦至腕部，一上一下为 1 次，可做 24 次；另一上肢同法。按摩时间可安排在晚上睡前和早晨醒后。本法可以除皱悦泽，柔润健手，防治冻疮。

（三）梅花针护手

取梅花针轻叩手背部皮肤，由指尖沿着手指直线向手腕处叩击，每日 1 次。手法不宜太重，每次叩击以手背皮肤达到温热即可。叩完后最好涂擦润手膏。

（四）药物润手嫩肤

采用药物方法，保护手部皮肤，使其滋润滑嫩、洁白红润。如《千金翼方》千金手膏方：桃仁 20 g，杏仁 10 g（去皮尖），橘核 20 g，赤芍 20 g，辛夷仁 30 g，川芎 30 g，当归 30 g，大枣 60 g，牛脑、羊脑、狗脑各 60 g，诸药加工制成膏，洗手后，涂在手上擦匀，忌火炙手；《太平圣惠方》：瓜蒌瓤 60 g，杏仁 30 g，蜂蜜适量，制作成膏，每晚睡前涂手。

（五）手部卫生

俗话说："饭前便后洗洗手，细菌病毒难入口。"洗手时应使用肥皂或香皂，不但可以去油腻污垢，还可杀菌。但切忌不可用汽油清洗手上的油垢，因为汽油对皮肤有侵蚀作用，使手变得粗糙，易引起一些皮肤病。冬季手指取暖，古人主张用暖水器，或用热水泡手，不可以炉火烘手。《老老恒言·杂器》曰："冬寒频以炉火烘手，必致十指燥裂。"故生活中应加以注意。另外，要勤剪指甲。《养生书》曰："甲为筋之余，甲不敷截筋不替。"经常修剪指甲，可消除细菌，加强新陈代谢，促使筋气更新，有利于指甲的荣泽、筋膜的强健。

二、下肢保健

中医学认为，双脚是运行气血、联络脏腑、沟通内外、贯穿上下的十二经络的重要起止部位。足三阴经和足三阳经相交接在脚上。历代养生家特别强调下肢和脚的调摄，总结出了一系列行之有效的保健措施，如运动、按摩、保暖、泡足、药疗等。

（一）下肢宜勤动

下肢运动的方法比较多，如跑步、跳跃、长途跋涉、爬山、散步等，锻炼方法主要有以下几种。

1. 站立甩腿法　一手扶墙或扶树，一脚站立，一脚甩动先向前甩动右腿，脚尖向上翘起，然后向后甩，脚面绷直，腿亦伸直，如此前后甩动，左右腿各甩动 20 次。

2. 平坐蹬腿法　平坐，上身保持正直，先提起左脚向前上方缓伸，脚尖向上，当要伸直时，脚跟稍用力向前下方蹬出，再换右脚做，双腿各做 20 次。

3. 扭膝运动法　两脚平行靠拢，屈膝做向下蹲，双手掌置于膝上，膝部向前后左右做圆周运动，先左转，后右转，各 20 次。

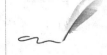

（二）腿足常按摩

1. 干浴腿法 平坐，两手先抱一侧大腿根部，自上而下摩擦至足踝，然后再往回摩擦至大腿根部，一上一下为 1 次，做 20 次，依同法再摩擦另一腿。本法的作用是预防肌肉萎缩和下肢静脉曲张等病。

2. 捏拿下肢 用拇指与其余四指相对用力，从上到下捏拿下肢，先后侧，再前侧，拿揉 5～8 分钟，刺激要柔和舒适。

3. 拍打下肢 以两掌根或半握拳有节律地轻轻击打下肢，顺序为大腿、膝部、小腿，左右依次击打各 5～8 遍。

4. 梳摩足背 以示指至小指分别置于各趾缝间，沿骨间隙自下而上，反复梳摩至解溪穴 10～20 次。

5. 擦足心法 每晚洗脚后临睡之前，一手握脚趾，另一手摩擦足心 100 次，以热为度，双脚轮流摩擦。

（三）足膝宜保暖

脚下为阴脉所聚，阴气常盛，膝为筋之府，寒则易于挛急，所以足膝部要特别注意保暖，以护其阳气。当气温降到 7℃ 以下时，人体就会开始发凉，进而反射性地引起鼻黏膜血管收缩。实践证明，将双足放在 4℃ 冷水中，3 分钟后就会出现流涕和喷嚏，所谓"寒从脚下起"即此意。另外，也有研究表明，人的双脚皮表温度在 28℃～33℃ 时感觉最舒服，若降到 22℃ 以下时，则易患感冒等疾病。因此，在寒冷的天气要保持足膝部良好的血液循环和温度。鞋袜宜保暖、宽大、柔软舒服，鞋子要防水，透气性好，并要及时更换。

（四）足宜勤泡洗

用温水泡脚，促进血液循环，对心脏、肾脏及睡眠都有益处。《琐碎录·杂说》曰："足是人之底，一夜一次洗。"说明人们早就把"睡前一盆汤"看作养生保健的措施之一。民间歌谣说："春天洗脚，升阳固脱；夏天洗脚，暑湿可祛；秋天洗脚，肺润肠濡；冬天洗脚，丹田温灼；睡前洗脚，睡眠香甜；远行洗脚，解除疲劳。"

（五）药物护足

秋冬季节，足部常因经脉阻滞，肌肤失养，皮肤枯燥，而出现皲裂。用散寒活血、润燥养肤的中药外涂足部，可收到良好的防治效果。如《古今图书集成医部全录》初虞世方：取生姜汁、酒精、白盐、腊月猪膏，研烂炒热，擦于脚部，有散寒温经、润肤治裂之功效；《外科大成》冬月润手（足）防裂方：猪脂油 12 g，黄腊 60 g，白芷 3 g，升麻 3 g，猪牙皂荚 3 g，丁香 1.5 g，麝香 0.6 g，制备成膏，洗脚后涂上。

本章小结

1. 头颈部养生 头颈部的保健包括头发、颜面、口腔、眼睛、耳部、鼻部和颈椎保健七个方面。

2. 胸背部养生 胸部保健采用衣服护胸、胸部按摩、药物法、饮食法。背部保健包括保暖和捶摩。

3. 腰腹部养生 腰部保健包括摇动、按摩、推拿。腹部保健采用保暖、胃肠按摩、一指禅推拿等。

4. 四肢部养生　上肢保健包括上肢以动为养、按摩保健、梅花针护手、药物润手嫩肤、保持手部卫生。下肢保健包括下肢宜勤动、腿足常按摩、足膝宜保暖、足宜勤泡洗、药物护足。

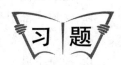

习　题

一、选择题

1. 下列不属于头发保健方法的是
   A. 梳理按摩　　　　　B. 饮食健发　　　　　C. 药物美发
   D. 气功美发　　　　　E. 拔罐

2. 对面部美容无效的经脉是
   A. 心经　　　　　　　B. 膀胱经　　　　　　C. 胃经
   D. 小肠经　　　　　　E. 大肠经

3. 不属于固齿保健法的是
   A. 口宜勤漱　　　　　B. 早晚刷牙　　　　　C. 针刺艾灸
   D. 正确咀嚼　　　　　E. 饮食保健

4. 下列眼睛保健方法不正确的是
   A. 运目　　　　　　　B. 按摩　　　　　　　C. 药物
   D. 火疗　　　　　　　E. 针刺

5. 按摩健耳"鸣天鼓"方法中，宜叩击后脑部
   A. 12次　　　　　　　B. 24次　　　　　　　C. 36次
   D. 48次　　　　　　　E. 60次

6. 鼻部保健正确的习惯是
   A. 压鼻孔　　　　　　B. 挖鼻孔　　　　　　D. 拔鼻毛
   D. 剪鼻毛　　　　　　E. 擤鼻涕

7. 颈后部刮痧一般每条经脉刮
   A. 1~2分钟　　　　　B. 2~3分钟　　　　　C. 4~5分钟
   D. 4~6分钟　　　　　E. 6~8分钟

8. 胸部按摩一般取何种体位
   A. 俯卧位　　　　　　B. 侧卧位　　　　　　C. 仰卧位
   D. 站立位　　　　　　E. 半蹲位

9. 背部保健按摩常采用
   A. 捶背　　　　　　　B. 捶背、搓背　　　　C. 搓背
   D. 搓背、捏脊　　　　E. 捶背、搓背、捏脊

10. 转胯运腰一般连续做
   A. 4~8次　　　　　　B. 8~16次　　　　　　C. 8~32次
   D. 12~20次　　　　　E. 16~32次

11. 摩腹一般摩
    A. 6 周   B. 12 周   C. 18 周
    D. 36 周   E. 48 周

12. 下列不属于上肢保健方法的是
    A. 以静为养   B. 按摩保健   C. 梅花针护手
    D. 药物润手   E. 保持手部卫生

13. 下列不是腿足按摩方法的是
    A. 站立甩腿   B. 捏拿下肢   C. 拍打下肢
    D. 梳摩足背   E. 擦脚心

14. 下列颜面保健方法错误的是
    A. 科学洗面   B. 按摩拔罐   C. 饮食美容
    D. 药物美容   E. 外用美容品

15. 下列鼻部保健方法错误的是
    A. 浴鼻锻炼   B. 按摩鼻部   C. 气功健鼻
    D. 药物健鼻   E. 艾灸健鼻

16. 患者，女，60 岁。眼睛视物不明，干涩疼痛。不宜选用哪类方法进行保健
    A. 熨目   B. 捏眦   C. 艾灸
    D. 闭目养神   E. 点按穴位

17. 患者，男，25 岁。戴框架眼镜，现鼻根有些酸胀。恰当的处理方法是
    A. 抹全鼻   B. 推擦鼻梁   C. 擦鼻根
    D. 拿鼻翼   E. 捏鼻孔

18. 患者，女，50 岁。平素体虚，腰部僵硬，活动困难。不可采用的方法是
    A. 转胯运腰   B. 俯仰健腰   C. 旋腰转脊
    D. 按摩腰部   E. 腰部放血

19. 患者，男，40 岁。现颈部僵硬、酸痛不适。使一指禅推拿宜选用
    A. 督脉   B. 任脉   C. 胃经
    D. 大肠经   E. 小肠经

20. 患者，女，32 岁。视物易疲劳，双目干涩，平素心情或抑郁或急躁，舌红少苔，脉细弦者。下列针刺治疗选穴不当的是
    A. 肝俞、肾俞   B. 太冲、风池   C. 足三里、睛明
    D. 四白、太阳   E. 三阴交、脾俞

二、思考题

1. 李某，男，28 岁，职员。2 个月来因工作繁忙，经常加班，最近出现颈部不适，并伴有恶心、呕吐等现象，严重时感觉头晕眼花。
    要求：请判断属于何病？如何进行养生调理？

2. 张某，女，40 岁，会计。平日体弱无力，近 1 个月因工作繁重，出现视物疲劳，面色萎黄，舌淡，脉细。
    要求：请辨证属于何证？如何进行养生调理？

扫码"练一练"

（杨国峰）

实训

实训一　诊法实训

【实训目的】

（1）能运用四诊（望、闻、问、切）收集临床资料并进行综合分析。

（2）熟悉人体生理和病理状态下四诊的特征。

（3）学会运用中医思维方法分析和解决问题。

【实训学时】

2 学时。

【实训方式】

（1）由教师做示范性操作，指出操作要点和操作技巧。

（2）学生分组，每两名学生为一小组，按要求相互进行望、闻、问、切四诊模拟练习，教师巡回查看，随时解答实训过程中出现的问题。

（3）教师抽查 2~3 组学生进行演示，其他学生评议其方法是否正确、内容有无遗漏。

（4）教师点评。

【实训内容与方法】

（1）望诊：内容包括全身望诊（包括神、色、形、态），局部望诊（包括皮肤、头面、五官、躯体、四肢），望舌（包括舌质、舌苔）。

（2）闻诊：通过听声音和嗅气味采集临床资料。

（3）问诊：内容包括一般情况、主诉、现病史、既往史、个人史、家族史、现在症等。现在症是中医问诊的主要内容，包括问寒热、出汗、疼痛、饮食口味、二便、睡眠等。

（4）切诊：内容包括按诊和脉诊。按诊包括按肌肤、胸腹、手足；脉诊包括掌握正确的脉诊方法、部位，寸、关、尺三部定位，轻、中、重三种指力的取法，识别常脉与病脉，知道病脉与主病的关系。

【注意事项】

（1）望诊时，注意利用自然光线，避免有色灯光的干扰。望舌时，注意辨别染苔，排除假象。

（2）问诊要全面、细致，准确、翔实记录。

（3）诊脉时，患者手臂放平和心脏近于同一水平。医生正确布指，呼吸自然均匀，用轻、中、重三种指力仔细体察寸、关、尺三部的脉象。

【实训报告】

（1）记录被诊者的一般情况，包括姓名、性别、年龄、民族、职业、籍贯、现住址、联系方式。

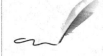

（2）记录被诊者的神、色、舌的望诊内容，其中舌象记录舌色、舌形、舌态、苔色、苔质。

（3）记录被诊者的现在症，包括寒热、出汗、疼痛、饮食口味、二便、睡眠。

（4）记录被诊者的脉象。

【实训体会】

（吴　卓）

实训二　情志养生实训

【实训目的】

（1）掌握情志养生常见方法的基本内容。

（2）能运用情志养生知识制定合理的养生方案。

【实训学时】

1 学时。

【实训方式学时】

（1）教师为学生提供 1 个典型案例。

（2）学生分组，每组 5 ~ 6 人。根据教师提供的案例，进行讨论，组内形成统一意见后，制定详细的情志养生方案。

（3）教师请每组的代表上台进行交流，并对该组制定的情志养生方案进行点评，发现问题及时纠正。

（4）教师总结。

【实训内容与方法】

1. 典型案例

张某，女，18 岁，高三学生，面临高考。最近失眠 1 个月，入睡困难，睡着后常因噩梦（常常梦到已过世的爷爷奶奶，以及窗外有血淋淋的影子，而这个影子就是自己）而吓醒，上课提不起精神，走路就像踩在棉花上。本人从小跟爷爷奶奶生活，初中后回到父母身边，父亲常年出差，性格内向，不擅表达，要强，对自己要求严格，期望能够在高考中考上好的重点大学。

要求：请从情志养生的角度为张某制定一份合理的情志养生方案。

2. 分组讨论

各组根据案例进行讨论 10 ~ 15 分钟，制定方案 10 ~ 15 分钟。

3. 汇报、学生互评、老师点评

各组汇报 20 分钟左右，其他组学生互评，教师穿插点评。

【注意事项】

（1）学生分组讨论时，教师应整体协调，保证讨论质量。

（2）学生汇报时，应做到及时表扬闪光点，并及时指出不足之处。

（3）通过讨论加深对情志养生的认识，不能流于形式。

【实训报告】

（1）张某为何会出现这个噩梦情绪和失眠状态？

（2）如何通过情志养生的方法调整改变这种状态？

【实训体会】

（李　林）

实训三　起居养生实训

【实训目的】

（1）掌握环境宜养和睡眠规律的基本内容。

（2）能运用环境宜养和睡眠规律知识制定合理的养生方案。

【实训学时】

2 学时。

【实训方式学时】

（1）教师为学生提供 2 个典型案例。

（2）学生分组，每组 5～7 人。根据教师提供的案例，进行讨论，组内形成统一意见后，制定详细的养生方案。

（3）教师请每组的代表上台进行交流，并对该组制定的养生方案进行点评，发现问题及时纠正。

（4）教师总结。

【实训内容与方法】

（一）环境养生

1. 典型案例

李某，男，28 岁。近日来，一直在忙于新房的室内装修。他的新房 90 平方米，三室两厅。

要求：请您结合环境养生相关知识，从养生的角度为李某的室内装修制定一份合理的方案。

2. 分组讨论

各组根据案例进行讨论 10～15 分钟，制定方案 10～15 分钟。

3. 汇报、点评

各组汇报 20 分钟左右，教师穿插点评。

（二）睡眠养生

1. 典型案例

刘某，女，65 岁，退休工人。平素生活非常有规律，健康状况良好。其有儿女均在外地工作，今年春节儿女一起回来陪爸妈过年，刘某特别开心，经常去商场采购，十分忙碌。原来按时午休的习惯扔掉了，晚上经常陪儿女玩到深夜。子女假满返回，刘某开始失眠，每晚很久才能入睡。

要求：试分析原因，并为其制定合理的养生方案。

2. 分组讨论

各组根据案例进行讨论 10 ~ 15 分钟，制定方案 10 ~ 15 分钟。

3. 汇报、点评

各组汇报 20 分钟左右，教师穿插点评。

【注意事项】

（1）学生分组讨论时，教师应整体协调，保证讨论质量。

（2）学生汇报时，应做到及时表扬闪光点，并及时指出错误的地方。

（3）通过讨论加深对起居养生的认识，不能流于形式。

【实训报告】

（1）简述如何改善优化居室环境？

（2）简述睡眠养生的作用及方法。

【实训体会】

（林海燕）

实训四　饮食养生实训

【实训目的】

（1）掌握饮食养生的原则和基本内容。

（2）能运用饮食养生知识制定合理的饮食养生方案。

【实训学时】

1 学时。

【实训方式学时】

（1）教师为学生提供 1 个典型案例。

（2）学生分组，每组 5 ~ 7 人。根据教师提供的案例，进行讨论，组内形成统一意见后，制定详细的饮食养生方案。

（3）教师请每组的代表上台进行交流，并对该组制定的饮食养生方案进行点评，发现问题及时纠正。

（4）教师点评总结。

【实训内容与方法】

（一）饮食养生

1. 典型案例

张某，女，24岁，大学生。近日来，因临近毕业离校，忙于各种手续办理及同学聚会。连续几天晚上都吃火锅，原本白皙的皮肤上长了好多疙瘩，嘴上也长了一圈疱疹。

要求：请结合所学的饮食养生相关知识，从养生的角度为张某制定一份合理的饮食方案。

2. 分组讨论

各组根据案例进行讨论10～15分钟，制定方案10～15分钟。

3. 汇报、点评

各组汇报20分钟左右，教师穿插点评。

【注意事项】

（1）学生分组讨论时，教师应整体协调，保证讨论质量。

（2）学生汇报时，应做到及时表扬闪光点，并及时指出不足之处。

（3）通过讨论加深对饮食养生的认识，不能流于形式。

【实训报告】

（1）饮食养生应考虑哪些因素，如何进行饮食养生方案的制定？

（2）简述"五谷为养，五菜为充，五果为助，五畜为益"的意义。

【实训体会】

（刘跟莉）

实训五　五禽戏实训

【实训目的】

（1）学会五禽戏动作要领及动作的基本练习方法。

（2）培养学生自觉积极参与练习，在愉悦中掌握技能，学会五禽戏功法。

【实训学时】

2学时。

【实训方式学时】

（1）教师示范，边示教边讲解，学生首先掌握分解动作。

（2）跟随老师进行动作练习，边学习边领会动作精髓。

（3）分组进行动作练习，伴随五禽戏背景音乐独立完成功法。

【实训内容与方法】

1. 组织队列队形

2. 起势调息

3. 五禽戏动作学习

（1）虎戏：虎举、虎扑。

（2）鹿戏：鹿抵、鹿奔。

（3）熊戏：熊运、熊晃。

（4）猿戏：猿提、猿摘。

（5）鸟戏：鸟伸、鸟飞。

【注意事项】

（1）准备活动（绕操场慢跑三圈）。

（2）恢复身心（教师指导学生自主放松）。

（3）整理队伍（要求快、静、齐）。

【实训报告】

（1）简述五禽戏的功法特点。

（2）简述五禽戏各式动作的功法操作要领。

【实训体会】

（刘　杰）

实训六　药物养生实训

【实训目的】

（1）掌握中药汤剂煎煮法、药膳养生方法的基本内容。

（2）学会煎煮中药汤剂和制作药膳的基本技能。

【实训学时】

2 学时。

【实训方式学时】

（1）教师演示并讲解操作要点。

（2）学生分组，每 5 名学生为一组，按要求进行操作；教师巡回查看，随时解答实训过程中出现的问题；两个实训内容的顺序可灵活安排。

（3）实训小组学生代表介绍制作过程，成品展示；师生品尝并开展讨论，评议其操作流程及方法是否正确、内容有无遗漏。

（4）教师点评，小结。

【实训内容与方法】

（一）中药汤剂煎煮

1. 煎药准备

（1）实训器材：砂锅或瓦罐、煤气灶、瓷碗、大纱布、小布袋、锅垫、量杯、汤勺。

（2）实训药材：代赭石（先煎）15 g，陈皮10 g，茯苓10 g，车前子（包煎）10 g，砂仁（后下）6 g，甘草6 g。

2. 煎药实训流程

（1）浸泡：将代赭石、砂仁两药分别加水浸泡；将车前子装入小布袋扎好口与陈皮等其他药物一起加水浸泡；水量应超过药物表面2～3 cm；浸泡时间一般为30～60分钟，可因季节不同调整浸泡时间；水的温度以常温或温水25℃～50℃为宜。

（2）煎煮：将砂锅或瓦罐同时置煤气灶上；先煎代赭石30分钟，再入煎陈皮等其他药物；用武火煮沸，沸后改用文火煎煮；煎煮至20分钟时加入砂仁，再煎10分钟即可。

（3）滤出药汁：将药汁用纱布滤出倒入瓷碗。

（4）第二煎：在锅内再次加水至超过药渣面1～2 cm；用武火煮沸，沸后改用文火煎煮，整体煎煮时间缩短为20分钟；再次滤出药汁，倒掉药渣。

（5）混合药汁：将两次煎煮的药汁混合后用小火浓缩至200 ml，将所得药汁均分成2份即可。

3. 学生做实训记录

（二）药膳制作

1. 药膳制作准备

（1）实训器材：砂锅或瓦罐、煤气灶、瓷碗、大纱布袋、锅垫、量杯。

（2）实训药膳：煮"四物料豆"。

食材：黑豆200 g；药材：熟地黄10 g，当归10 g，川芎6 g，白芍6 g。

2. 药膳制作流程

（1）浸泡：清洗好黑豆、浸泡；将药材装入布袋内，扎紧口，浸泡30～60分钟。

（2）药豆同煮：将浸泡好的药材与黑豆加水同煮，未沸时用大火（武火），沸后用小火（文火）煎煮。

（3）调味：黑豆将熟时加食盐18 g，拌匀。

（4）过滤：黑豆煮熟后去掉药布袋及汤液。

（5）晾晒：将黑豆晾晒。

3. 学生做实训记录

【注意事项】

（1）提前做好药材、食材浸泡等准备工作。

（2）把握操作中的煎煮的时间、火候、药物特殊用法等重点环节。

（3）水量应一次性加足，煎煮过程中不宜常揭盖，再加水。

（4）重视操作过程中的安全，以防烫伤等意外。

【实训报告】

（1）完成中药汤剂煎煮记录表。

（2）完成药膳制作记录表。

（3）撰写实训体会。

中药汤剂煎煮记录表

方剂类别			煎药器具		
浸泡用水量			浸泡时间		
特殊煎煮药材			特殊煎煮方法		
煎药火候	先		煎药时间	第一煎	
	后			第二煎	
药汁混合总量			最终药汁量		
品药感受					
服药指导					

药膳制作记录表

药膳类别		
养生功效		
药膳配伍	主要食材	
	主要药材	
	配料作料	
操作主要要领	1	
	2	
	3	
药膳成品评价	色	
	香	
	味	
	形	
服食药膳指导		

【实训体会】

（丁　勇）

实训七　中医体质测试

【实训目的】

（1）学会根据中国中华医药学会的评判标准，评判每个人的体质。

（2）对照评分标准，为自己或他人做一次体质测试。

（3）根据测试结果，为自己或他人制定维持调整和改善体质的方案。

【实训学时】

2 学时。

【实训方式学时】

（1）由教师做示范性测试，指出测试要点和测试技巧。

（2）学生分组，每两名学生为一小组，按要求相互进行体质测试，教师巡回查看，随时纠正实训过程中出现的问题。

（3）教师抽查 3~4 名学生进行测试演示，边测试边描述，其他学生评议其测试顺序及方法是否正确、内容有无遗漏。

（4）教师点评。

【实训内容与方法】

（1）发放中华中医药学会的中医体质分类与判定自测表。

（2）讲解测试表的内容，指导填写表格。

（3）根据表格填写的内容，进行公式计算，正确判断被测试者的体质。

（4）最终根据体质测试结果，制定维持调整和改善体质的方案。

【注意事项及说明】

（1）如实填写体质测试表。

（2）熟悉九大体质测试的注意事项。

【实训报告】

（1）为自己或他人测试属于何种体质？

（2）该体质的特点是什么？

（3）根据体质测试结果，制定维持调整和改善体质的方案。

【实训体会】

（王 菁）

实训八 雅趣养生实训

【实训目的】

（1）掌握音乐畅怀和书画怡情的基本内容。

（2）能运用音乐畅怀和书画怡情知识制定合理的养生方案。

【实训学时】

2 学时。

【实训方式学时】

（1）教师为学生提供 2 个典型案例。

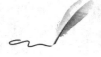

（2）学生分组，每组 5～7 人。根据教师提供的案例，进行讨论，组内形成统一意见后，制定详细的养生方案。

（3）教师请每组的代表上台进行交流，并对该组制定的养生方案进行点评，发现问题及时纠正。

（4）教师总结。

【实训内容与方法】

（一）音乐畅怀

1. 典型案例

王某，女，52 岁。近日来，一直在苦于失眠，抑郁，记忆力减退。朋友是中医大夫推荐去市老年大学练习弹琴、唱歌。

要求：请分析此法可行吗？简述音乐畅怀的养生原理。

2. 分组讨论

各组根据案例进行讨论 10～15 分钟，制定方案 10～15 分钟。

3. 汇报、点评

各组汇报 20 分钟左右，教师穿插点评。

（二）书画怡情

1. 典型案例

张某，男，62 岁，退休干部。张某曾是单位领导，在职时工作繁忙，退休后突然变得轻松，无所事事，倍感失落，平时郁郁寡欢，闷闷不乐，失眠多梦等。老同学推荐参加市工会组织的老年书法班学习书画。经过两年学习，张某又恢复了往日的活力。

要求：试分析个中原因，简述其原理。

2. 分组讨论

各组根据案例进行讨论 10～15 分钟，制定方案 10～15 分钟。

3. 汇报、点评

各组汇报 20 分钟左右，教师穿插点评。

【注意事项】

（1）学生分组讨论时，教师应整体协调，保证讨论质量。

（2）学生汇报时，应做到及时表扬闪光点，并及时指出错误的地方。

（3）通过讨论加深对雅趣养生的认识，不能流于形式。

【实训报告】

（1）简述音乐畅怀的养生原理、作用和措施。

（2）简述书画怡情的养生原理、作用和措施。

【实训体会】

（胡大胜）

实训九 腧穴定位实训

【实训目的】

（1）学会常用腧穴的定位方法。

（2）熟悉常用腧穴的养生和治疗作用。

（3）了解特殊腧穴的操作注意事项。

【实训学时】

2 学时。

【实训准备】

（1）物品：指甲剪、治疗床、枕头、屏风。

（2）器械：治疗盘、探针、针灸模型、针灸挂图。

【实训方法】

（1）学生分组，2 人一组，按要求互相进行腧穴定位操作。

（2）教师做示范性操作，指出操作要点和操作技巧。

（3）操作步骤：①修剪指甲，洗手。②对受术者进行评估，做好解释工作。③松开取穴部位衣服，取合适体位，垫枕，充分暴露选穴部位。④采用腧穴定位方法选穴，并用探针进行按压。⑤观察受术者的表情、面色，并询问受术者的感觉。⑥协助穿衣，整理床铺，注意用具消毒，清洗物品，物归原处，洗手。

（4）教师抽查 2 名学生进行操作演示，边操作边描述，其他学生评议其操作顺序及方法是否正确、内容有无遗漏。

（5）教师点评。

【实训内容】

30 个常用养生腧穴的定位：尺泽、列缺、合谷、曲池、地仓、颊车、下关、足三里、丰隆、三阴交、阴陵泉、听宫、睛明、肺俞、委中、涌泉、太溪、曲泽、内关、外关、风池、肩井、环跳、阳陵泉、太冲、大椎、关元、气海、中脘、水沟。

【实训报告】

写出以上 30 个常用腧穴的定位及养生治疗作用。

【实训体会】

（马飞翔）

实训十 针刺、艾灸养生实训

【实训目的】

（1）掌握针刺、艾灸操作与养生方法的基本内容。

（2）学会针刺、艾灸养生的基本技能。

【实训学时】

2 学时。

【实训方式学时】

（1）由教师做示范性操作，指出操作要点和操作技巧。

（2）学生分组，每两名学生为一小组，按要求相互进行操作，教师巡回查看，随时纠正实训过程中出现的各种错误。

（3）教师抽查 3 ~ 4 名学生进行操作演示，边操作边描述，其他学生评议其操作顺序及方法是否正确、内容有无遗漏。

（4）教师点评小结。

【实训内容与方法】

（一）针刺养生

1. 操作方法

（1）进针法：单手进针法、指切进针法、夹持进针法、舒张进针法和提捏进针法。

（2）行针基本手法：提插法和捻转法。

（3）针刺补泻手法。

2. 养生方法

针刺关元、气海、足三里、脾俞、三阴交、丰隆、曲池。

3. 学生进行针刺操作与养生方法的操作

（二）艾灸养生

1. 操作方法

（1）艾条灸：温和灸、雀啄灸、回旋灸。

（2）艾炷灸：直接灸、间接灸。

（3）温针灸。

（4）温灸器灸。

2. 养生方法

艾灸足三里、中脘、神阙、膏肓、关元、气海、涌泉和督脉灸。

3. 学生进行艾灸操作与养生方法的操作

【注意事项】

（1）教师示教时要认真观摩，分组练习时认真操作。

（2）认真讨论操作中的难点，把握操作中的要领。

（3）定位要准确。

【实训报告】

（1）简述针刺操作与养生方法及注意事项。

（2）简述艾灸操作与养生方法及注意事项。

【实训体会】

（张训浩）

实训十一　拔罐、耳穴养生实训

【实训目的】

（1）掌握拔罐、耳穴操作与养生方法的基本内容。

（2）学会拔罐、耳穴养生的基本技能。

【实训学时】

2 学时。

【实训方式学时】

（1）由教师做示范性操作，指出操作要点和操作技巧。

（2）学生分组，每两名学生为一小组，按要求相互进行操作，教师巡回查看，随时纠正实训过程中出现的各种错误。

（3）教师抽查 3～4 名学生进行操作演示，边操作边描述，其他学生评议其操作顺序及方法是否正确、内容有无遗漏。

（4）教师点评小结。

【实训内容与方法】

（一）拔罐养生

1. 操作方法

（1）吸附方法：火罐法、抽气法、煮罐法。

（2）应用方法：留罐法、闪罐法、走罐法。

（3）取罐方法。

2. 养生方法

拔大椎、背俞穴、关元、三阴交和涌泉。

3. 学生进行拔罐操作与养生方法的操作

（二）耳穴养生

1. 操作方法

（1）压丸法。

（2）埋针法。

2. 养生方法

（1）按相应部位选穴养生：胃部不适取"胃"穴，保护膝关节取"膝"穴，预防眼疾取"眼"穴。

（2）按脏腑辨证选穴养生：护心选取"心"穴，强腰选取"肾"穴。

（3）按经络辨证选穴养生：老年便秘取"大肠"穴，腰痛选"膀胱"穴。

（4）按西医学理论选穴养生：女性在更年期期间选取"内分泌"穴，护心选取"交感"穴。

3. 学生进行耳穴压丸、埋针操作与养生方法的操作

【注意事项】

（1）教师示教时要认真观摩，分组练习时认真操作。

（2）认真讨论操作中的难点，把握操作中的要领。

（3）穴位定位要准确。

【实训报告】

（1）简述拔罐操作与养生方法及注意事项。

（2）简述耳穴操作与养生方法及注意事项。

【实训体会】

（张训浩）

实训十二　刮痧、按摩养生实训

【实训目的】

（1）掌握刮痧、按摩操作与养生方法的基本内容。

（2）学会刮痧、按摩养生的基本技能。

【实训学时】

2 学时。

【实训方式学时】

（1）由教师做示范性操作，指出操作要点和操作技巧。

（2）学生分组，每两名学生为一小组，按要求相互进行操作，教师巡回查看，随时纠正实训过程中出现的各种错误。

（3）教师抽查 3~4 名学生进行操作演示，边操作边描述，其他学生评议其操作顺序及方法是否正确、内容有无遗漏。

（4）教师点评小结。

【实训内容与方法】

（一）刮痧养生

1. 操作方法

（1）持板方法。

（2）常用刮拭方法：面刮法、角刮法、点按法、拍打法、厉刮法、疏理经气法。

（3）刮痧补泻。

2. 养生方法

（1）头部刮痧。

（2）颈部刮痧。

（3）肩背部刮痧。

（4）胸肋部刮痧。

（5）四肢部刮痧。

3. 学生进行刮痧操作与养生方法的操作

（二）按摩养生

1. 操作方法

一指禅推法、滚法、揉法、摩法、擦法、推法、搓法、捻法、按法、拿法、抖法、拍法、击法和捏脊法。

2. 养生方法

揉太阳、点睛明、拿揉肩井、搓劳宫、搓大包、摩中脘、揉丹田、按肾俞、擦涌泉、拿头、摩面、摩脐、摩腹和擦少腹。

3. 学生进行按摩操作与养生方法的操作

【注意事项】

（1）教师示教时要认真观摩，分组练习时认真操作。

（2）认真讨论操作中的难点，把握操作中的要领。

（3）穴位定位要准确。

【实训报告】

（1）简述刮痧操作与养生方法及注意事项。

（2）简述按摩操作与养生方法及注意事项。

【实训体会】

（张训浩）

实训十三 头面部养生实训

【实训目的】

（1）掌握头面部按摩与养生方法的基本内容。

（2）学会头面部按摩的基本技能。

【实训学时】

2 学时。

【实训方式学时】

（1）由教师做示范性操作，指出操作要点和操作技巧。

（2）学生分组，每两名学生为一小组，按要求相互进行操作，教师巡回查看，随时纠正实训过程中出现的各种错误。

（3）教师抽查 3~4 名学生进行操作演示，边操作边描述，其他学生评议其操作顺序及方法是否正确、内容有无遗漏。

（4）教师点评。

【实训内容与方法】

1. 操作部位及手法

（1）开天门法

体位：坐位或仰卧位，术者站立或坐其头前。

操作：术者以两手拇指指腹，置于患者两眉间的印堂穴处，自印堂向上直抹到前发际处的神庭穴止。两手拇指轮流进行，反复推抹 20~30 次。

要领：两拇指指腹用力均匀一致，和缓有力，以局部微红为度。术时局部有酸胀感，术后局部有温热感及头目清爽的感觉。

（2）抹双柳

体位：坐位或仰卧位。

操作：术者以两手拇指指端掐双侧攒竹穴处，再以指腹自攒竹沿眉弓，自内向外，经鱼腰至眉梢丝竹空穴止，推而抹之，往返数次。

要领：此手法循行眉弓毛发之中，由内向外推抹，不可逆行，速度宜缓慢。推抹时双拇指同时对称着力。术后眼前豁亮，头脑清爽。

（3）掐鱼腰

体位：仰卧位，术者坐其头前方。

操作：术者以两手拇指指尖掐两眉弓中点的鱼腰穴 1~2 分钟。然后用拇指指腹自攒竹穴经鱼腰，丝竹空摩到上关穴止，反复摩动 2~3 分钟。

要领：摩动时应循行眼眶上缘，用力宜缓慢、均匀而有力。掐鱼腰后局部有不适感，可配合轻微的指揉来消除。术时有酸麻胀感，有时放射到眼窝内，术后有视力倍增的感觉。

（4）掐四白

体位：仰卧位，术者坐其头前方。

操作：术者以两手拇指指尖掐四白穴 1~2 分钟。然后用拇指指腹自四白穴推至瞳子髎，反复摩动 2~3 分钟。

要领：摩动时应循行眼眶下缘，用力宜缓慢、均匀而有力。掐四白后局部有不适感，可配合轻微的指揉来消除。术时有酸麻胀感，有时放射到眼窝内，术后有视力倍增的感觉。

（5）揉太阳法

体位：仰卧位，术者坐其头前方。

操作：术者用两手拇指桡侧，分别置于头部两侧的太阳穴处，做上下、左右、前后环转揉动2~5分钟，再以两拇指指腹同时用力白头维穴起向外下方，经太阳分推至耳门穴止，反复推摩2~5分钟。

要领：指揉时用力宜轻，摩动时稍着力。术时局部酸胀及放射至额前，术后头脑清爽。

（6）推揉颊车法

体位：坐位或仰卧位，术者坐其头前方。

操作：术者以两手拇指指腹，置于两侧颊车穴处，按揉1~2分钟，然后以拇指置于两耳前下方听会穴处，沿下颌外缘，经颊车至大迎穴，反复推摩5~7次。

要领：推动时手法宜轻，按揉时用力应从重。术时局部有酸胀感，术后面部与下颌部有温热感。

（7）搓掌浴面法

体位：坐位或仰卧位。

操作：术者以两手掌相搓至热，迅速置于面部，由额面部向下，经眉、目、鼻、颧、口等，掌摩面部10~20次。

要领：两手掌相搓用力适宜，手法不宜过重，注意保护皮肤。术后面部温热，头脑清爽。此手法是美容按摩的一种手法。

（8）推正顶法

体位：坐位，头略向后仰起，术者站或坐其侧。

操作：术者以拇指指腹端，自鼻尖部的素髎穴，经鼻向上沿头部正中线，经印堂、神庭、百会、强间，推摩到哑门穴止，反复操作2~3分钟。

要领：往上推摩时，沿经穴位应配合点按。按压穴位局部有酸胀感，术后有面部清爽之感。

（9）干洗头法

体位：坐位。

操作：术者双手十指略分开，自然屈曲以指端及指腹着力于头部两侧耳上的发际处，对称进行挠抓搓动，由头两侧缓慢移到头顶正中线，双手十指交叉搓动，如洗头状，搓而不滞，动而不浮，反复操作数次。

要领：双手用力均匀和缓，抓挠搓动有序，移动应缓慢。手法要灵活自如，主要作用于头皮部，不要损伤头皮。术后头脑轻松舒适，精神焕发。此手法为头面部保健按摩常用手法。

（10）双揪铃铛

体位：坐位。

操作：分别以拇指、食指指腹揉捏两侧耳部，并向下揪动耳垂。

要领：双手用力均匀和缓，不要损伤耳部。此手法为耳部保健按摩常用手法，术后有听觉灵敏、健脑之功。

2. 养生方法

分别按照按摩手法对头面部各部位进行按摩。

3. 学生进行按摩操作与养生方法练习

【注意事项】

（1）教师示教时要认真观摩，分组练习时认真操作。

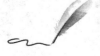

（2）认真讨论操作中的难点，把握操作中的要领。

（3）穴位定位要准确。

【实训报告】

简述头面部按摩及注意事项。

【实训体会】

（杨国峰）

实训十四 四肢部养生实训

【实训目的】

（1）掌握四肢部按摩与养生方法的基本内容。

（2）学会四肢部按摩的基本技能。

【实训学时】

2 学时。

【实训方式学时】

（1）由教师做示范性操作，指出操作要点和操作技巧。

（2）学生分组，每两名学生为一小组，按要求相互进行操作，教师巡回查看，随时纠正实训过程中出现的各种错误。

（3）教师抽查 3 ~ 4 名学生进行操作演示，边操作边描述，其他学生评议其操作顺序及方法是否正确、内容有无遗漏。

（4）教师点评。

【实训内容与方法】

1. 操作部位及手法

（1）对揉肩及上肢法

体位：仰卧位，术者站立其一侧。

操作：术者以掌按揉肩部及上肢，肩部按揉半分钟，上肢往返操作 3 ~ 5 次。再以拇指按揉肩髃、臂臑、曲池、手三里、内关、神门、合谷、内劳宫等穴位，每穴约 30 秒。

要领：两手掌用力均匀一致，手法不宜过重。术时局部有酸胀感。

（2）按压极泉法

体位：坐位，术者站立一侧。

操作：术者将受术者手上举，术者用小鱼际按压腋下极泉穴 1 分钟，然后缓缓放开。

要领：术者用力均匀。术时感觉上肢有一股热流流向手指端。

（3）摇关节、抖上肢法

体位：坐位，术者站立一侧。

操作：摇肩、肘、腕关节，顺逆各 3~5 圈。然后抖上肢 0.5~1 分钟。

要领：术者用力均匀，动作幅度均匀。术者需用两手协同配合做旋转或者抖动运动。

（4）推按手掌及捻、拔指关节法

体位：坐位，术者站立一侧。

操作：推按手掌、按揉手背各半分钟，推按时由掌根向手指方向推。捻搓、摇扳、拔伸手指各 1~3 遍。

要领：以拇指螺纹面着力于施术部位，余四指置于其前外放以助力，做单方向直线推移。运动的幅度应控制在人体生理活动范围内进行。

（5）拍打舒搓上肢法

体位：坐位，术者站立一侧。

操作：术者用双掌或双拳由肩部到手部往返拍打，然后双掌相对往返舒搓上肢，各操作 3~5 遍。

要领：术者上肢放松，肘关节微屈，腕部背伸，前臂主动运动，上下挥臂平稳而有节奏地用虚掌拍击。

（6）推下肢法

体位：仰卧位，术者站立一侧。

操作：术者以单手手掌由大腿根部直推至踝关节 3~5 遍，或者用双手手掌以膝关节为中心，分别向大腿根部及踝关节进行分推 3~5 遍。

要领：术者用力均匀，使受术者有透热感或传导感。

（7）点按揉擦下肢法

体位：仰卧位，术者站立一侧。

操作：术者以手掌按揉、擦下肢大腿前侧、内侧、外侧及小腿外侧，上下往返 3~5 遍，再以拇指按揉血海、梁丘、膝眼、足三里、三阴交、解溪等穴，每穴按揉 30 秒。

要领：点法多用于点穴，用力方向垂直向下，直至出现强烈的酸麻重胀感为佳。按法用力方向要与体表垂直，力度由轻渐重，稳而持续。揉擦操作时着力部位要吸定，不能在体表摩擦。

（8）拿揉下肢法

体位：仰卧位，术者站立一侧。

操作：术者以双手拿揉大腿的前、内、外侧及小腿外侧，上下往返 3~5 遍。

要领：术者用力均匀。操作时着力面为螺纹面，不可用指端或指甲，以免抠破皮。

（9）搓下肢、摇髋法

体位：仰卧位，术者站立一侧。

操作：术者以双手掌搓下肢，上下往返 3~5 遍，然后再一手托足跟，一手握足掌，先使受术者屈髋屈膝，之后顺、逆时针环转摇髋关节各 3~5 遍。

要领：运摇力量应直接作用于被摇关节。摇转的幅度应控制在人体生理活动范围内进行。

（10）伸下肢、摇踝法

体位：仰卧位，术者站立一侧。

操作：术者一手托足跟，一手握足掌，顺摇髋时将受术者屈髋屈膝，然后迅速拔伸，使膝关节伸直，如此反复操作3~5遍；再托起踝关节顺、逆时针环转摇踝关节各3~5遍。

要领：力量幅度由轻到重，幅度由小到大，速度由慢到快，适可而止，切勿暴力。对于习惯性脱位、有外伤者等禁用。

（11）揉捏牵伸足趾法

体位：仰卧位，术者站立一侧。

操作：术者用拇指和其余四指依次揉捏其足趾，揉捏的顺序为大趾、第2趾、第3趾、第4趾、第5趾，然后再以此顺序牵伸足趾一遍。亦可在揉捏完某一个足趾后接着牵伸某一足趾，然后再同法作用于每一个足趾。

要领：牵伸力量力度均匀，不可用突发性的猛力拔伸。要注意关节生理活动范围或耐受程度而定。

2. 养生方法

分别按照上肢、下肢部位操作方法对上、下肢关节处进行相应操作。

3. 学生进行按摩操作与养生方法练习

【注意事项】

（1）教师示教时要认真观摩，分组练习时认真操作。

（2）认真讨论操作中的难点，把握操作中的要领。

（3）穴位定位要准确。

【实训报告】

简述四肢部按摩及注意事项。

【实训体会】

（杨国峰）

附录

中医体质分类与判定自测表

（中华中医药学会标准）

1. 判定方法回答《中医体质分类与判定表》中的全部问题，每一问题按5级评分，计算原始分和转化分，依标准判定体质类型。

原始分=各个条目的分值相加

转化分数=［（原始分-条目数）/（条目数×4）］×100

2. 判定标准平和质为正常体质，其他8种体质为偏颇体质。判定标准见下表。

平和质与偏颇体质判定标准表

体质类型	条件	判定结果
平和质	转化分60分	是
	其他8种体质转化分均<30	
	转化分60分	基本是
	其他8种体质转化分均<40	
	不满足上述条件者	否
偏颇体质	转化分40分	是
	转化分30~39分	倾向是
	转化分<30分	否

3. 示例

示例1：某人各种体质类型转化分如下：平和质75分，气虚质56分，阳虚质27分，阴虚质25分，痰湿质12分，湿热质15分，血瘀质20分，气郁质18分，特禀质10分。根据判定标准，虽然平和质转化分≥60分，但其他8种体质转化分并未全部<40分，其中气虚质转化分≥40分，故此人不能判定为平和质，应判定为气虚质。

示例2：某人各种体质类型转化分如下：平和质75分，气虚质16分，阳虚质27分，阴虚质25分，痰湿质32分，湿热质25分，血瘀质10分，气郁质18分，特禀质10分。根据判定标准，平和质转化分≥60分，且其他8种体质转化分均<40分，可判定为基本是平和质，同时，痰湿质转化分30~39分之间，可判定为痰湿质倾向，故此人最终体质判定结果基本是平和质，有痰湿质倾向。

4. 表格

平和质（A型）

请根据最近一年的体验和感觉，回答下列问题	没有（根本不）	很少（有一点）	有时（有些）	经常（相当）	总是（非常）
（1）您精力充沛吗？	1	2	3	4	5
（2）您容易疲劳吗？*	1	2	3	4	5
（3）您说话声音低弱无力吗？*	1	2	3	4	5
（4）您闷闷不乐、情绪低落吗？*	1	2	3	4	5

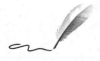

请根据最近一年的体验和感觉，回答下列问题	没有（根本不）	很少（有一点）	有时（有些）	经常（相当）	总是（非常）
（5）您比一般人耐受不了寒冷（冬天的寒冷，夏天的冷空调、电扇等）吗？*	1	2	3	4	5
（6）您能适应外界自然和社会环境的变化吗？	1	2	3	4	5
（7）您容易失眠吗？*	1	2	3	4	5
（8）您容易忘事（健忘）吗？*	1	2	3	4	5

判定结果：□是　　　□倾向是　　　□否

（注：标有 * 的条目需逆向计分，即 1→5，2→4，3→3，4→2，5→1，再用公式转化分）

气虚质（B 型）

请根据最近一年的体验和感觉，回答下列问题	没有（根本不）	很少（有一点）	有时（有些）	经常（相当）	总是（非常）
（1）您容易疲劳吗？	1	2	3	4	5
（2）您容易气短（呼吸短促，接不上气）吗？	1	2	3	4	5
（3）您容易心慌吗？	1	2	3	4	5
（4）您容易头晕或者站起来晕眩吗？	1	2	3	4	5
（5）您比别人容易患感冒吗？	1	2	3	4	5
（6）您喜欢安静、懒得说话吗？	1	2	3	4	5
（7）您说话声音低弱无力吗？	1	2	3	4	5
（8）您活动量稍大就容易出虚汗吗？	1	2	3	4	5

判定结果：□是　　　□倾向是　　　□否

阳虚质（C 型）

请根据最近一年的体验和感觉，回答下列问题	没有（根本不）	很少（有一点）	有时（有些）	经常（相当）	总是（非常）
（1）您手脚发凉吗？	1	2	3	4	5
（2）您胃脘部、背部或腰膝部怕冷吗？	1	2	3	4	5
（3）您感到怕冷、衣服比别人穿得多吗？	1	2	3	4	5
（4）您比一般人耐受不了寒冷（冬天的寒冷，夏天的冷空调、电扇等）吗？	1	2	3	4	5
（5）您比别人容易感冒吗？	1	2	3	4	5
（6）您吃（喝）凉的东西会感到不舒服或者怕吃（喝）凉的东西吗？	1	2	3	4	5
（7）您受凉或吃（喝）凉的东西后，容易腹泻（拉肚子）吗？	1	2	3	4	5

判定结果：□是　　　□倾向是　　　□否

阴虚质（D 型）

请根据最近一年的体验和感觉，回答下列问题	没有（根本不）	很少（有一点）	有时（有些）	经常（相当）	总是（非常）
（1）您感到手脚心发热吗？	1	2	3	4	5
（2）您感觉身体、脸上发热吗？	1	2	3	4	5
（3）您皮肤或口唇干吗？	1	2	3	4	5

续表

请根据最近一年的体验和感觉，回答下列问题	没有 （根本不）	很少 （有一点）	有时 （有些）	经常 （相当）	总是 （非常）
（4）您口唇的颜色比一般人红吗？	1	2	3	4	5
（5）您容易便秘或大便干燥吗？	1	2	3	4	5
（6）您面部两颧潮红或偏红吗？	1	2	3	4	5
（7）您眼睛干涩吗？	1	2	3	4	5
（8）您感到口干、咽燥、总想喝水吗？	1	2	3	4	5
判定结果：□是　　　　□倾向是　　　　　□否					

痰湿质（E型）

请根据最近一年的体验和感觉，回答下列问题	没有 （根本不）	很少 （有一点）	有时 （有些）	经常 （相当）	总是 （非常）
（1）您感到胸闷或腹部胀满吗？	1	2	3	4	5
（2）您感到身体沉重不轻松或不爽快吗？	1	2	3	4	5
（3）您腹部肥满松软吗？	1	2	3	4	5
（4）您有额部油脂分泌多的现象吗？	1	2	3	4	5
（5）您上眼睑比别人肿（上眼睑有轻微隆起的现象）吗？	1	2	3	4	5
（6）您嘴里有黏黏的感觉吗？	1	2	3	4	5
（7）您嘴里痰多，特别是咽喉部总感觉到有痰堵着吗？	1	2	3	4	5
（8）您舌苔厚腻或者舌苔厚厚的感觉吗？	1	2	3	4	5
判定结果：□是　　　　□倾向是　　　　　□否					

湿热质（F型）

请根据最近一年的体验和感觉，回答下列问题	没有 （根本不）	很少 （有一点）	有时 （有些）	经常 （相当）	总是 （非常）
（1）您面部或鼻部有油腻感或者油光发亮吗？	1	2	3	4	5
（2）您容易生痤疮或疮疖吗？	1	2	3	4	5
（3）您感到口苦或者嘴里有异味吗？	1	2	3	4	5
（4）您大便黏滞不爽、有解不尽的感觉吗？	1	2	3	4	5
（5）您小便时尿道有发热感、尿色浓（深）吗？	1	2	3	4	5
（6）您带下色黄（白带颜色发黄）吗？（限女性回答）	1	2	3	4	5
（7）您阴囊部位潮湿吗？（限男性回答）	1	2	3	4	5
判定结果：□是　　　　□倾向是　　　　　□否					

血瘀质（G型）

请根据最近一年的体验和感觉，回答下列问题	没有 （根本不）	很少 （有一点）	有时 （有些）	经常 （相当）	总是 （非常）
（1）您的皮肤在不知不觉中会出现青紫瘀斑（皮下出血）吗？	1	2	3	4	5
（2）您两颧部有细微红血丝吗？	1	2	3	4	5
（3）您身体有哪里疼痛吗？	1	2	3	4	5

续表

请根据最近一年的体验和感觉，回答下列问题	没有 （根本不）	很少 （有一点）	有时 （有些）	经常 （相当）	总是 （非常）
（4）您面色晦或者容易出现褐斑吗？	1	2	3	4	5
（5）您容易有黑眼圈吗？	1	2	3	4	5
（6）您容易忘事（健忘）吗？	1	2	3	4	5
（7）您口唇颜色偏暗吗？	1	2	3	4	5
判定结果：□是　　□倾向是　　□否					

气郁质（H型）

请根据最近一年的体验和感觉，回答下列问题	没有 （根本不）	很少 （有一点）	有时 （有些）	经常 （相当）	总是 （非常）
（1）您感到闷闷不乐、情绪低落吗？	1	2	3	4	5
（2）您容易精神紧张、焦虑不安吗？	1	2	3	4	5
（3）您多愁善感、感情脆弱吗？	1	2	3	4	5
（4）您容易害怕或受到惊吓吗？	1	2	3	4	5
（5）您肋部或乳房胀痛吗？	1	2	3	4	5
（6）您无缘无故叹气吗？	1	2	3	4	5
（7）您咽喉部有异物感，且吐之不出、咽之不下吗？	1	2	3	4	5
判定结果：□是　　□倾向是　　□否					

特禀质（I型）

请根据最近一年的体验和感觉，回答下列问题	没有 （根本不）	很少 （有一点）	有时 （有些）	经常 （相当）	总是 （非常）
（1）您没感冒也会打喷嚏吗？	1	2	3	4	5
（2）您没感冒也会鼻塞、流鼻涕吗？	1	2	3	4	5
（3）您有因季节变化、温度变化或异味等原因而咳喘的现象吗？	1	2	3	4	5
（4）您容易过敏（对药物、食物、气味、花粉或在季节交替、气候变化时）吗？	1	2	3	4	5
（5）您的皮肤容易起荨麻疹（风团、风疹块、风疙瘩）吗？	1	2	3	4	5
（6）您的皮肤有因过敏出现过紫癜（紫红色瘀点、瘀斑）吗？	1	2	3	4	5
（7）您的皮肤一抓就红，并出现抓痕吗？	1	2	3	4	5
判定结果：□是　　□倾向是　　□否					

参考答案

绪论

1. C   2. B   3. A   4. B   5. E   6. A   7. A   8. D   9. A   10. B
11. A   12. E   13. A   14. E   15. A   16. C   17. B   18. E   19. E   20. C

第一章   阴阳五行

1. C   2. C   3. D   4. B   5. D   6. C   7. D   8. B   9. E   10. A
11. B   12. D   13. E   14. B   15. D   16. B   17. A   18. C   19. D   20. E

第二章   藏象

1. B   2. D   3. E   4. C   5. C   6. A   7. D   8. A   9. C   10. D
11. E   12. B   13. A   14. D   15. A   16. C   17. A   18. B   19. E   20. E

第三章   气血津液

1. A   2. E   3. C   4. D   5. D   6. D   7. E   8. B   9. B   10. D
11. E   12. A   13. A   14. C   15. C   16. D   17. C   18. A   19. A   20. B

第四章   病因

1. A   2. A   3. B   4. B   5. C   6. C   7. A   8. D   9. D   10. E
11. E   12. C   13. D   14. C   15. C   16. B   17. A   18. B   19. B   20. B

第五章   诊法与辨证

1. C   2. B   3. D   4. E   5. A   6. D   7. B   8. D   9. B   10. A
11. E   12. C   13. E   14. A   15. C   16. A   17. B   18. A   19. C   20. A

第六章   养生原则

1. B   2. B   3. A   4. E   5. B   6. E   7. A   8. B   9. B   10. D
11. A   12. D   13. B   14. C   15. C   16. C   17. B   18. C   19. A

第七章   情志养生

1. C   2. E   3. D   4. A   5. D   6. C   7. A   8. D   9. C   10. D
11. A   12. A   13. C   14. B   15. D   16. E   17. B   18. B   19. D   20. A

第八章   起居养生

1. D   2. C   3. A   4. C   5. E   6. B   7. D   8. D   9. E   10. A
11. C   12. B   13. C   14. A   15. E   16. C   17. B   18. E   19. D   20. A

第九章   饮食养生

1. A   2. B   3. C   4. D   5. E   6. A   7. B   8. C   9. D   10. E
11. A   12. B   13. C   14. D   15. E   16. A   17. B   18. C   19. D   20. B

· 299 ·

第十章　运动养生

1. E　　2. B　　3. C　　4. A　　5. B　　6. C　　7. E　　8. D　　9. E　　10. C
11. B　　12. C　　13. E　　14. A　　15. A　　16. B　　17. A　　18. C　　19. A　　20. D

第十一章　房事养生

1. A　　2. E　　3. B　　4. C　　5. B　　6. D　　7. A　　8. C　　9. C　　10. E
11. B　　12. B　　13. D　　14. C　　15. A　　16. D　　17. D　　18. D　　19. D　　20. D

第十二章　药物养生

1. E　　2. E　　3. B　　4. B　　5. E　　6. D　　7. B　　8. E　　9. C　　10. D
11. E　　12. B　　13. D　　14. E　　15. B　　16. B　　17. A　　18. A　　19. C　　20. D

第十三章　体质养生

1. B　　2. B　　3. C　　4. D　　5. A　　6. D　　7. E　　8. C　　9. A　　10. E
11. C　　12. C　　13. A　　14. E　　15. D　　16. C　　17. B　　18. A　　19. D　　20. C

第十四章　雅趣养生

1. E　　2. E　　3. C　　4. D　　5. E　　6. E　　7. E　　8. D　　9. D　　10. C
11. C　　12. D　　13. B　　14. D　　15. C　　16. A　　17. D　　18. C　　19. C　　20. A

第十五章　经络腧穴养生

1. C　　2. E　　3. A　　4. C　　5. B　　6. D　　7. C　　8. C　　9. B　　10. E
11. C　　12. B　　13. D　　14. C　　15. A　　16. C　　17. A　　18. C　　19. D　　20. A

第十六章　针灸按摩养生

1. C　　2. B　　3. E　　4. E　　5. B　　6. D　　7. A　　8. C　　9. A　　10. D
11. D　　12. C　　13. D　　14. A　　15. D　　16. B　　17. A　　18. D　　19. B　　20. D

第十七章　部位养生

1. E　　2. A　　3. C　　4. D　　5. B　　6. E　　7. B　　8. C　　9. E　　10. C
11. D　　12. A　　13. A　　14. B　　15. E　　16. C　　17. C　　18. E　　19. A　　20. E

参考文献

[1] 张秀勤, 王振山. 全息经络刮痧美容 [M]. 北京: 人民军医出版社, 2005.

[2] 王玉川. 中医养生学 [M]. 上海: 上海科学技术出版社, 2008.

[3] 陈景华. 美容保健技术 [M]. 北京: 人民卫生出版社, 2010.

[4] 刘占文. 中医养生学 [M]. 北京: 中国中医药出版社, 2012.

[5] 章文春, 郭海英. 中医养生康复学 [M]. 北京: 人民卫生出版社, 2012.

[6] 王华, 杜元灏. 针灸学 [M]. 北京: 中国中医药出版社, 2012.

[7] 陈涤平. 中医养生大成 [M]. 北京: 中国中医药出版社, 2014.

[8] 王德瑜, 邓沂. 中医养生康复技术第2版 [M]. 北京: 人民卫生出版社, 2014.

[9] 邓沂, 徐传庚. 中医养生学 [M]. 西安: 西安交通大学出版社, 2014.

[10] 鞠宝兆, 冯居秦. 中医养生与亚健康调理 [M]. 北京: 中国中医药出版社, 2015.

[11] 谭兴贵. 中医药膳学 [M]. 北京: 中国中医药出版社, 2015.

[12] 吕明. 中医养生学 [M]. 北京: 中国医药科技出版社, 2015.

[13] 陈家旭. 中医诊断学 [M]. 北京: 中国中医药出版社, 2015.

[14] 杨柱. 中医学 [M]. 北京: 中国医药科技出版社, 2016.

[15] 马烈光, 蒋力生. 中医养生学 [M]. 北京: 中国中医药出版社, 2016.

[16] 李灿东. 中医诊断学 [M]. 北京: 中国中医药出版社, 2016.

[17] 周少林. 中医护理 [M]. 北京: 人民卫生出版社, 2016.

[18] 梁军, 许慧艳. 中医药膳技术 [M]. 北京: 中国医药科技出版社, 2017.

[19] 王旭东. 中医养生康复学 [M]. 北京: 中国中医药出版社, 2017.

[20] 周少林, 宋诚挚. 中医学基础第2版 [M]. 北京: 中国医药科技出版社, 2017.

[21] 金荣疆, 唐巍. 中医养生康复学 [M]. 北京: 中国医药科技出版社, 2017.

[22] 龚媛媛, 白建民, 沈爱明. 中医护理学 [M]. 上海: 同济大学出版社, 2017.

[23] 周少林, 吴立明. 中医药学概论第3版 [M]. 北京: 人民卫生出版社, 2018.

[24] 郭翔. 推拿学 [M]. 北京: 人民卫生出版社, 2018.

[25] 刘茜. 针法灸法 [M]. 北京: 人民卫生出版社, 2018.

[26] 周少林. 中医学 [M]. 北京: 中国中医药出版社, 2018.

[27] 章文春, 郭海英. 中医养生康复学 [M]. 北京: 人民卫生出版社, 2018.

[28] 于春泉, 王泓午, 李先涛. 中医养生保健 [M]. 北京: 中国医药科技出版社, 2018.

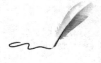